普外科常见病及周围血管诊治学

时明涛等◎主编

吉林科学技术出版社

图书在版编目（CIP）数据

普外科常见病及周围血管诊治学 / 时明涛等主编
. -- 长春：吉林科学技术出版社，2018.6
ISBN 978-7-5578-4439-4

Ⅰ．①普… Ⅱ．①时… Ⅲ．①外科－疾病－诊疗②血
管疾病－诊疗 Ⅳ．①R6②R543

中国版本图书馆CIP数据核字(2018)第103175号

普外科常见病及周围血管诊治学

主　　编　时明涛等
出 版 人　李　梁
责任编辑　赵　兵　张　卓
封面设计　长春创意广告图文制作有限责任公司
制　　版　长春创意广告图文制作有限责任公司
幅面尺寸　185mm×260mm
字　　数　213千字
印　　张　11.5
印　　数　650册
版　　次　2019年3月第2版
印　　次　2019年3月第2版第1次印刷

出　　版　吉林科学技术出版社
发　　行　吉林科学技术出版社
地　　址　长春市人民大街4646号
邮　　编　130021
发行部电话/传真　0431-85651759
储运部电话　0431-86059116
编辑部电话　0431-85677817
网　　址　www.jlstp.net
印　　刷　虎彩印艺股份有限公司

书　　号　ISBN 978-7-5578-4439-4
定　　价　45.00元

前　言

　　近年来随着现代影像、生物医学工程、分子生物学、微创外科及相关学科的进展，普外科也得到了日新月异的发展。临床医师必须不断学习才能跟上时代的步伐，本书正是在这样的背景下由多位具有深厚理论基础和丰富临床经验的专家教授及活跃在临床第一线的中青年医师，以自己的临床实践经验为基础，通力合作，分工执笔，编写而成。

　　本书首先详细介绍了普通外科的基础，如外科营养代谢、外科输血，手术室护理基本技术等内容；然后讲述了各种普外科疾病与血管疾病的发病原因、诊断、鉴别诊断、治疗方式。全书内容新颖、图文并茂，对比鲜明，简洁扼要，易于掌握，查阅方便，可供临床工作及教学参考。

　　在编写过程中，虽力求做到写作方式和文笔风格的一致，但由于作者较多、时间有限，因此书中难免存在纰漏，期望读者见谅，并予以批评指正。

编　者

2018 年 6 月

目　录

第一章

外科患者的营养代谢与补液

第一节 肠外营养

肠外营养（parenteral nutrition，PN）指通过静脉给予适量氨基酸、脂肪、糖类、电解质、维生素和微量元素，供给患者所需的全部营养或部分营养，以达到营养治疗的一种方法，前者称全胃肠外营养（total parenteral nutrition，TPN）。根据输入途径可分为经中心静脉肠外营养（central venous parenteral nutrition，CPN）和经周围静脉肠外营养（peripheral parenteral nutrition，PPN）。

一、肠外营养的适应证

凡不能或不宜经口摄食超过 5 ~ 7 天的患者都是肠外营养的适应证。从外科角度肠外营养支持主要用于下列情况。

（1）不能从胃肠道进食，如高流量消化道瘘、食管胃肠道先天性畸形、短肠综合征、回肠造口、急性坏死性胰腺炎等。

（2）消化道需要休息或消化不良，如肠道炎性疾病（溃疡性结肠炎和 Crohn 病）、长期腹泻时。

（3）严重感染与脓毒症、大面积烧伤、肝肾功能衰竭等特殊疾病。

（4）营养不良者的术前应用、复杂手术后，肿瘤患者放、化疗期间胃肠道反应重者。

若患者存在严重水、电解质、酸碱平衡失调，凝血功能异常，休克等情况均不适宜进行肠外营养支持。恶性肿瘤患者在营养支持后会使肿瘤细胞增殖、发展，因此，需在营养支持的同时加用化疗药物。

二、肠外营养液的成分

主要由葡萄糖、脂肪乳剂、氨基酸、电解质、维生素及微量元素组成。患者每天对各种营养素的需要一般根据病情、体重和年龄等估算。

1. 葡萄糖　生理性的糖类燃料，肠外营养的主要能源物质，供给机体非蛋白质热量需要的 50% ~ 70%。机体所有器官、组织都能利用葡萄糖，一天补充葡萄糖 100g 就有显著节省蛋白质的作用。来源丰富、价格低廉，通过血糖、尿糖的监测能了解其利用情况。

常用浓度有 5%、10%、25%、50%。高浓度葡萄糖液虽能提供充足热能，但因其渗透压高，如 25% 及 50% 葡萄糖液的渗透量（压）分别高达 1 262mmol/L 及 2 525mmol/L，对静脉壁的刺激很大，应从中心静脉输入，并添加胰岛素，一般为每 4 ~ 20g 葡萄糖给予 1U 胰岛素（可从 10∶1 左右开始，再按血糖、尿糖的监测结果调整胰岛素剂量）。由于人体利用葡萄糖的能力有限，约为 5mg/（kg·min），且在应激状态下其利用率降低，过量或过快输入可能导致高血糖、糖尿，甚至高渗性非酮性昏迷；外科不少患者常并发糖尿病，糖代谢紊乱更易发生。多余的糖将转化为脂肪而沉积在器官，例如肝脂肪浸润，影响其功能，因此，目前 PN 多不以单一的葡萄糖作为能源。

2. 脂肪乳剂　PN 的另一种重要能源。一般以大豆油、红花油为原料加磷脂和甘油乳化制成，制成的乳剂有良好的理化稳定性，微粒直径与天然乳糜微粒直径相仿。脂肪乳剂的能量密度大，10% 溶液含热量4.18kJ（1kcal）/ml。除提供能量外还含有必需脂肪酸，能防止必需脂肪酸缺乏症。常用制剂浓度有10%、20%、30%。10%脂肪乳剂为等渗液，可经外周静脉输注。在饥饿、创伤、应激时机体对脂肪的氧化率不变、甚至加快。现主张肠外营养支持时以葡萄糖与脂肪乳剂双能源供给，有助于减轻肺脏负荷和避免发生脂肪肝。成人常用量为每天1~2g/kg，如仅用于防治必需脂肪酸缺乏，只需每周给1~2次。单独输注时滴速不宜快，先以1ml/min开始（＜0.2g/min），500ml脂肪乳剂需输注5~6h，否则，输注过快可致胸闷、心悸或发热等反应。脂肪乳剂的最大用量为2g/（kg·d）。

脂肪乳剂按其脂肪酸碳链长度分为长链三酰甘油（long chain triglyceride，LCT）及中链三酰甘油（medium chain triglyceride，MCT）两种。LCT内包含人体的必需脂肪酸（EFA）——亚油酸、亚麻酸及花生四烯酸，临床上应用很普遍，输入后仅部分被迅速氧化产能，大部分沉积在脂肪组织，释放过程相对缓慢，且其水解产物长链脂肪酸的代谢过程需要肉毒碱参与，而后者在感染应激情况下常减少，以致长链脂肪酸氧化减少。MCT水解生成的中链脂肪酸（辛酸及癸酸）进入线粒体代谢产能不依赖肉毒碱，因此，输入后在血中清除快，迅速氧化产能，很少引起脂肪沉积，对肝功能影响小。但MCT内不含必需脂肪酸（EFA），且快速或大量输入后可产生神经系统毒性作用。临床上对于特殊患者（例如肝功能不良者）常选用等量物理混合兼含LCT及MCT的脂肪乳剂（10%或20%的MCT/LCT）。正在研制的结构脂肪乳剂，即在1分子甘油分子上连接长链和中链脂肪酸，在耐受性方面将优于物理混合的中、长链脂肪乳剂。多不饱和脂肪酸制剂中含有$\omega-3$脂肪酸、$\omega-6$脂肪酸，为亚麻酸、亚油酸的衍生物，能降低血液黏滞性，对预防血栓形成、降低内毒素毒力有一定作用。另外，在乳剂中增加维生素E，也有减轻脂质过氧化的作用。

3. 氨基酸　对于创伤和感染患者，氮的消耗增加，需要较多蛋白质才能维持氮平衡。在提供足够热量同时，补充复方氨基酸制剂作为蛋白质合成的原料，有利于减轻负氮平衡。复方氨基酸溶液是肠外营养的唯一氮源，由结晶L-氨基酸按一定模式（如鸡蛋白、人乳、WHO/FAO等模式）配成，其配方符合人体合成代谢的需要，有平衡型及特殊型两类。平衡氨基酸溶液含有8种必需氨基酸以及8~12种非必需氨基酸，其组成符合正常机体代谢的需要，适用于大多数患者。特殊氨基酸溶液专用于不同疾病，配方成分上作了必要调整。如用于肝病的制剂中含有较多的支链氨基酸（亮、异亮、缬氨酸），而芳香氨基酸含量较少。用于肾病的制剂则以8种必需氨基酸为主，仅含少数非必需氨基酸（精氨酸、组氨酸等）。用于严重创伤或危重患者的制剂中含更多的支链氨基酸，或含谷氨酰胺二肽等。由于谷氨酰胺水溶性差，且在溶液中不稳定，易变性，故目前氨基酸溶液中均不含谷氨酰胺，用于肠外营养的谷氨酰胺制剂都是使用谷氨酰胺二肽（如甘氨酰-谷氨酰胺、丙氨酰-谷氨酰胺），此二肽的水溶性好、稳定，进入体内后可很快被分解成谷氨酰胺而被组织利用。适用于严重的分解代谢状况，如烧伤、严重创伤、严重感染等危重症，以及坏死性肠炎、短肠综合征等肠道疾病和免疫功能不全或恶性肿瘤患者。将来，氨基酸的配方将因人、因疾病的不同阶段而异，个体化配方将成为可能。

4. 电解质　肠外营养时需补充钾、钠、氯、钙、镁及磷。根据生化监测结果及时调整每天的供给量。常用制剂有10%氯化钾、10%氯化钠、10%葡萄糖酸钙、25%硫酸镁等。磷在合成代谢及能量代谢中发挥重要作用，肠外营养时的磷制剂有无机磷及有机磷制剂两种，前者因易与钙发生沉淀反应而基本不用，有机磷制剂为甘油磷酸钠，含磷10mmol/10ml，用于补充磷酸不足。

5. 维生素　用于肠外营养支持的复方维生素制剂每支所含各种维生素的量即为正常成人每日的基本需要量，使用十分方便。常用制剂有脂溶性维生素及水溶性维生素两种。由于体内无水溶性维生素储备，应每天常规给予；而人体内有一定量的脂溶性维生素贮存，应注意避免过量导致蓄积中毒。

6. 微量元素　也是复方微量元素静脉用制剂，含人体所需锌、铜、锰、铁、铬、钼、硒、氟、碘9种微量元素，每支含正常人每日需要量。短期禁食可不予补充，TPN超过2周时应静脉给予。

7. 生长激素　基因重组的人生长激素具有明显的促合成代谢作用。对于特殊患者（烧伤、短肠综合征、肠瘘等）同时应用生长激素能增强肠外营养的效果，利于伤口愈合和促进康复。注意掌握指征，要避开严重应激后的危重期。常用量为8~12U/d，一般不宜长期使用。

三、肠外营养液的配制和输注

1. 肠外营养液的配制　配制过程中严格遵守无菌技术操作，最好在有空气层流装置的净化台上进行。按医嘱将各种营养素均匀混合，添加电解质、微量元素等时注意配伍禁忌。配制后的营养液应贴标签，标明患者姓名、床号、配制日期、所含成分，便于核对。从生理角度，将各种营养素在体外先混合再输入的方法最合理，因此，临床上广泛采用 3L 袋全营养混合液（total nutrient admixture，TNA）的输注方法，即将肠外营养各成分配制于 3L 袋中后再匀速滴注。TNA 又称全合一（all in one，AIO）营养液，强调同时提供完全的营养物质和物质的有效利用，即多种营养成分以较佳的热氮比同时均匀进入体内，有利于机体更好地利用，增强节氮效果，降低代谢性并发症的发生率；且混合后液体的渗透压降低，可接近 10% 葡萄糖，使经外周静脉输注成为可能；并使单位时间内脂肪乳剂输入量大大低于单瓶输注，可避免因脂肪乳剂输注过快引起的不良反应。使用过程中无须排气及更换输液瓶，简化了输注步骤，全封闭的输注系统大大减少了污染和空气栓塞的机会。

全营养混合液（TNA）配制过程要符合规定的程序，由专人负责，以保证混合液中营养素的理化性质仍保持在正常状态。具体程序：①将电解质、微量元素加入氨基酸溶液中；②将磷制剂、胰岛素分别加入葡萄糖溶液中；③将水溶性维生素和脂溶性维生素混合后加入脂肪乳剂中；④将含有上述添加物的葡萄糖液、氨基酸液借重力注入 3L 袋中，最后加入脂肪乳剂；⑤用轻摇的方法混匀袋中内容物。应不间断地一次完成混合、充袋，配好后的 TNA 在室温下 24 小时内输完，暂不用者置于 4℃ 保存。

营养液的成分因人而异。在基本溶液中，根据具体病情及血生化检查，酌情添加各种电解质溶液。由于机体无水溶性维生素的贮备，因此肠外营养液中均应补充复方水溶性维生素注射液；短期禁食者不会产生脂溶性维生素或微量元素缺乏，因此，只需在禁食时间超过 2~3 周者才予以补充。溶液中需加适量胰岛素。

各种特殊患者，营养液的组成应有所改变。糖尿病者应限制葡萄糖用量，并充分补充外源性胰岛素，以控制血糖；可增加脂肪乳剂用量，以弥补供能的不足。对于肝硬化有肝功能异常（血胆红素及肝酶谱值升高）的失代偿期患者，肠外营养液的组成及用量均应有较大的调整。此时肝脏合成及代谢各种营养物质的能力锐减，因此，肠外营养液的用量应减少（约全量的一半）；在营养制剂方面也应作调整，包括改用 BCAA 含量高的氨基酸溶液，改用兼含 LCT/MCT 的脂肪乳剂等。并发存在明显低蛋白血症的患者，由于肝脏合成白蛋白的能力受限，因此，需同时补充人体白蛋白，才能较快纠正低蛋白血症。肾衰竭患者的营养液中，葡萄糖及脂肪乳剂用量一般不受限制，氨基酸溶液则常选用以必需氨基酸（EAA）为主的肾病氨基酸；除非具备透析条件，否则应严格限制入水量。

2. 肠外营养液的输注　可经周围静脉或中心静脉途径给予。前者较简便、无静脉导管引起的并发症，全营养混合液的渗透压不高，可经此途径输注。适用于肠外营养支持时间不长（<2 周）、能量需要量不高的患者。后者可经颈内静脉或锁骨下静脉穿刺置管入上腔静脉，主要用于肠外营养支持时间较长、营养素需要量较多以致营养液的渗透压较高的患者。近年来经外周导入的中心静脉置管（peripherally inserted central catheter，PICC）临床应用较广。

肠外营养液的输注方法如下。

（1）持续输注法：将预定液体 24h 内均匀输注，能量与氮同时输入，有节氮作用。临床上常将全营养混合液（TNA）于 12~16h 输完。

（2）循环输入法：在 24h 输注过程中先停输葡萄糖 8~10h，此间仅输入氨基酸加脂肪乳剂，后单独输入葡萄糖，防止因持续输入高糖营养液刺激胰岛素分泌而抑制体脂分解、促进脂肪合成。在无糖输注期间机体可以利用以脂肪形式储存的过多热能，不易发生脂肪肝。理论上，循环输入较持续输入更接近生理要求，但实际临床效果有待进一步验证。

四、常见并发症及预防

经中心静脉肠外营养需有较严格的技术与物质条件，并发症的发生率及危险性与置管及护理经验密切相关；经周围静脉肠外营养技术操作简单，并发症较少，已有各种类型的外周静脉导管用于周围静脉肠外营养，血栓性静脉炎是限制其应用的主要技术障碍。充分认识肠外营养的各种并发症，采取措施予以预防及积极治疗，是安全实施肠外营养的重要环节。

1. 技术性并发症　与中心静脉插管或留置有关，如穿刺致气胸、血管损伤、神经或胸导管损伤等，空气栓塞是最严重的并发症，一旦发生，后果严重，甚至导致死亡。此类并发症多与穿刺不熟练、经验不足有关。提高穿刺技术，可得以有效预防。

2. 感染性并发症　如下所述。

（1）导管性脓毒症：源于导管，由于输入液的污染、插管处皮肤的感染、其他感染部位的病菌经血行种植于导管而引起导管脓毒症。其发病与置管技术、导管使用及导管护理有密切关系。当患者突然有原因不明的寒战、高热、导管穿出皮肤处发红或有渗出时应考虑有导管脓毒症。发生上述症状后，先作输液袋内液体的细菌培养及血培养；更换新的输液袋及输液管进行输液；观察 8 小时，若发热仍不退，拔除中心静脉导管，导管端送培养。一般拔管后不必用药，发热可自退。若 24 小时后发热仍不退，则应加用抗菌药，病情稳定后再考虑重新置管。导管性脓毒症的预防措施有：放置导管应严格遵守无菌技术；避免中心静脉导管的多用途使用，不应用于输注血制品、抽血及测压；应用全营养混合液的全封闭输液系统；置管后进行定期导管护理。

（2）肠源性感染：长期 TPN 时肠道缺少食物刺激而影响胃肠激素分泌，以及体内谷氨酰胺缺乏，可致肠黏膜萎缩，造成肠屏障功能减退、衰竭。其严重后果是肠内细菌、内毒素移位，损害肝脏及其他器官功能，引起肠源性感染，最终导致多器官功能衰竭。应用强化谷氨酰胺的肠外营养液和尽早恢复肠内营养对防治此类并发症有重要作用。

3. 代谢性并发症　从其发生原因可归纳为补充不足、代谢异常及肠外营养途径所致这三个方面的并发症。

（1）补充不足所致的并发症有：①血清电解质紊乱：在没有额外丢失的情况下，肠外营养时每天约需补充钾 50mmol、钠 40mmol、钙及镁 20～30mmol、磷 10mmol。由于病情而丢失电解质（如胃肠减压、肠瘘）时，应增加电解质的补充量。临床上常见的是低钾血症及低磷血症；②微量元素缺乏：较多见的是锌缺乏，表现为口周及肢体皮疹、皮肤皱痕及神经炎等。长期肠外营养时还可因铜缺乏而产生小细胞性贫血，铬缺乏可致难控制的高血糖发生。对病程长者，在肠外营养液中常规加入复方微量元素注射液，可预防缺乏症的发生；③必需脂肪酸缺乏（EFAD）：长期肠外营养时若不补充脂肪乳剂，可发生必需脂肪酸缺乏症。临床表现有皮肤干燥、鳞状脱屑、脱发及伤口愈合迟缓等。只需每周补充脂肪乳剂一次即可预防。

（2）代谢异常所致的并发症有：①高血糖和高渗性非酮性昏迷：较常见。外科应激患者对葡萄糖的耐受力及利用率降低，若输入葡萄糖浓度过高、速度过快，超过患者代谢利用葡萄糖的速率，就会出现高血糖，持续发展（血糖浓度超过 40mmol/L）导致高渗性非酮性昏迷，有生命危险。对高血糖者，应在肠外营养液中增加胰岛素补充，随时监测血糖水平。重症者应立即停输葡萄糖液，以 250ml/h 速度输入等渗或低渗盐水，纠正缺水、降低血渗透压，用适量胰岛素（10～20U/h）控制血糖，需注意纠正同时存在的低钾血症。在使用双能源经外周静脉输注时，此类并发症减少；②低血糖：外源性胰岛素用量过大，或者高浓度葡萄糖输入时促使机体持续释放胰岛素，若突然停输葡萄糖后可出现低血糖。因很少单独输注高浓度葡萄糖溶液，此类并发症临床已少见；③脂肪代谢异常：脂肪乳剂输入过多、过快可出现高脂血症，做血清浊度试验可测定患者对给予脂肪的廓清能力；④氨基酸代谢异常：若输入氨基酸过量以及未能同时供给足够能量，致使氨基酸作为能量而分解，产生氮质血症；或者体内氨基酸代谢异常，在大量输入缺乏精氨酸的结晶氨基酸溶液后可引起高氨血症。

（3）肠外营养途径所致并发症有：①肝功能异常：表现为转氨酶升高、碱性磷酸酶升高、高胆红素血症。引起肝功能改变的因素很多，最主要的是葡萄糖超负荷引起肝脂肪变性，其他相关因素包括必需脂肪酸缺乏、长期 TPN 时肠道缺少食物刺激、体内谷氨酰胺大量消耗，以及肠黏膜屏障功能降低、内毒素移位等。复方氨基酸溶液中的某些成分（如色氨酸）的分解产物以及可能存在的抗氧化剂（重硫酸钠）等对肝也有毒性作用。应调整肠外营养配方，采用双能源，以脂肪乳剂替代部分能源，减少葡萄糖用量；选用富含支链氨基酸的配方和同时含有中、长链三酰甘油的脂肪乳剂 MCT/LCT。通常由 TPN 引起的这些异常是可逆的，TPN 减量或停用，尽早开始肠内营养可使肝功能恢复；②胆汁淤积、胆囊内胆泥和结石形成：长期 TPN 治疗，因消化道缺乏食物刺激，缩胆囊素等肠激素分泌减少，胆囊功能受损，胆汁淤积，容易在胆囊中形成胆泥，进而结石形成。实施 TPN 3 个月者，胆石发生率可高达 23％。尽早改用肠内营养是预防胆石的最有效的措施。

五、肠外营养支持的注意事项

（1）熟练掌握插管和留置技术，防止与插管、置管有关的并发症发生。

（2）妥善固定静脉导管，防止导管移位。所有操作均应严格遵守无菌技术原则，定期更换输注装置，每日消毒置管口皮肤，更换无菌敷料。勤巡视，勤观察，保持滴注通畅。

（3）营养液现配现用，不得加入抗生素、激素、升压药等，配制过程由专人负责，在层流环境、按无菌操作技术要求进行。配制后的 TNA 液应在 24 小时内输完。暂时不用者，保存于 4℃ 冰箱内，输注前 0.5 ~ 1h 取出，置室温下复温后再输。

（4）根据患者 24h 液体出入量，合理补液，维持水、电解质、酸碱平衡稳定。

（5）掌握合适的输注速度，每小时不超过 200ml，否则利用率下降可致高血糖等。TNA 输注过程应保持连续性，不应突然大幅度改变输液速度。

（6）定期监测全身情况，有无缺水、水肿，有无发热、黄疸等。每天监测血清电解质、血糖及血气分析，3 天后视稳定情况每周测 1 ~ 2 次。肝肾功能测定每 1 ~ 2 周 1 次。

（7）营养指标（血清白蛋白、转铁蛋白、前白蛋白、淋巴细胞计数等）测定每 1 ~ 2 周 1 次，每周称体重，有条件时进行氮平衡测定，评价营养支持效果。

（时明涛）

第二节 肠内营养

肠内营养（enteral nutrition，EN）是经胃肠道用口服或管饲的方法提供营养基质及其他各种营养素的临床营养支持方法。"只要胃肠道允许，应尽量采用肠内营养"已成为临床营养支持时应遵守的基本原则。

肠内营养与肠外营养相比，制剂经肠道吸收入肝，在肝内合成机体所需的各种成分，整个过程更符合生理；肝可发挥解毒作用；食物的直接刺激有利于预防肠黏膜萎缩，保护肠屏障功能。食物中的某些营养素（谷氨酰胺）可直接被肠黏膜细胞利用，有利于其代谢及增生，而且肠内营养无严重并发症，具有更安全、经济等特点。一般在选择营养支持方式时可依据以下原则：能口服者给予天然饮食是首选，当胃肠功能健全或部分功能存在时，优先采用肠内营养，如胃肠功能障碍较重或患者不能耐受肠内营养时可增加肠外营养以补充不足。周围静脉肠外营养与中心静脉肠外营养之间优先选用周围静脉途径，营养需要量较高或期望短期改善营养状况时可用中心静脉途径，需较长时间营养支持者应设法过渡到肠内营养。

一、肠内营养的适应证

（1）胃肠道功能正常，但存在营养物质需求增加而摄入不足或不能摄入的因素，如发热、感染、大面积烧伤、复杂大手术后及危重病症（非胃肠道疾病）等较长时间应激、妊娠、昏迷、味觉异常、精神问题等，此类应尽量采用肠内营养支持。

（2）胃肠道功能不良，如消化道瘘、短肠综合征、急性坏死性胰腺炎等，营养物质丢失增加或严重吸收不良，应在病情稳定后，尽快由肠外营养过渡到肠内营养。

（3）胃肠道功能基本正常但伴有其他脏器功能不良，如糖尿病、肝肾功能衰竭等。因肠内营养引起糖尿病患者糖代谢紊乱的程度比肠外营养轻，容易控制，所以原则上，只要胃肠功能基本正常，这类患者仍属于肠内营养的适应证。值得注意的是，用于肝肾衰竭者，肠内营养虽对肝肾功能影响较小，但因这类患者往往伴有不同程度的胃肠功能不良，对肠内营养的耐受性较差，因此以减量使用为宜。

若患者存在如颅骨骨折、意识障碍或持续、反复呕吐等误吸危险因素，存在严重腹泻或吸收不良，腹腔或肠道感染、消化道活动性出血、休克以及肠梗阻等情况，均不适宜进行肠内营养支持。

二、肠内营养制剂的种类和选择

可用于肠内营养的制剂很多，为适合机体代谢的需要，其成分均很完整，包括糖类、蛋白质、脂肪或其分解产物，也含有生理需要量的电解质、维生素和微量元素等。肠内营养制剂不同于通常意义的食品，其已经加工预消化，更易消化吸收或无须消化即能吸收。美国 FDA 使用医疗食品（medical foods，MF）定义肠内营养制剂，是指具有特殊饮食目的或为保持健康、需在医疗监护下使用而区别于其他食品。按营养素预消化的程度，肠内营养制剂可分为大分子聚合物和要素膳两大类。选择时应考虑患者的年龄、疾病种类、消化吸收功能、给予途径及患者的耐受力，必要时调整配方。

1. 大分子聚合物　有即用型液体制剂或需配制成一定浓度的溶液方能使用的粉剂，两者最终浓度为 24%，可提供 4.18kJ/ml（1kcal/ml）能量。该制剂以整蛋白为主，其蛋白质源为酪蛋白、乳清蛋白或大豆蛋白；脂肪源是大豆油、花生油、玉米油等植物油，有的还以中链三酰甘油代替长链三酰甘油以利于肠道吸收；糖源为麦芽糖、蔗糖或糊精；此外，还含有多种电解质、维生素及微量元素，通常不含乳糖。溶液的渗透压较低（约 320mmol/L），适用于胃肠功能正常或基本正常者。某些配方还含有谷氨酰胺、膳食纤维等，纤维素可被肠道菌群酵解生成短链脂肪酸（乙酸、丙酸、丁酸等），在促进肠道吸收水分、供应结肠黏膜能量、增加肠系膜血供、促进肠道运动等方面发挥重要作用。近年来，肠内营养制剂的研制和发展较快，已有添加了 ω-3 多不饱和脂肪酸、精氨酸、核糖核酸等成分的产品，在提供营养支持的同时，改善机体免疫状况。

2. 要素膳　是一种化学组成明确、无须消化、可直接被胃肠道吸收的无渣饮食，由容易吸收的单体物质、无机离子及已乳化的脂肪微粒组成，含人体必需的各种营养素。该制剂以蛋白水解产物（或氨基酸）为主，其蛋白质源为乳清蛋白水解产物、肽类或结晶氨基酸，糖源为低聚糖、糊精，脂肪源为大豆油及中链三酰甘油，含多种电解质、维生素及微量元素，不含乳糖和膳食纤维，渗透压较高（470~850mmol/L），适用于胃肠道消化、吸收功能不良者，如消化道瘘，所用的肠内营养制剂即以肽类为主，可减轻对消化液分泌的刺激作用。

三、肠内营养的实施途径

由于肠内营养制剂均有特殊气味，除少数患者可耐受经口服外，多数需经管饲进行肠内营养。用以输注肠内营养液的管道有鼻胃管、鼻十二指肠管、鼻空肠管、胃造口管、空肠造口管或经肠瘘口置管。其途径可经鼻插管或手术造口置管于胃内、十二指肠或空肠内。

1. 经鼻胃管或胃造口　适用于胃肠功能良好的患者。鼻胃管多用于仅需短期肠内营养支持者；胃造口适用于需较长时期营养支持的患者，可在术时完成造口，或行经皮内镜胃造口术（percutaneous endoscopic gastrostomy，PEG）。

2. 经鼻肠管或空肠造口　适用于胃功能不良、误吸危险性较大或胃肠道手术后必须胃肠减压、又需较长时期营养支持者。空肠造口常伴随腹部手术时实施，如经针刺置管空肠造口术（needle catheter jejunostomy，NCJ），也可行经皮内镜空肠造口术（percutaneous endoscopic jejunostomy，PEJ）。

由于经鼻胃管饲食物可能产生胃潴留，胃内容物反流引起呕吐，易误吸导致肺炎，因此临床应用中，多数患者最好将其饲管前端置入十二指肠或空肠近端实施肠内营养。再者，长期放置鼻饲管可引起鼻咽部糜烂，影响排痰，易致肺炎，故预计术后需营养支持者常在术中加做胃造口或空肠造口便于实施肠内营养。如急性重症胰腺炎的病程很长，在病情稳定后（约发病后 3~4 周），可经预置的空肠造口管或鼻空肠管输入肠内营养制剂。由于营养液不经过十二指肠，因此不会刺激胰液分泌而使病情加重。

四、肠内营养的给予方式

能口服的患者每日饮用6~8次，每次200~300ml，必要时加用调味剂。口服不足的能量和氮量可经周围静脉营养补充。经管饲的患者可有下列给予方式。

1. 按时分次给予　适用于饲管端位于胃内和胃肠功能良好者。将配好的肠内营养液用注射器缓缓注入，每日4~8次，每次250~400ml。此方式易引起患者腹胀、腹痛、腹泻、恶心、呕吐等胃肠道反应，尽量不采用。

2. 间隙重力滴注　将配好的营养液置于吊瓶内，经输注管与饲管相连，借助重力缓慢滴注。每次250~500ml，持续30~60min，每日滴注4~6次。多数患者可以耐受。

3. 连续输注　用与间隙重力滴注相同的装置，在12~24h内持续滴注全天量的营养液。采用输液泵可保持恒定滴速，便于监控管理，尤其适用于病情危重、胃肠道功能和耐受性较差、经十二指肠或空肠造口管饲的患者。输注时应注意营养液的浓度、速度及温度。经胃管给予时开始即可用全浓度（20%~24%），滴速约50ml/h，每日给予500~1 000ml，3~4天内逐渐增加滴速至100ml/h，达到一天所需总量2 000ml。经空肠管给予时先用1/4~1/2全浓度（即等渗液），滴速宜慢（25~50ml/h），从500~1 000ml/d开始，逐日增加滴速、浓度，5~7天达到患者能耐受和需要的最大输入量。

五、肠内营养的常见并发症及预防

肠内营养的常见并发症包括胃肠道、代谢、感染、机械等方面，最常见的是胃肠道并发症，较严重的并发症是误吸。

1. 误吸　多见于经鼻胃管输入营养液者。由于患者存在胃排空迟缓、咳嗽和呕吐反射受损、意识障碍或饲管移位、体位不当等因素，导致营养液反流，发生误吸而引起吸入性肺炎。让患者取30°半卧位，输营养液后停输30min，若回抽液量超过150ml，应考虑有胃潴留，暂停鼻胃管输注，改用鼻腔肠管途径可有效预防误吸的发生。

2. 急性腹膜炎　多见于经空肠造口输入肠内营养液者。若患者突然出现腹痛、造口管周围有类似营养液渗出或腹腔引流管引流出类似液体，应怀疑饲管移位致营养液进入游离腹腔。立即停输，尽可能清除或引流出渗漏的营养液，合理应用抗菌药。

3. 恶心呕吐　与患者病情、配方、输注速度有关，避免胃潴留、配方合适、减慢滴速可有效预防。

4. 腹泻、腹胀　发生率为3%~5%，与输液速度、溶液浓度及渗透压有关，注意营养液应缓慢滴入，温度、浓度适当，避免过量，合理使用抗菌药，可有效控制腹泻、腹胀。因渗透压过高所致的症状，可酌情给予阿片酊等药物以减慢肠蠕动。

六、肠内营养的监测与注意事项

（1）饲管妥善固定，防止扭曲、滑脱，输注前确定导管的位置是否恰当，用pH试纸测定抽吸液的酸碱性，或借助X线透视、摄片确定管端位置。长时间置管患者应注意观察饲管在体外的标记，了解有无移位。

（2）配制粉剂前详细了解其组成和配制说明，根据患者所需营养量和浓度准确称量，一切用具必须清洁，每日消毒，一次仅配一日用量，分装后置于4℃冰箱备用，并在24小时内用完。输注时保持营养液合适的温度（38~40℃），室温较低时可使用输液加热器将营养液适当加温。

（3）管道管理，每次输注前后均以温开水20ml冲洗管道，防止营养液残留堵塞管腔。经常巡视观察，调节合适的滴速，及时处理故障。确保营养管只用于营养液的输注，其他药物由外周静脉给予，防止堵塞管腔。

（4）观察病情、倾听患者主诉，尤其注意有无腹泻、腹胀、恶心、呕吐等胃肠道不耐受症状。如患者出现上述不适，应查明原因，针对性采取措施减慢速度或降低浓度，如对乳糖不耐受，应改用无乳糖配方。

（5）代谢及效果监测，注意监测血糖或尿糖，以便及时发现高血糖和高渗性非酮性昏迷。每日记录液体出入量。定期监测肝、肾功能，血浆蛋白、电解质变化，进行人体测量，留尿测定氮平衡以评价肠内营养效果。

（时明涛）

第三节　补液

一、液体的选择

临床上有多种成分各异的静脉内用液，可以满足多数外科患者的液体需要，合理地选择用液不仅纠正异常情况，并对肾的额外负担减至最低。等张氯化钠溶液用于替补胃肠道液体的丧失。细胞外液体容量（ECF）短缺，若无浓度和成分明显异常，可以用乳酸林格液替补。此液为生理性液体，以乳酸盐替代碳酸氢钠，前者在储藏期间更稳定，输注以后乳酸盐被肝转化为碳酸氢盐。大量输注该液体以后，对体内液体的正常成分和 pH 的影响是微不足道的，即使在休克状态下，没有必要对乳酸的转化而担忧。

等张盐溶液含钠 154mmol/L 和氯 154mmol/L，氯的浓度大大地高于血清氯的浓度 103mmol/L，所以对肾是一种负担。此氯不能迅速地排出体外，因而产生稀释性酸中毒，使碱性的碳酸氢盐的量相对于碳酸含量降低很多。但在细胞外液容量短缺并有低钠血症、低氯血症和代谢性碱中毒时，该溶液纠正此异常是很理想的。

选择 0.45% 氯化钠和 5% 葡萄糖液以补充无形的水分丧失，补充一些钠可使肾能调节血浆浓度。对不复杂患者作短期补液，加些钾盐也是合理的。5% 氯化钠用于有症状的低钠血症，当浓度和成分异常被纠正以后，余下的容量缺失可用平衡盐溶液补充。

二、术前的液体治疗

1. 纠正容量变化　术前对体内液体评估和纠正是外科医疗的不可分割部分。体内液体异常可分为三种：容量、浓度和成分。在外科患者中，ECF 容量改变是常见和重要的异常。容量改变的诊断完全依赖临床观察。体征的出现不仅取决于 ECF 的绝对量和相对量的丧失，又取决于丧失的速度和相关疾病的体征。

外科患者的容量短缺由于液体向体外流失或者是体内液体再分布至非功能区域，此液体不再参与正常的 ECF 功能。通常两者兼有，而后者易被忽视。ECF 在体内再分布或称为转移是外科疾病中的特殊问题。在个别患者中，这种丧失是巨大的，称之为第三间隙丧失或称为寄存性丧失（parasitic losses），不仅发生在腹腔积液、烧伤或挤压伤，也可发生在腹内器官炎症时的腹膜、腹壁和其他组织。腹膜的面积为 1m²，当腹膜因扣留液体而稍微增厚时，可使数升液体丧失功能。肠壁和肠系膜的肿胀和液体分泌至肠腔可使更多的液体丧失。肠梗阻引起的液体丧失相当可观。皮下组织的广泛感染（坏死性筋膜炎）也有相似的液体丧失。

ECF 缺失的容量不可能准确测定，只能依赖临床体征的严重程度加以估计的。轻度缺失约为体重的 4%，50kg 体重，缺失 2L；中度缺失为体重的 6% ~8%；严重缺失为体重的 10%。急性快速失水时，心血管体征是主要的，无组织体征。应该开始液体的补充，并根据临床观察而随时调节液量。依赖公式或根据单个临床体征来决定补液量是否足够是草率的。通常是根据体征的被纠正、血压脉搏的稳定和每小时尿量为 30 ~50ml 作为准绳。虽然每小时的尿量作为补充容量的可靠监测，但也可能产生误导，例如在 2 ~3h 内过量输注葡萄糖超过 50g，可以造成渗透性利尿。甘露醇也可酿成相似的情况，而 ECF 仍十分贫乏的。单纯容量短缺或者伴有轻微的浓度和成分异常，应用平衡盐溶液仍是合理的。

2. 液体的滴注速度　滴注速度取决于缺液的严重程度、液体紊乱的类型、继续丧失情况和心功能状态。在最严重的容量短缺时，初始时可每小时滴注 1 000ml 的等张溶液，随情况好转而减速。当滴注超过每小时 1 000ml 时，应密切观察，在此滴速下，部分液体随小便排出而丧失，因为血浆容量暂时扩张的缘故。对老年患者的纠正液体短缺，滴速宜较缓和合适的监测，包括中心静脉压或肺动脉楔压。

3. 纠正浓度异常 若有严重的症状性低钠血症或高钠血症并发容量丧失时，立刻纠正浓度异常直至症状缓解的水平为第一步，一般应用5%氯化钠溶液纠正低钠血症。然后补足容量的缺失，并缓慢地纠正残余的浓度异常。钠缺失量的计算如下：例如30岁男性，70kg，血清钠为120mmol/L。年轻男性的液体量为体重的60%，女性为50%。

体内液体总量 = $70 \times 0.60 = 42L$

钠短缺 = $(140 - 120mmol/L) \times 42 = 800mmol$

这个估计是根据体内液体总量，因为在细胞内液（ICF）中无这部分按比例增加，ECF的有效渗透压不可能增加，所以公式的应用只作参考。通常在开始时只补充了部分缺失，以缓解急性症状。深入的纠正是依靠纠正容量缺失后肾功能的恢复。若将计算的缺失量快速地全部补充，则可酿成症状性高容量血症，特别是心功能储备力有限的患者。快速纠正低钠血症期间可酿成中心性脑桥和脑桥外髓鞘溶解和造成不可逆的中枢神经系统损坏或死亡。因此，在第一个24h期间，血清钠的升高不可以超出12mmol/L，以后每24h的血清钠的升高低于12mmol/L。在实践中是用增添少量高张盐溶液措施，并反复监测血清钠。

处理中等程度低钠血症伴容量短缺，应立刻开始补充容量，同时纠正血清钠的短缺。在有代谢性碱中毒情况下，开始时应用氯化钠等张溶液。在伴有酸中毒时，用M/6乳酸钠纠正之。用这些溶液纠正血清钠浓度可能只需数升而已，残余的容量缺失用平衡盐溶液补充。

治疗低钠血症伴容量过剩，只需限制水分。在严重的症状性低钠血症时，谨慎地输注小量的高张盐溶液。在心功能储备力低落的患者中，可以考虑腹膜透析。

纠正症状性高钠血症伴容量短缺，缓慢滴注5%葡萄糖液直至症状缓解。若细胞外的渗量（osmolarity）降低太快，可出现惊厥和昏迷，若用平衡盐溶液可能更安全。在无明显的容量缺失时，给水分应慎重，因为可酿成高容量血症，需频繁地测血清钠浓度，一旦液体的量补足，溶质就从肾排出。

4. 纠正成分异常 纠正钾的缺失应该在肾有足够的排出以后。静脉补液中的钾浓度不应超出40mmol/L，只是洋地黄中毒时是一个罕见的例外，但必须作心电图监护。钙和镁在术前很少需要，但有适应证时就应补充，特别是皮下广泛感染、急性胰腺炎和长期饥饿的患者。慢性疾病患者常有ECF容量缺乏的情况，而浓度和成分变化也屡见不鲜。在纠正贫血时要注意长期虚弱患者的血容量是缩小的。

术前预防容量缺少同样重要，术前为了作各种诊断性检查而限制入液量，用泻药或灌肠作肠道准备、造影剂的渗透性利尿作用等使ECF急性丧失，治疗这些损失可预防术中并发症。

三、术中液体管理

术前的ECF容量缺失没有完全补足，清醒状态下患者有代偿能力，但在麻醉诱导后，代偿机制被取消，血压暴跌，术前维护基础需要和纠正液体与电解质的异常丧失可预防此问题的发生。

术中失血不超过400ml一般不需输血，但在腹部大手术期间除失血以外，还有ECF的丧失，如广泛剖割组织可造成水肿和液体积聚在小肠的肠壁、肠腔内和腹腔内，这是寄存性失水、第三间隙水肿或称为ECF的囚禁。ECF也从创口中失去，这失水相对较少，也难定量。这些失水可用平衡盐溶液补充以摆脱术后对盐的不耐受。输注盐溶液不能替代血液的流失。

ECF囚禁量取决于手术创伤；在瘦削患者中做1个小时的胆囊切除手术，液体的丧失大约为数百毫升，而在肥胖患者中做冗长的结肠前切术，液体丧失可高达数升。液体丧失与创伤组织的面积有关。胸腔和骨科手术的液体丧失小于腹部手术。头颈部手术的液体丧失微不足道。腹部手术的补充平衡盐溶液为每小时0.5~1L，4h的腹部大手术可高达2~3L。应用白蛋白液补充术中ECF的缺失没有必要，而且有潜在的害处。

四、术后液体管理

1. 术后初期 术后补液需综合评估，包括术前、术中的出入液量和生命体征与尿量。首先要纠正缺失，然后给维持量液体。若患者接受或丧失大量液体而出现并发症时，这就难于估计以后24h的液体需要量。在这样的情况下，在一段时间内给1L静脉用液，反复校正，直至把情况弄清，以后就容易管理了。

ECF的囚禁在术后12h或更长期间内仍在进行，表现为循环的不稳定，所以要不时地端详患者的神志、瞳孔、呼吸道通畅程度、呼吸类型、脉率和脉容量、皮肤暖和度、颜色、体温和每小时尿量30～50ml，再结合手术操作的情况和术中补液。数升血管外ECF被拘留在受伤的区域内，只表现为少尿、轻度血压下挫和快速的脉率。循环不稳定时，应肯定有无持续的丧失或有其他原因存在，再另加1 000ml平衡盐溶液作为进一步容量补充，常可解决问题。

在术后24h内给钾盐是无知愚昧之举，除非有确切缺钾，特别重要的是患者遭受冗长的手术创伤、一次或多次低血压的插曲和创伤后出血性低血压，少尿性或隐匿性多尿性肾衰竭可演变出来，很少的钾盐也是有害的。

2. 术后后期　术后恢复期的液体管理是准确地测定和补充所有丧失的液体。注意胃肠道丧失的液体。无形的液体丧失量较恒定，平均为每天600～900ml。高代谢、高通气和发热时，每天失液可达1 500ml，此无形丧失可用5%葡萄糖补充。在术后并发症的患者中，此丧失可被过度分解代谢的水分作部分的抵消，特别是这些并发症和少尿性肾衰竭有关。

分解代谢产物的排出大约需要1L液体的补充（每天800～1 000ml）。在肾功能正常的患者中，可以给5%葡萄糖，因为肾能保留钠，使每天的钠排出少于1mmol。但没有必要使肾达到如此程度的应力，可以在给水的基础上给小量的钠以涵盖经肾丧失的钠。有漏盐性肾的老年患者或脑外伤患者，若只给水而不补充钠，可以发展至隐匿性低钠血症。在这样的环境下尿钠的排出可能超过100mmol/L，每天钠的丧失相当可观。测量尿钠有利于准确的补充。液量补充并不以尿量毫升对毫升来计算，在已知的一天中，尿排出量为2 000～3 000ml，只不过表示术中的输液过多而发生利尿作用，若按尿排出量补充如此大量的液体，尿排出量可能还要增加。

有形的失液是指可以测出的，或可估计出来的，如出汗。胃肠道的失液是等张的或稍为低张的，可补充等张盐溶液，以容量对容量补充。若这些丧失液体高于或低于等张性，则可以调节水分的输注。出汗失液不会成为问题，但发热每升1℃每天失液可超过250ml。过多出汗也有钠的丧失。

术后无并发症，静脉补液2～3d，没有必要监测血清电解质，除非长期静脉补液和过量失液者，则需经常检测血清钠、钾和氯的水平，以及CO_2结合力，根据结果调节补液的成分。

补充液体的速度应该稳定，时间要超过18～24h。时间太短和滴速太快反而引起盐溶液的过量丧失。钾的补充量根据肾每天排出的基本量为40mmol、胃肠每天丧失20mmol/L。补充不适当可延长术后的肠麻痹和隐匿性的顽固性代谢性碱中毒。钙和镁的补充根据需要而定。

五、术后患者的特殊情况

1. 容量过多　这是等张盐溶液输注超出容量的丧失。肾无法排出更多的钠，而水分在不断丧失以致酿成高钠血症。早期症状为体重增加。在分解代谢期间，每天应减轻0.12～0.23kg。其他症状为眼睑沉重、嘶哑、活动后呼吸困难和周边水肿。中心静脉压和肺动脉楔压可提供液体状态的信息。

2. 低钠血症　发生在水分输注补替含构液体的丧失，或水分输注超过水分丧失。但在肾功能正常时，一般不易发生低钠血症。在高血糖症时，葡萄糖产生渗透压力使细胞内水分出来，ECF增加，产生稀释性低钠血症。在正常值的血糖基础上每增加100mg葡萄糖时，血清钠下降2mmol/L。若患者的血清钠为128mmol/L和血糖为500mg/dl时，则血清钠降低8mmol/L。若将血糖纠正至正常时，血清钠将恢复至136mmol/L。同样血清尿素升高时，血清钠也下降，当BUN超出正常值30mg/dl时，血清钠下降2mmol/L。

3. 钠丧失以水分补充　以5%葡萄糖液或低张盐溶液补充胃肠道或等张液的丧失是常见的错误。在脑外伤或肾疾病患者的尿浓缩功能丧失，以致尿的盐浓度很高，达到50～200mmol/L。前者是由于抗利尿激素分泌过多使水滞留，后者为耗盐肾，常见于老年患者。在这些患者中输注5%葡萄糖最终造成低钠血症。若诊断有疑问，应测尿钠浓度。低钠血症而肾功能正常者，尿内应无钠。

4. 尿量减少　少尿无论是肾前性或肾性，应该限制入液量。细胞分解代谢和含氮废物引起的代谢性酸中毒可使细胞释放出水分，所以内源性水分使水的需求总量减少。

5. 内源性水的释放　手术后的第 5~10d，患者以静脉补液维持而无足够的热量补充，患者可以从过度的细胞分解代谢中获取相当量的水分，最大的量每天 500ml，因而应减少外源性水分。

6. 细胞内转移　全身性细菌性脓毒症常伴有血清钠浓度急骤下挫，对这种突然性变化的机制尚不清楚，但常兼有 ECF 的丧失，表现为间质内或细胞内液体的拘留。治疗原则是限制游离水、恢复 ECF 容量和治疗脓毒血症。

7. 高钠血症　血清钠超过 150mmol/L 虽不常见，但很危险。肾功能正常时高钠血症也可发生。ECF 的高渗性使细胞内水分转移至 ECF 内。在此情况下，高血清钠表示体内水分总量缺少，常由于水分的过多丧失，也可能由于用含盐溶液补充水分的丧失。

8. 过量的肾外性水分丧失　代谢增加，特别是发热，通过出汗的挥发，水分丧失可达到每天数升之多。在干燥的环境下，每分通气量过多，每天从气管切开处丧失的水分可达 1~1.5L。烧伤创口挥发也使不少水分丧失。

9. 肾丧失的水分增加　缺氧可损伤远端肾小管和肾集合管，中枢神经外伤引起抗利尿激素缺少，大量的贫溶质尿排出，此情况发生在严重外伤和手术创伤。

10. 溶质负荷　摄入高蛋白后，尿素的渗透负荷（osmotic load）增加，因此需要排出大量的水分。饮食中每克蛋白需要给 7ml 的水。渗透性利尿剂如甘露醇、尿素和葡萄糖可使大量尿液排出，水分的丧失超过钠的丧失。高血糖症是严重高钠血症的最常见的病因，糖尿可产生渗透性利尿，排出大量贫盐尿液，而产生高钠血症和 ECF 的短缺。若不纠正，数天后出现非酮性高渗性昏迷。治疗措施是降低血糖，并用 0.45% 氯化钠溶液纠正严重的容量缺失。

11. 高排性肾衰竭　急性肾衰竭而无少尿期，每天尿量大于 1 000~1 500ml，可以高至 3~5L，而 BUN 升高。此情况常难于发觉和识别。通过系列的 BUN 和血清电解质测定可以发觉，可用含乳酸盐溶液控制代谢性酸中毒。从胃肠道丧失、等张液丧失或肾排出钠所酿成的更严重的酸中毒，可用氯化钠溶液补充。

高排出量的肾衰竭的主要危险是没有发觉而给钾盐。开始时该类患者对外源性钾非常敏感。在病程的后期，正常的钾维持量是需要的。

高排出量肾衰竭患者若限制水分，高血钠症可迅速出现而尿量并不减少。BUN 升高在下降趋势之前，平均持续 8~12d。血/尿的尿素比例为 1：10 直至持续至 BUN 浓度的降低。此病损的特性在功能上是肾小球滤过率（GFR）降低为正常的 20%。在 BUN 已下降后 1~3 周内，对加压素完全抗拒。在以后的 6~8 周 GFR 逐渐上升，对加压素反应也变为正常。不能识别此病的危险性是高钾血症、高钠血症或酸中毒，可能酿成死亡悲剧。

（时明涛）

第二章

外科输血

第一节　输血的适应证、输血技术和注意事项

一、适应证

1. 大量失血　主要是补充血容量，用于治疗因手术、严重创伤或其他各种原因所致的低血容量休克。补充的血量、血制品种类应根据失血的多少、速度和患者的临床表现而定。①凡一次失血量低于总血容量10%（500ml）者，可通过机体自身组织间液向血循环的转移而得到代偿。②当失血量达总血容量的10%~20%（500~1 000ml）时，应根据有无血容量不足的临床症状及其严重程度，同时参照血红蛋白和血细胞比容（HCT）的变化选择治疗方案。患者可表现为活动时心率增快，出现体位性低血压。此时可输入适量晶体液、胶体液或少量血浆代用品。③若失血量达总血容量20%（1 000ml）时，除有较明显的血容量不足、血压不稳定外，还可出现HCT下降。此时，除输入晶体液或胶体液补充血容量外，还应适当输入浓缩红细胞（CRBC）以提高携氧能力。④超过30%时，可输全血与CRBC各半，再配合晶体和胶体液及血浆以补充血容量。由于晶体液维持血容量作用短暂，需求量大，故应多增加胶体液或血浆蛋白量比例，以维持胶体渗透压。⑤当失血量超过50%且大量输入库存血时，还应及时发现某些特殊成分如清蛋白（白蛋白）、血小板及凝血因子的缺乏，并给予补充。

2. 贫血或低蛋白血症　常因慢性失血、烧伤、红细胞破坏增加或白蛋白合成不足所致。手术前应结合检验结果输注CRBC纠正贫血；补充血浆或白蛋白治疗低蛋白血症。

3. 凝血异常　输入新鲜冰冻血浆以预防和治疗因凝血异常所致的出血。根据引起凝血异常的原因补充相关的血液成分可望获得良效，如血友病者输Ⅷ因子或抗血友病因子（AHF）；纤维蛋白原缺乏症者补充纤维蛋白原或冷沉淀制剂；血小板减少症或血小板功能障碍者输血小板等。

4. 重症感染　全身性严重感染或脓毒症、恶性肿瘤化疗后致严重骨髓抑制继发性感染者，当中性粒细胞低下和抗生素治疗效果不佳时，可考虑输入浓缩粒细胞控制感染。但因输粒细胞有引起肺部并发症、巨细胞病毒感染等不良反应，故使用受到限制。

一般Hb>100g/L不需要输血；Hb<70g/L可输入浓缩红细胞；Hb为70~100g/L时，应根据患者的具体情况来决定是否输血。对于可输可不输的患者应尽量不输。

二、输血技术

1. 途径　输血的主要途径有两条，即静脉输血和动脉输血。①静脉输血：是最简便易行和常规输血途径，通常用来输液的浅表静脉均可用作输血。病情紧急而静脉穿刺困难或施行大手术时，可通过静脉切开，将导管插入中心静脉，进行快速输血。输血方法一般采用间接重力滴输法，对塑料血袋施压或使用专门的加压输血器，可加快输血速度。如无专门的输血器材时，可用50ml注射器，先抽好一定量的枸橼酸钠溶液（每50ml血液内需加2.5%~3.8%枸橼酸钠溶液5ml），套上粗针头，从供者抽出所需血量，直接输给患者。②动脉输血：可直接恢复心肌和中枢神经系统的供血，兴奋血管分叉部受体，升

压效果明显，但进一步研究表明，中心静脉快速输血，可以收到同样效果。因此，目前已很少采用。

2. 速度　输血速度需根据患者的具体情况来决定，成人一般调节在每分钟 4 ~ 6ml，老年或心脏病患者每分钟约 1ml，小儿每分钟为 10 滴左右。对大量出血引起的休克，应快速输入所需的血量；对血容量正常的贫血，则每次输血量不可过多，以 200 ~ 400ml 为宜。

三、注意事项

输血前必须仔细核对患者和供血者姓名、血型和交叉配合血单，并检查血袋是否渗漏，血液颜色有无异常。除了生理盐水外，不可向全血或浓缩红细胞内加入任何药物，以免产生药物配伍禁忌或溶血。例如，加入葡萄糖液，会使输血器内剩余的红细胞发生凝集，随之发生溶血。输血过程中要严密观察患者有无不良反应，检查体温、脉搏、血压及尿的颜色等。输血完毕后，血袋应保留 2 小时，以便必要时进行化验复查。

（时明涛）

第二节　输血的并发症及防治

输血可发生各种不良反应和并发症，严重者甚至危及生命。但是，只要严格掌握输血指征，遵守输血操作规程，大多数输血并发症是可以预防的。

一、发热反应

发热反应是最常见的早期输血并发症之一。多发生于输血开始后 5 分钟 ~ 2 小时内。主要表现为畏寒、寒战和高热，体温可上升至 39 ~ 40℃，输血时伴有头痛、出汗、恶心、呕吐及皮肤潮红。症状持续 30 分钟至 2 小时后逐渐缓解。少数反应严重者还可出现抽搐、呼吸困难、血压下降，甚至昏迷。全身麻醉时很少出现发热反应。

1. 原因　①免疫反应：常见于经产妇或多次接受输血者，因体内已有白细胞或血小板抗体，当再次输血时可与输入的白细胞或血小板发生抗原抗体反应而引起发热。②致热原：所使用的输血器具或制剂被致热原（如蛋白质、死亡细菌或细菌的代谢产物等）污染而附着于贮血的器具表面，随血输入体内后引起发热反应。目前此类反应已少见。③细菌污染和溶血：早期或轻症细菌污染和溶血可仅表现为发热。

2. 治疗　发热反应出现后，应首先分析可能的病因。对于症状较轻的发热反应可先减慢输血速度，病情严重者则应停止输血。畏寒与寒战时应注意保暖，出现发热时可服用阿司匹林。伴寒战者可肌内注射异丙嗪 25mg 或哌替啶 50mg。

3. 预防　应强调输血器具严格消毒、控制致热原。对于多次输血或经产妇患者应输注不含白细胞和血小板的成分血（如洗涤红细胞）。

二、过敏反应

过敏反应多发生在输血数分钟后，也可在输血中或输血后发生。表现为皮肤局限性或全身性瘙痒或荨麻疹。严重者可出现支气管痉挛、血管神经性水肿、会厌水肿，表现为咳嗽、喘鸣、呼吸困难以及腹痛、腹泻。甚至过敏性休克乃至昏迷、死亡。

1. 原因　①患者因多次输注血浆制品，体内产生多种抗血清免疫球蛋白抗体，尤以抗 IgA 抗体为主。或有些免疫功能低下的患者，体内 IgA 低下或缺乏，当输血时便对其中的 IgA 发生过敏反应。②过敏性体质患者对血中蛋白类物质过敏，或过敏体质的供血者随血将其体内的某种抗体转移给患者，当患者再次接触该过敏原时，即可触发过敏反应。此类反应的抗体常为 IgE 型。

2. 治疗　当患者仅表现为局限性皮肤瘙痒或荨麻疹时，不必停止输血，可口服抗组胺药物如苯海拉明 25mg，并严密观察病情发展。反应严重者应立即停止输血，皮下注射肾上腺素（1 : 1 000，0.5 ~

1ml）和（或）静脉滴注糖皮质激素（氢化可的松100mg加入500ml葡萄糖盐水）。并发呼吸困难者应作气管插管或切开，以防窒息死亡。

3. 预防　①有过敏史者不宜献血。②献血员在采血前4小时应禁食。③对有过敏史患者，在输血前半小时同时口服抗过敏药和静脉输注糖皮质激素。④IgA水平低下或检出IgA抗体的患者，应输不含IgA的血液、血浆或血液制品。如必须输红细胞时，应输洗涤红细胞。

三、溶血反应

溶血反应是最严重的输血并发症。发生溶血反应患者的临床表现有较大差异，与所输的不合血型种类、输血速度与数量以及所发生溶血的程度有关。

典型的症状为患者输入十几毫升血型不合的血后，立即出现沿输血静脉的红肿及疼痛，寒战、高热、呼吸困难、腰背酸痛、头痛、胸闷、心率加快乃至血压下降、休克，随之出现血红蛋白尿和溶血性黄疸。溶血反应严重者可因免疫复合物在肾小球沉积，或因发生弥散性血管内凝血（DIC）及低血压引起肾血流减少而继发少尿、无及急性肾衰竭。术中的患者由于无法主诉症状，最早征象是不明原因的血压下降和手术野渗血。

延迟性溶血反应（DHTR）多发生在输血后7～14天，表现为原因不明的发热、贫血、黄疸和血红蛋白尿，一般症状并不严重。近年，DHTR被重视主要是由于它可引起全身炎症反应综合征（SIRS），表现为体温升高或下降，心律失常，白细胞溶解及减少，血压升高或外周血管阻力下降甚至发生休克、急性呼吸窘迫综合征（ARDS），甚至致多器官功能衰竭。

1. 原因　①绝大多数是因误输了ABO血型不合的血液引起，是由补体介导、以红细胞破坏为主的免疫反应。②由于A亚型不合或Rh及其他血型不合时也可发生溶血反应。③溶血反应还可因供血者之间血型不合引起，常见于一次大量输血或短期内输入不同供血者的血液时。④在输入有缺陷的红细胞后可引起非免疫性溶血，如血液贮存、运输不当，输入前预热过度，血液中加入高渗、低渗性溶液或对红细胞有损害作用的药物等。⑤受血者患自身免疫性贫血时，其血液中的自身抗体也可使输入的异体红细胞遭到破坏而诱发溶血。

2. 治疗　当怀疑有溶血反应时应立即停止输血：①核对受血者与供血者姓名和血型，并抽取静脉血离心后观察血浆色泽，若为粉红色即证明有溶血。②尿潜血阳性及血红蛋白尿也有诊断意义。③收集供血者血袋内血和受血者输血前后血样本，重新作血型鉴定、交叉配合试验及作细菌涂片和培养，以查明溶血原因。

对患者的治疗包括：①抗休克：应用晶体、胶体液及血浆以扩容，纠正低血容量性休克，输入新鲜同型血液或输浓缩血小板或凝血因子和糖皮质激素，以控制溶血性贫血。②保护肾功能：可给予5%碳酸氢钠250ml，静脉滴注，使尿液碱化，促使血红蛋白结晶溶解，防止肾小管阻塞。当血容量已基本补足，尿量基本正常时，应使用甘露醇等药物利尿以加速游离血红蛋白排出。若有尿少、无尿，或氮质血症、高钾血症时，则应考虑行血液透析治疗。③若DIC明显，还应考虑肝素治疗。④血浆交换治疗：以彻底清除患者体内的异形红细胞及有害的抗原抗体复合物。

3. 预防　①加强输血、配血过程中的核查工作。②严格按照输血的规程操作，不输有缺陷的红细胞，严格把握血液预热的温度。③尽量行同型输血。

四、细菌污染反应

虽然发生率不高，但后果严重。患者的反应程度依细菌污染的种类、毒力大小和输入的数量而异。若污染的细菌毒力小、数量少时，可仅有发热反应。反之，则输入后可立即出现内毒素发生休克（如大肠杆菌或绿脓杆菌）和DIC。临床表现有烦躁、寒战、高热、呼吸困难、恶心、呕吐、发绀、腹痛和休克。也可以出现血红蛋白尿、急性肾衰竭、肺水肿，致患者短期内死亡。

1. 原因　由于采血、贮存环节中无菌技术有漏洞而致污染，革兰阴性杆菌在4℃环境生长很快，并可产生内毒素。有时也可为革兰阳性球菌污染。

2. 治疗 ①立即中止输血并将血袋内的血液离心，取血浆底层及细胞层分别行涂片染色细菌检查及细菌培养检查。②采用有效的抗感染和抗休克治疗，具体措施与感染性休克的治疗相同。

3. 预防 ①严格无菌制度，按无菌要求采血、贮血和输血。②血液在保存期内和输血前定期按规定检查，如发现颜色改变、透明度变浊或产气增多等任何有受污染的可能时，不得使用。

五、循环超负荷

常见于心功能低下、老年、幼儿及低蛋白血症患者，由于输血速度过快、过量而引起急性心衰和肺水肿。表现为输血中或输血后突发心率加快、呼吸急促、发绀或咳吐血性泡沫痰。有颈静脉怒张、静脉压升高，肺内可闻及大量湿啰音。胸片可见肺水肿表现。

1. 原因 ①输血速度过快致短时间内血容量上升超出了心脏的负荷能力。②原有心功能不全，对血容量增加承受能力小。③原有肺功能减退或低蛋白血症不能耐受血容量增加。

2. 治疗 立即停止输血。吸氧，使用强心剂、利尿剂以除去过多的体液。

3. 预防 对有心功能低下者要严格控制输血速度及输血量，严重贫血者以输浓缩红细胞为宜。

六、输血相关的急性肺损伤

输血相关的急性肺损伤（TRAM）的发生机制为供血者血浆中存在白细胞凝集素或 HLA 特异性抗体所致。临床上 TRALI 常与肺部感染、吸入性肺炎或毒素吸收等非输血所致的 ARDS 难以区别。TRALI 也有急性呼吸困难、严重的双侧肺水肿及低氧血症，可伴有发热和低血压，后者对输液无效。这些症状常发生在输血后 1~6 小时内，其诊断应首先排除心源性呼吸困难。TRALI 在及时采取有效治疗（插管、输氧、机械通气等）后，48~96 小时内临床和生理学改变都将明显改善。随着临床症状的好转，X 线肺部浸润在 1~4 天内消退，少数可持续 7 天。预防 TRALI 的措施为，不采用多次妊娠供血者的血浆作为血液制品，可减少 TRALI 的发生率。

七、输血相关性移植物抗宿主病

输血相关性移植物抗宿主病（TA-GVHD）是由于有免疫活性的淋巴细胞输入有严重免疫缺陷的受血者体内以后，输入的淋巴细胞成为移植物并增殖，对受血者的组织起反应。患者发病前常已有免疫力低下、低蛋白血症、淋巴细胞减少或骨髓抑制等异常。临床症状有发热、皮疹、感染、肝炎、腹泻和骨髓抑制，发展恶化可致死亡。TA-GVHD 无有效的治疗手段，故应注重预防。对用于骨髓移植、加强化疗或放射疗法的患者所输注的含淋巴细胞的血液成分，应经过射线辐照等物理方法去除免疫活性淋巴细胞。

八、疾病传播

病毒和细菌性疾病可经输血途径传播。病毒包括 EB 病毒、肝炎病毒、HIV 和人类 T 细胞白血病病毒（HTLV）Ⅰ、Ⅱ型等；细菌性疾病如布氏杆菌病等。其他还有梅毒、疟疾等。以输血后肝炎和疟疾多见。预防措施有：①严格掌握输血适应证；②严格进行献血员体检；③在血制品生产过程中采用有效手段灭活病毒；④自体输血等。

（时明涛）

第三节 自体输血

自体输血（autologous blood transfusion）或称自身输血（autotransfusion）是收集患者自身血液后在需要时进行回输。主要特点是既可节约库存血，又可减少输血反应和疾病传播，且不需检测血型和交叉配合试验。目前外科自体输血常用的有三种方法。

一、预存式自体输血

选择符合条件的择期手术患者，于手术前若干日内，定期反复采血贮存，然后在手术时或急需时输还患者。

对患者选择条件的标准与血液稀释回输的要求相同。手术前采取自体血，一次采血量不超过总量的12%；采血量为总血量10%时，相等于血库同种血供血者的采血量。如患者无脱水，不需补充任何液体；如一次采血量达到12%时，最好能适当补充晶体液。采取的血液可预存于血库内，时间一般不宜超过10日。如果去除血浆，将余下的压积红细胞保存在 −80℃冰箱内，则冰冻的红细胞可保存数月至数年之久。在采血期间口服硫酸亚铁 200～300mg，每天3次，对红细胞再生和防止贫血有一定作用。

凡有以下情况者，应列为自体输血的禁忌证：①血液受胃肠道内容物、消化液或尿液等污染者。②血液可能受恶性肿瘤细胞沾污者。③有脓毒血症或菌血症者。④并发心功能不全、阻塞性肺部疾病、肝肾功能不全或原有贫血者。⑤胸、腹腔开放性损伤，超过4小时以上者。⑥凝血因子缺乏者等。

二、回收式自体输血

常采用自体输血装置，抗凝和过滤后再回输给患者。在下列情况可采用：①腹腔或胸腔内出血，如脾破裂、异位妊娠破裂。②估计出血量在 100ml 以上的大手术，如大血管手术、体外循环下心内直视手术、肝叶切除术等。③手术后引流血液回输，是近几年开展的新技术，回输时必须严格无菌操作，一般仅能回输术后6小时内的引流血液。自体失血回输的总量最好限制在 3 500ml 内，大量回输时适当补充新鲜冰冻血浆或多血小板血浆。

三、稀释式自体输血

临手术前自体采血，用血浆增量剂去交换失血，因而患者的血容量保持不变，而血液处于稀释状态。所采取的血，可在手术中或手术后补给。适量的血液稀释不会影响组织供氧和血凝机制，而有利于降低血液黏稠度，改善微循环等作用。

只要没有禁忌证，血液稀释回输对预计术中失血达 1～2L 的大多数手术都适用，具体方法是在麻醉后，手术开始前，开放二条静脉通路。一条静脉采血，采血量取决于患者状况和术中可能的失血量，一般为患者血容量的 20%～30%，以红细胞不低于 25%，白蛋白 30g/L 以上，血红蛋白 100g/L 左右为限，采血速度约为5分钟 200ml。

在采血同时，经另一条静脉滴注血浆增量剂，如电解质平衡代血浆、羟乙基淀粉氯化钠代血浆和右旋糖酐氯化钠代血浆。在这个过程中，要保持患者的血容量正常。采集的血液可保存于4℃冰箱内，如果手术时间短，也可保存于室温条件下。当手术中失血量超过 300ml 时，可开始输给自体血。先输最后采取的血，因为最先采取的血液，最富于红细胞和凝血因子，宜留在最后输入。

（时明涛）

第四节　血液成分制品和血浆增量剂

一、血液成分制品

由于应用血液成分输血具备许多优点，对于血液成分制品的研究，迅速取得进展，并且在临床上日益受到重视和推广。血液成分为血细胞、血浆和血浆蛋白成分三大类。

1. 血细胞　如下所述。

（1）红细胞制品：浓缩红细胞、洗涤红细胞、冰冻红细胞、去白细胞的红细胞。

（2）白细胞制剂：主要有浓缩白细胞（leukocyte concentrate）。但由于输注后并发症多，现已较少应用。

（3）血小板制剂：血小板的制备有机器单采法与手工法，前者可自由控制，且容易达到所规定的治疗剂量，产品中红细胞和白细胞污染量低，可减少或延迟同种免疫反应，同时可最大限度地减少肝炎等疾病的传播。血小板制剂可用于再生障碍性贫血和各种血小板低下的患者及大量输库存血或体外循环手术后血小板锐减的患者。成人输注 2 袋血小板 1 小时后血小板数量可至少增加 5×10^9/L。

2. 血浆成分　有新鲜冰冻血浆、冰冻血浆和冷沉淀三种。新鲜冰冻血浆（FFP）是全血采集后 6 小时内分离并立即置于 20～30℃保存的血浆。冰冻血浆（FP）则是 FFP 4℃下融解时除去冷沉淀成分冻存的上清血浆制品。

（1）FFP 和 FP：两种血浆的主要区别是 FP 中Ⅷ因子（FⅧ）和 V 因子（FV）及部分纤维蛋白原的含量较 FFP 低，其他全部凝血因子和各种血浆蛋白成分含量则与 FFP 相同，二者皆适用于多种凝血因子缺乏症、肝胆疾病引起的凝血障碍和大量输库存血后的出血倾向。对血友病或因 FⅧ和 FV 缺乏引起的出血患者均可应用 FFP。

（2）冷沉淀（cryoprecipitate，Cro）：FFP 在 4℃融解时不融的沉淀物，因故得名。每袋 20～30ml 内含纤维蛋白原（至少 150mg）和 FⅧ（80～120U 以上）及血管性假血友病因子（VW 因子）。主要用于血友病甲、先天或获得性纤维蛋白缺乏症等。

3. 血浆蛋白成分　包括白蛋白制剂、免疫球蛋白及浓缩凝血因子。

（1）白蛋白制剂有 5%、20% 和 25% 三种浓度。常用者为 20% 的浓缩白蛋白液，可在室温下保存，体积小，便于携带与运输。当稀释成 5% 溶液应用时不但能提高血浆蛋白水平，且可用来补充血容量，效果与血浆相当；如直接应用时尚有脱水作用，适用于治疗营养不良性水肿，肝硬化或其他原因所致的低蛋白血症。

（2）免疫球蛋白：包括正常人免疫球蛋白（肌内注射用）、静脉注射免疫球蛋白和针对各种疾病的免疫球蛋白（抗乙肝、抗破伤风及抗牛痘等）。肌内注射免疫球蛋白多用于预防病毒性肝炎等传染病，静脉注射丙种球蛋白用于低球蛋白血症引起的重症感染。

（3）浓缩凝血因子：包括抗血友病因子（AHF）、凝血酶原复合物（Ⅸ因子复合物）、浓缩Ⅷ、抗凝血酶Ⅲ（AT - Ⅲ）和纤维蛋白原制剂等。用于治疗血友病及各种凝血因子缺乏症。其中Ⅻ因子复合物有利于促进伤口愈合。

二、血浆增量剂

血浆增量剂（plasma volume expander），是经天然加工或合成的高分子物质制成的胶体溶液，可以代替血浆以扩充血容量。其分子量和胶体渗透压近似血浆蛋白，能较长时间在循环中保持适当浓度，不在体内蓄积，也不会导致红细胞聚集、凝血障碍及切口出血等不良反应。产品无抗原性和致敏性，对身体无害。

临床常用的包括右旋糖酐、羟乙基淀粉和明胶制剂。

1. 右旋糖酐　是蔗糖经过肠膜状明串球菌分解而成的一种多糖类物质。临床上用来作为增加血容量的有下列两种：

（1）中分子量右旋糖酐：平均分子量 75 000，胶体渗透压高，能从组织中吸收水分保持于循环内，因而有增加血容量的作用，能维持 6～12 小时。因为血小板和血管壁可能被右旋糖酐所覆盖而引起出血倾向，24 小时用量不宜超过 1 000～1 500ml。

（2）低分子右旋糖酐：平均分子量为 40 000 左右，输入后在血中存留时间短，增加血容量的作用仅维持 1.5 小时。低分子右旋糖酐有渗透性利尿作用，注入后 3 小时自肾排出 50%。其主要用于降低血液黏稠度和减少红细胞凝聚作用，因而可改善微循环和组织灌流量。对血小板减少或有出血倾向的患者，最好避免应用。低分子右旋糖酐可进入肾小管细胞，由于渗透作用，促使肾小管细胞严重肿胀，以致管腔闭塞，引起急性肾功能不全。少尿患者用低分子右旋糖酐应慎重。

临床上使用右旋糖酐需注意以下情况：①右旋糖酐不含红细胞，无携氧能力，大量失血时，尚应输入一定量的全血。②会发生红细胞假凝集现象，在作血型鉴定和交叉配合试验时应注意。③大量输入右旋糖酐后，有时会引起凝血障碍，可能与血小板及Ⅳ因子活力降低有关。④偶可出现过敏反应，甚至休克，原因尚不明了。

2. 羟乙基淀粉（HES）代血浆 由玉米淀粉制成。6%羟乙基淀粉输入人体后，在血中存留率4小时为80%。24小时为60%，以后血中浓度逐渐降低，并很快从尿排出。羟乙基淀粉无毒性、抗原性和过敏反应，对凝血无影响。羟乙基淀粉注射液为6%羟乙基淀粉等渗氯化钠溶液，近年来应用较多的是6%羟乙基淀粉的电解质平衡代血浆，其电解质与血浆相近，含有钠、钾、氯和镁离子，并含有碳酸氢根，能提供碱储备，是一种较好的血浆增量剂。它不仅具有补充血容量，维持胶体渗透压的作用，尚能补充功能性细胞外液的电解质成分，预防及纠正大量失血和血液稀释后可能产生的酸中毒，效果优于羟乙基淀粉氯化钠血浆。临床上多用于血液稀释疗法，治疗各种微循环障碍性疾病。

（时明涛）

第三章

手术器械、缝针缝线与敷料

第一节 常用手术器械分类

外科技术的发展史就是手术器具的发展史，现代手术技术的专科化、微创化、精确化、复杂化，致使手术器械日趋复杂，种类繁多。精良的手术器械有助于提高手术质量。不同的手术部位、手术方式所使用的手术器械也不同，因此根据手术器械的用途，将其分为基本手术器械和专科手术器械两大类，本节着重介绍以各种刀、剪、钳、镊为代表的基本手术器械的管理与操作。

详细了解各种手术器械的设计目的、结构特点、主要功能是正确选择和使用器械的前提和保证。根据各种基本手术器械的主要功能将手术器械分为：切割器械、抓取器械、持针器、牵引器、吸引器等几大类。

一、切割器械

主要包括手术刀和手术剪。

1. 手术刀（scalpel） 手术刀由刀柄（scalpel handle）、刀片（blade）构成，包括可拆卸手术刀和固定手术刀两种类型。

可拆卸手术刀的刀柄最常用的有 3 号、4 号、7 号三种型号，其中 3 号、4 号刀柄均包括长刀柄和短刀柄两种亚类。可拆卸手术刀片有 15 号小圆刀片、10 号中圆刀片、20 ~ 23 号大圆刀片、11 号尖刀片、12 号镰状刀片等型号。一般情况下，中圆、大圆刀片用于切开皮肤、皮下、肌肉、骨膜等组织；小圆刀片用于眼科、手外科、深部手术等精细组织切割；尖刀片用于切开胃肠道、血管、神经及心脏组织；镰状刀片主要用于腭咽部手术。20 ~ 23 号大圆刀片只能安装在 4 号刀柄上；其余 10、11、12、15 号刀片可安装在 3 号、7 号刀柄上（图 3 - 1）。固定刀片目前较少使用，主要为截肢刀。

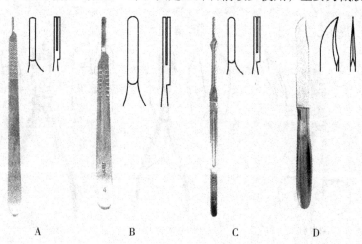

A   B   C   D

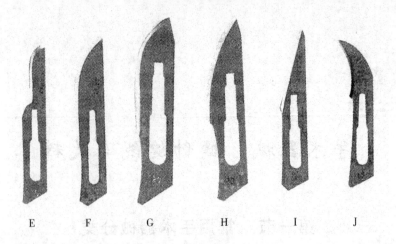

图 3 - 1　手术刀柄及手术刀

A. 3 号刀柄；B. 4 号刀柄；C. 7 号刀柄；D. 26cm 截肢刀；E. 15 号小圆刀
片；F. 10 号中圆刀片；G. 20 号大圆刀片；H. 23 号大圆刀片；I. 11 号尖刀
片；J. 12 号镰状刀片

2. 手术剪（scissors）　手术剪根据剪切对象的不同分为精细剪、组织剪、线剪、绷带剪、骨剪和钢丝剪等六大类（图 3 - 2）。有长、短、直、弯、尖、钝、薄刃、厚刃之分。通常根据每种手术剪的形状、用途对其命名，如眼科剪、扁桃剪、子宫剪、鼻剪（膝状剪）、肋骨剪等。一般情况下，游离、剪开深部组织用长弯剪；游离、剪开浅部组织用短弯剪；分离精细组织用薄刃、尖弯剪；断开韧带或较多组织时用厚刃、钝弯剪；剪线、敷料用直剪；剪断骨性组织用骨剪；剪截钢丝、克氏针等钢质材料用钢丝剪。

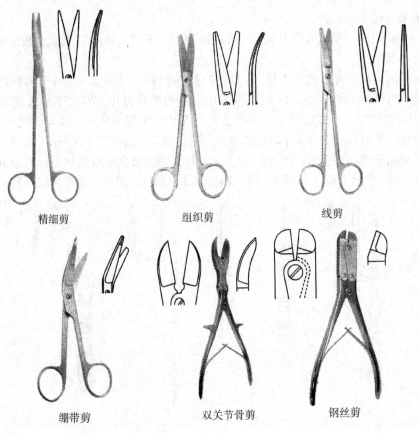

精细剪	组织剪	线剪
绷带剪	双关节骨剪	钢丝剪

图 3 - 2　手术剪

近年来，通过对制作工艺的改进，生产出由一片斜刀刃和一片齿形刀刃构成的超锋利剪（super‐cut sclssors）。与普通手术剪相比，经过特殊加工的细齿刃口防止了剪切时打滑，高锋利度的刃口大大减少了对组织的损伤。

使用手术剪时，注意专剪专用，以免损伤手术剪的刃口或使两片刃口分离，影响锋利度。

二、抓取器械

抓取器械在手术过程中起抓取、牵拉、阻断、固定的作用。主要包括各型手术镊、血管钳和其他钳类。

1. **手术镊**　手术镊主要用于术中局部组织的提拉暴露，以及协助分离与缝合操作。手术镊有长短、粗细、尖钝、有损伤、无损伤之分。根据形状、用途不同对其命名，如有齿镊（皮镊）、无齿镊、眼科镊、整形镊、血管镊、枪状镊、显微镊等（图 3－3）。有齿镊对组织损伤较大，仅用于夹持较硬的组织，如皮肤、瘢痕等；无损伤镊用途广泛，有 1.5mm、2.0mm、3.5mm 等多种型号，用于夹持各种组织及脏器；精细、尖镊对组织损伤较轻，多用于血管、神经、整形美容等手术。

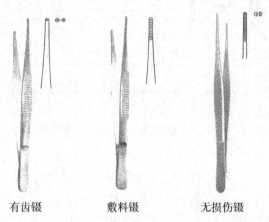

有齿镊　　　敷料镊　　　无损伤镊

图 3－3　镊子

2. **血管钳**（hemostatics）　又称止血钳，多用于术中止血和分离组织，也用于协助缝合，夹持敷料。由于血管钳扣紧时对组织有不同程度的损伤，不能直接用于皮肤、脏器及脆弱组织。血管钳有直弯之分，按其长短有蚊式钳（mosquito forceps）（12.5cm）、五寸钳（14cm）、六寸钳（16cm）、七寸钳（18cm）、九寸钳（20cm、22cm）、胸腔钳（24cm、26cm）几种型号（图 3－4）。大多数血管钳为全齿血管钳，半齿血管钳（kelly forceps）的钳尖受力较全齿血管钳大，常用于出血点的钳夹止血。

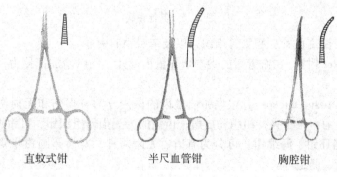

直蚊式钳　　　半尺血管钳　　　胸腔钳

图 3－4　钳

3. 其他钳类 见图3-5。

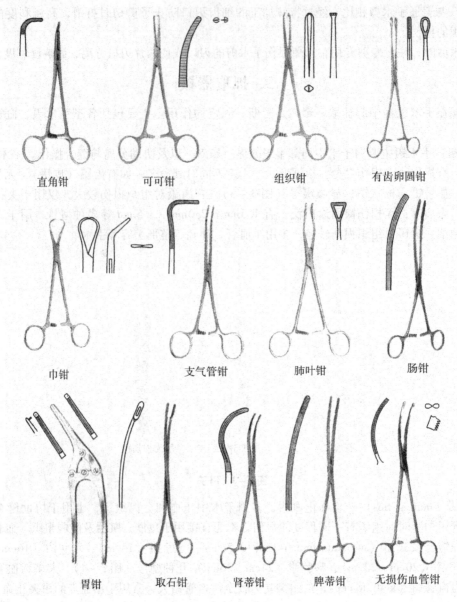

直角钳　　　　可可钳　　　　组织钳　　　有齿卵圆钳

巾钳　　　　支气管钳　　　肺叶钳　　　肠钳

胃钳　　　取石钳　　　肾蒂钳　　　脾蒂钳　　　无损伤血管钳

图3-5　其他钳类

（1）直角钳：用于游离血管、胆管等组织，以及牵引物的引导。

（2）可可钳（kocker钳）：在血管钳的尖端增加鼠齿设计，用以增加把持力，多用于夹持坚韧致密组织或阻断胃肠道。

（3）组织钳（allis tissue forceps）：根据钳前端齿的深浅分为有损伤和无损伤两种，齿深的为有损伤组织钳，钳夹牢固有力，用于夹持组织和皮瓣；齿浅的为无损伤组织钳，可钳夹闭合血管。

（4）卵圆钳：又名环钳、海绵钳。可分为有齿、无齿两种，有齿卵圆钳主要用于钳夹敷料；无齿卵圆钳可用于提拉食管、肠道等。

（5）巾钳（towel forceps）：在建立无菌屏障时，用于固定无菌巾单。

（6）支气管钳：用于夹闭支气管及其他腔道的断端。

（7）肺叶钳：用于提拉、牵引肺叶以充分显露手术野。

（8）肠钳：用于夹闭肠道断端。

（9）胃钳：又称胃幽门钳，在胃切除类手术中用于夹闭胃断端。

（10）取石钳：用于取出胆囊、胆道以及输尿管中的结石。

（11）肾蒂钳：在肾脏切除手术中，用于阻断肾蒂血流。有大、中、小三种型号，在手术中常配合使用。

（12）脾蒂钳：在脾脏切除手术中，用于阻断脾蒂血流。

（13）无损伤血管钳：用于阻断或部分阻断较大的血管，对血管壁的损伤小，根据阻断血管的种类、部位和阻断程度，又有各种不同的型号。

三、持针器

持针器（needle holder）又名针持，用于夹持缝针，头端有纵横交错的纹路或突出的细小颗粒形成粗糙面，以增加摩擦力。持针器的前端有粗、细之分。粗头持力大，在夹持较大缝针时固定牢固，便于手术者准确操作；尖头持力相对小，对缝针的损伤小，多用于夹持细小缝针。持针器柄有直、弯两种（图3-6），一般情况下都使用直持针器，在特殊部位如心脏、肾门等处缝合时可用弯持针器，以适应缝合角度。显微持针器的弹性臂可以很好地持牢精细缝针，而又不会损伤缝针。

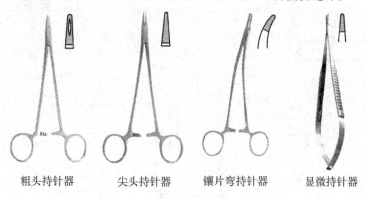

粗头持针器　尖头持针器　镶片弯持针器　显微持针器

图3-6　持针器

四、牵开器

牵开器（retractors）又称拉钩，用于牵开组织、显露手术野。拉钩种类繁多，大小、形状不一，根据手术部位、深浅选择使用（图3-7）。

1. 甲状腺拉钩　用于浅部切口的牵开显露，有大小之分，拉钩的两端深浅不一，可选择使用。

2. 腹部拉钩　又称开腹拉钩，分双头钩和单头钩两种，用于牵开腹壁。

3. "S"拉钩　又称骶尾拉钩，用于深部切口的牵开显露。

4. 爪钩　用于牵开肌肉，分二爪、三爪、四爪3种，有大小、深浅之分。

5. 乳突牵开器　用于撑开显露乳突等浅表的小切口。

6. 自动开腹拉钩　用于牵开腹腔或盆腔，牵开固定后可自动维持牵开效果，节省人力。分二翼、三翼两种。

7. 静脉拉钩　又称肾盂拉钩，用于牵开血管、肾盂或心室。

8. 后颅凹牵开器　用于后颅凹和脊柱椎板的牵开显露。

9. 压脑板　表面光滑，有很好的可塑性，用于牵开脆弱的脑组织。

10. 头皮拉钩　将游离的头皮牵开固定，暴露颅骨。分为弹簧式、链式和普通式三类。

11. 神经拉钩　用于游离、牵开神经等条索状组织。

12. 神经根拉钩　在脊柱、脊髓手术中用于牵拉保护神经根。分90°和135°两种。

13. 开口器　用于撑开上下颌，暴露口腔。有钳式开口器、台式开口器、"丁"字形开口器、嘴形撑开器等几类。

14. 胸骨撑开器　用于撑开劈开的胸骨或肋间隙，显露纵隔或胸腔。

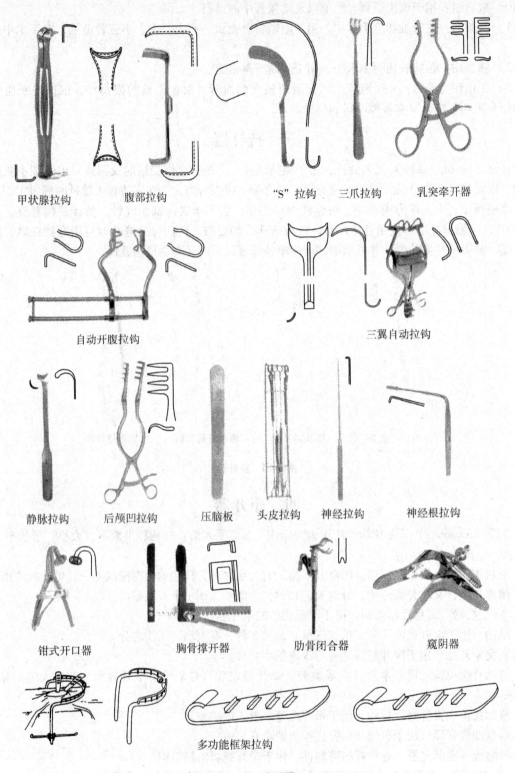

甲状腺拉钩　　　　腹部拉钩　　　　　　"S"拉钩　三爪拉钩　乳突牵开器

自动开腹拉钩　　　　　　　　　　三翼自动拉钩

静脉拉钩　后颅凹拉钩　压脑板　头皮拉钩　神经拉钩　神经根拉钩

钳式开口器　　　胸骨撑开器　　　肋骨闭合器　　　窥阴器

多功能框架拉钩

图3-7　牵开器

15. 肋骨闭合器　又称肋骨合拢器，用于合拢切口上下肋骨，闭合肋间隙。

16. 窥阴器　用于撑开阴道，分为妇科检查用窥阴器和妇科手术用窥阴器两类。

17. 骨钩　用于提拉长骨断端。

18. 开睑器　用于撑开眼睑。

19. 多功能框架拉钩　用于大型上、下腹部手术。

五、吸引器

手术室内的吸引器（suctions）主要用于清理呼吸道和吸出手术野的血液、渗液及冲洗液。由电动负压吸引器或中心负压吸引系统通过抽吸空气产生负压，经一次性无菌负压吸引管与吸引头相连。吸引头有不同长度及口径，有直、弯两类，分为普通吸引头、侧孔单管吸引头、套管吸引头3种（图3-8）。

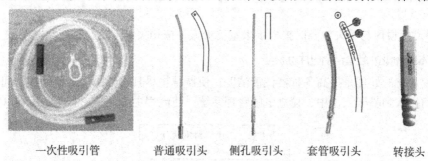

一次性吸引管　　普通吸引头　侧孔吸引头　套管吸引头　转接头

图3-8　吸引器

1. 侧孔单管吸引头　多用于脑外科、脊柱外科手术，其管壁中段有一小孔，手术者可通过按压此处调节负压吸引力量的大小。

2. 套管吸引头　主要用于腹腔手术，其结构是在单孔吸引管基础上配上多侧孔外套管，可避免大网膜、肠壁等组织被吸附，堵塞吸引口。

3. 转接头　通过转接头，可使显微吸引头与吸引管连接，多用于中耳手术。

（王玖言）

第二节　器械管理

手术室器械繁多，器械管理的好坏不仅影响手术的成败，也与经济效益息息相关。器械管理的目的在于：一是降低成本、减少浪费，充分满足手术需要，让器械物品增效；二是物尽其用、维护性能、延长器械使用寿命，让效益增值。

一、器械管理制度

（一）手术室器械管理制度

手术器械是手术操作的基本工具，器械性能的好坏直接影响手术操作乃至手术的成败，不同的手术部位对手术器械的要求不同，不同种类的器械价格、用途也不同。因此，为满足手术需要确保手术器械好用、够用、耐用并充分发挥器械的效用，手术室必须做好器械管理。

（1）手术器械由手术室负责请领、保管及统一使用。

（2）医院器材管理科负责器械的购置，订购特殊器械时先由手术科室提出意见，与手术室共同商议后再购买，以免造成不必要的浪费。

（3）手术室建立器械专柜，按手术专科进行分类放置，专人管理。做到标签醒目、摆放有序、建账立册、账物相符。专管人员每周清洁整理柜内卫生，每月对器械进行保养，每半年对器械清点清理。

（4）手术器械包按手术所需组合使用，设器械名称、数量基数卡，便于各环节清点，避免丢失。

（5）择期手术器械，手术前一日由器械打包护士根据手术所需准备，特殊专用器械手术者需在通知单上注明器械的名称、用途、型号及配件，必要时到手术室器械柜内挑选。手术室备有一定数量的器械包，以满足急诊手术的需要。

（6）严禁将手术器械拿出手术室挪为他用：本院医生、实习生、进修医师不得自带手术器械在手术室使用。

（7）手术器械使用后，及时彻底去污、清洗、检查、保养、包装、灭菌后才能再次使用。

（8）对于一些价格昂贵、精密、锐利、尖细、易损的特殊器械，如心血管手术器械、血管吻合器械、显微外科手术器械、移植手术器械及各种腔镜手术器械，建立《器械使用登记本》，做好使用登记。

（9）特殊器械在使用时应与普通器械分开放置以免损坏。使用后与普通器械分类清洗、保养、灭菌与存放。

（10）器械发生损坏与丢失应及时报告手术室负责人，按相关制度进行补充与赔偿。

（二）手术器械的准备与使用流程

手术器械专业化的处理是提高各种器械清洁度，使器械物尽其用，缩短器械处理时间，让手术室护士有更多的时间投入到临床工作中，建立电脑管理系统，使流程更为便捷、科学、有效（图3-9）。

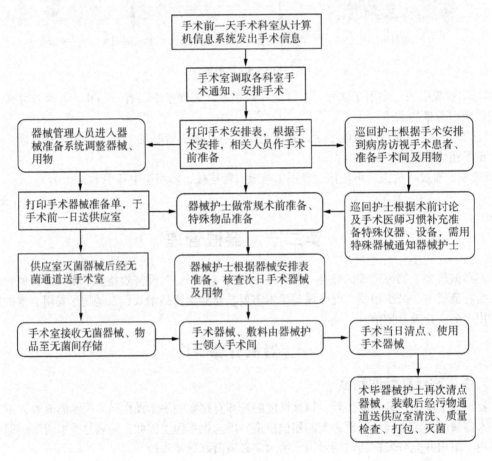

图3-9 手术器械运行流程

（三）外来器械管理

外来手术器械主要指由外单位带到手术室使用的手术器械如关节置换器械、各种内固定器械、各种动力系统等（图3-10）。

（1）手术室严格控制使用外来手术器械，确需使用时，应由使用科室向医务部门提出申请，设备科招标备案并征得手术室同意后方可使用。

（2）相同器械、相同用途的器械公司，应相对固定1~2家，便于使用和管理。

（3）使用外来手术器械前，器械公司应对手术医师、手术室护士进行专业培训，以掌握器械的基本性能、使用方法及维护。

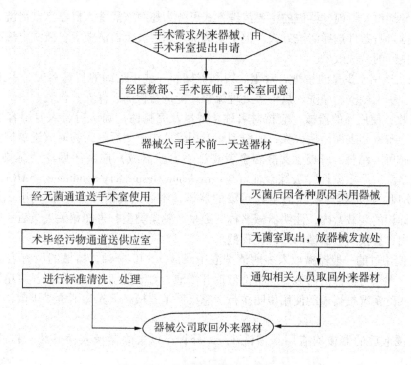

图 3-10　外来器材出入手术室流程

（4）厂商人员原则上不允许进入手术室，如为技术人员、必须现场指导器械使用时，应事先完成手术室安排的培训课程，了解手术室环境和无菌要求后，征得手术室同意，方可进入手术室，每次仅限1人。器械公司换人时，应重新培训。

（5）器械公司器械必须在手术前一天将器材送中心供应室进行病毒及热源检测，经清洗、检查、包装、灭菌处理流程后，才能进入手术室使用。如器械不能按时送到手术室，应取消当次手术。

（6）器械公司器械在包装时应注明该器械的使用科室、使用时间、使用者姓名、手术名称、手术医师等，以便手术室供应部护士及时收取发放至手术间。

（7）手术室不负责保管和存储器械公司手术器械，手术结束后及时填写器械清洗交接卡经污物通道送中心供应室进行使用后处理，处理完毕取走。对于灭菌后未用的手术器械，必须经手术室护士长、门卫核查后方能经清洁通道带出手术室。

（四）外借器械原则

手术器械原则上不外借，确需外借时须征得医教部批准和手术室护士长同意后，凭借条外借，原则上限一天内归还。急诊手术器械包外借仅限于医教部组织的对外医疗抢救。

二、器械管理流程

器械是重复使用的器材。为防止感染，用后的器械要经过清洗、消毒、保养、检查、包装、灭菌等一系列的处理才能再次使用。器械上若残留血迹、蛋白质等有机物质，将于器械表面形成一层生物性薄膜，此薄膜会阻抗灭菌效果而无法完成灭菌。器械的消毒、灭菌代替不了清洁，器械的彻底清洁是保证灭菌效果的前提，感染控制的基础也始于彻底的清洁。因此，器械的清洗、包装、灭菌及监测、转运与储存是器械管理中的关键。器械处理过程中每一个环节的工作都非常重要，关系到器械的使用寿命，器械处理的质量是衡量医院感染控制的关键指标之一。

（一）器械的清洗

使用后的器械附着有血液、脂肪、体液、组织碎屑等，这些物质如不及时清洗，干燥于器械表面，不仅影响器械的使用寿命，还会给器械的清洗带来一定的难度，从而影响灭菌效果。近年来，器械的清洗在消毒中占主导地位。目前，器械的主要清洗方式可分为超声波清洗、机器自动清洗、手工清洗等方式，各医院可根据自身条件选择清洗方式。但手工清洗、超声波机器清洗等各清洗方法必须相互补充共同使用才能取得良好的清洗效果。

1. 手工清洗　适用于少量的精细、贵重、锐利器械和一些可拆卸的特殊器械，手工清洗器械必须经过浸泡、冲洗、手工刷洗、漂洗、烘干等处理流程才能进行检测、保养、包装。

（1）装载回收：使用后的器械，应核对名称、数量及完整性，确认后装入专用容器中。血渍过多的可用吸水纸或湿布将其表面污垢去除，或浸泡于专用容器内密闭后经污物通道送器械清洗室。感染手术器械（肿瘤、脓肿、结核、肝炎、艾滋病患者实施手术的器械）应密闭后注明感染类型送清洗室，特殊污染器械如霍乱、严重急性呼吸综合征（Severe Acute Respiratory Syndrome，SARS，即非典型性肺炎）、炭疽、破伤风、禽流感等病原微生物污染的器械，术后认真清点并记录。用一次性巾单严密包裹，放入有特殊标识的装载盒内，注明器械名称、数量、感染类型，告知相关人员后，密闭送中心供应室高压灭菌后取出，再按一般器械的处理流程处理。

（2）浸泡：使用过的一般器械放入多酶清洗液中浸泡 5 ~ 10 分钟，器械的所有表面和空腔必须被多酶清洗液覆盖，对于可拆卸的器械，应将部件拆开浸泡。对于精细、尖锐的器械应单独处理。贵重器械的清洁应结合实际情况按器械的使用说明执行。感染手术器械必须先初消毒或灭菌，再按一般器械进行清洗。

（3）冲洗：浸泡后的器械均应用水冲洗 1 ~ 2 分钟，以去除器械表面软化、松脱的污染物及消毒液。

（4）手工刷洗：在清洗槽中配置合适的清洗液（浓度按产品推荐标准），将冲洗后的器械置于清洗液液面下用软毛刷刷洗，器械轴节、齿槽和管腔等难刷洗的部位应重点刷洗；软毛刷刷不到的细小管腔应采用高压水枪持续冲洗至无污物存留。清洗液的 pH 值应接近 7.0 ~ 8.5，性质温和不会造成器械的损伤，还可进一步分解器械上的蛋白质。血痂、黏液、油脂污染重的器械，可用碱性清洗液；无机物污染如污渍、锈渍等重的器械可用酸性清洗剂处理。手工刷洗时应选择高泡沫清洗剂。

（5）漂洗：刷洗后的器械用软化水、纯净水或蒸馏水漂洗，彻底去处器械上残余的清洗剂。漂洗后的器械如有明显的锈迹则应用除锈液浸泡除锈后再次漂洗。禁止使用工业除锈剂行器械除锈。

（6）干燥：清洁后的器械尽量确保干燥，以免水垢残留引起器械的腐蚀，可选用烘干机烘干、不含纤维的棉布擦干或用压缩空气吹干，空腔器械选用压缩空气吹干为宜。

2. 超声波清洗机　超声波清洗机可清洗到刷子无法触及的地方，所以清洗效果较手工清洗好。且操作简单，可根据电脑控制面板上的程序选择需要清洗的程序。其主要原理是将普通的自来水经过两个过滤网去除水中的污垢，再通过软化机将水软化，用软化水做清洗液，将高频声波转化为机械震动，迅速去除器械上的组织碎片，对污染器械的清洗不仅能去除污物，还可以加热至 90℃ 以上，从而达到初消毒效果，是控制医院感染较理想的方法。一般操作规程为：

（1）打开水、蒸汽、电源开关。

（2）将需要清洗的器械放入清洗箱内，器械摆放时应将剪刀、止血钳、持针钳、咬骨钳等轴关节、盒打开，桶倒放，器械物品摆放的高度须能保证旋转臂的正常运行。

（3）根据清洗物品的种类选择器械清洗程序。

（4）关上清洗机门并锁紧。

（5）按开始键即开始运行，清洗→消毒→上油→干燥一次完成，有效隔离洁污两区，减少物品的再次污染。超声清洗机清洗较为彻底，可将人工清洗难以触及部位上的污物完全去除。还可减少操作人员被感染的机会。清洗过程中有固定的物理监测参数如温度、时间等，并有统一的检测标准，比人工清洗的肉眼观察清洁度更科学、更准确，使灭菌前的清洗工作高质量完成。

（6）使用超声波机器清洗时，必须将器械放在符合 ISO 标准的装载篮中清洗，为了保证机器清洗更彻底，必须将器械的关节打开，可拆卸的器械应拆开清洗，以避免清洗盲区的存在。

（7）根据不同器械和装载盒的材料选择清洗程序和清洁剂，宜选择低泡沫清洗剂。如不锈钢材质的器械选择碱性清洁剂清洁效果较好，铝材质的器械宜选用 PH 中性清洁剂，不易损坏器械材料。器械清洗结束后应尽快取出器械，以防冷凝水形成。

（二）器械的检测

许多手术器械在重复使用和经过清洗、消毒、灭菌后，会受到磨损、变钝、碎裂或变形，甚至于功能丧失等，不但影响手术的进行，还影响患者的安全，所以器械在清洗、浸泡消毒、包装前，要仔细检查其清洁度、功能状况、刀刃的锋利度及器械表面情况，必要时送修理室修理或更换。只有经过清洗、检查、功能测试良好的器械才能进行包装、灭菌、使用。器械检查的一般方法包括肉眼检查和功能测试。

1. 肉眼检查　如下所述。

（1）器械在新购入时即应去掉所有包装物，保护套和保护材料，检查器械外观表面是否光滑、色泽是否均匀、有无锈迹，缺损、裂纹、在运输过程中是否造成功能损坏。

（2）使用过的器械清洗后行肉眼检查，检查器械的清洁效果，如器械上是否沾有蛋白质和其他残留物。较精细的器械需在放大镜下仔细检查器械的齿纹、关节、管腔部件，没有彻底清洁的器械必须再次清洁。

（3）镀镍或镀铬的器械应检查器械镀层有无剥落、锈斑、水垢残留等，如针持或钳的碳合金镶片受到磨损或脱落容易导致漏电、积存污物、生锈等，镀铬器材的边缘应圆滑无锐边，锐利的边缘会损伤组织。

（4）器械的工作头或颚部是否弯曲或断裂，关节处是否有压力爆裂，锁齿是否损坏，器械能否打开，螺丝及配件有无松动。

2. 功能测试　功能测试必须确保不能再使用的器械被挑出。

（1）关节功能的检查：有关节的器械，必须检查关节的活动性、咬合性以及咬齿的状况，关节必须保持灵活运动，咬齿应容易咬合及咬紧，对合正确，无变形。检查器械的锁齿，可将钳子夹紧橡胶管，然后抖动，自动弹掉者废弃，亦可将器械卡锁在第一齿的位置，持器械的另一端，而以锁齿的部位在手掌上拍打，如果器械因此弹开，则表示器械锁齿功能不佳。检查器械的张力，把器械合并，两边齿干上锁齿间应有 1mm 左右的距离，若发现关节紧锁，可用水溶性润滑油喷洒器械表面及关节。

（2）锐器功能的检查：锐利的器械边缘如剪刀、骨剪等，要测试其锐利性，不能将已变钝、卷曲的器械在手术中使用。

（3）剪切功能的检查：检查剪刀的剪切功能时，不外加任何压力，以匀速闭合剪刀，用剪刀头部 2/3 进行剪切，剪刀剪切时必须切口光滑，不是撕扯，可根据剪刀的特性选择不同的测试材料如纱布、绷带、布类敷料、人造丝等。

（4）闭合功能的测试：镊子的肉眼检查和功能测试，需检查闭合功能。颚部带齿的镊子在闭合时，从尖端开始必须有弹性和成一线，颚部带尖牙的镊子必须牙与牙吻合良好，弹簧部不能弯曲，有导引针的不能粘在一起，表面不能被污染。

（5）无创阻断钳的功能测试：在无创的齿和关节表面不能有污物残留，将壁厚 0.05mm，注有半袋水的塑料袋热封闭后平放，用无创阻断钳颚部钳夹时不能咬破塑料袋，颚部的齿闭合时不能咬破面纸。

（6）持针器的检查：其鄂夹面与咬合面无磨损。取一根与持针器相称的缝针，用持针器咬住缝针，将卡锁在第二锁齿的位置，试着摇动缝针，如果缝针可以轻易地抽出，则表示持针器功能不佳。

（7）精密器械的检查：根据其功能进行测试。可用放大镜检查边缘或尖端有无卷曲、挂钩。禁止用手指触摸，防止损伤。

（三）器械的维护与保养

（1）器械应储存于通风、避免强光直射，温度、湿度适宜的房间内，按手术专科分类摆放，存放的必须是经过灭菌后暂时不用的器械，已使用过但未灭菌的器械严禁存放，避免滋生细菌。

（2）器械不能和散发强烈气味的化学药品存放在一起，以免发生腐蚀、化学反应等损坏，也不能放在干燥或潮湿的地方储存，以免引起氧化和锈蚀。

（3）器械应有专人管理，合理组合器械包，按需分配使用，常用器械在包装前上油保养、备用器械每月做一次定期保养。

（4）器械使用时轻拿轻放、快递快收、不得随意投掷。手术器械，保持器械轴节灵活，尖端合拢，任何器械均应避免落地引起损坏。

（5）精细、贵重、锐利器械应与其他一般手术器械分开放置，避免相互碰撞、受压，并注意保护利刃部分，术后与其他器械分开处理，用专用油保养。

（6）器械使用过程中及时用湿纱布去除表面的污渍、血迹，保持器械清洁，防止污物残留，器械不能长时间浸泡在生理盐水中，以免引起腐蚀、凹陷、压力性腐蚀。

（7）使用者应掌握器械性能、特点、用途及正确的使用方法及保养知识，以减少因不良使用而导致的器械损坏，从而延长器械的使用寿命。例如不能用止血钳、持针钳、剪刀拧剪钢丝，搅拌骨水泥等，以免发生器械不可修复的损坏。

（8）器械污染后应及时收集到密闭的装载盒中送洗，避免因隔夜没有及时处理而引起的血迹、污物干结或器械腐蚀。

（9）特殊感染的手术器械应先消毒后清洗，在浸泡消毒时不能延长器械在消毒液中浸泡的时间。

（10）器械在每次清洗、检查后，包装灭菌前使用抗微生物、水溶性的润滑剂作器械的保养，使用润滑剂的方法是器械清洗、干燥后立即放入润滑剂中浸泡30秒即取出，让多余的液体流出、晾干、而不必冲洗或擦拭，使润滑剂在器械灭菌、储存期间存留在器械表面，预防器械生锈及腐蚀。

（四）器械的包装

1. 包装材料　如下所述。

（1）包装材料要求清洁、干燥、无破损、还必须利于灭菌过程中排除空气和蒸汽穿透，且能有效阻隔微生物，防止灭菌后再污染，包装材料对灭菌物品不黏着、不发生反应、无毒副作用。

（2）不同的包装材料，保持灭菌包的无菌状态的期限不同。常用的包装材料有全棉布、一次性无纺布、一次性复合材料（纸塑包装），带孔金属容器等，新包装材料在首次使用前，应验证灭菌效果后方可使用。

（3）使用前应置于温度为18～22℃，相对湿度为35%～70%条件下放置2小时，仔细检查有无破损，才能使用；新棉布应先洗涤去浆后再使用，层数不少于2层，并保持包布完整、外观清洁干燥。

（4）有条件的医院也可使用自动密闭式灭菌盒，对于一些特殊、备用的手术器械也可采用小包装、纸塑包装等对延长保存期及减少布纤维污染有一定的意义。

2. 包装规格　器械最好放在有孔的硬质容器内，外面再用布包，以便促进空气的排除和蒸汽的渗透，确保灭菌效果，避免损坏。同时，也可避免手术器械因搬运、挤压而损坏。各类器械包不宜过大，用下排气式压力蒸汽灭菌时体积不得超过30cm×30cm×50cm，重量不超过7kg。

3. 包装要求　如下所述。

（1）器械包装时最好在安装有空气净化设备的清洁区内进行，控制入室人员，以保持高度的洁净，室内有良好的照明、操作台、光源、放大镜、器械保养油、塑料封口机、各种类型的包装袋、包布、灭菌指示卡、指示带等，便于器械的检查、保养、包装。

（2）工作人员应穿专用工作服，必要时戴手套进行包装，防止器械包装过程中微生物及微粒的污染。

（3）器械在包装前必须经过清洗、烤干、保养、专业人员的严格检查，保证每把器械性能良好，无锈、无血迹、无杂物夹带后才能分类包装，金属器械不得与敷料同时包裹，因金属表面水分不易挥发，形成冷凝水使敷料潮湿，导致湿包的产生。

（4）器械包装时按使用需要组合成套，根据器械的多少选择大小适宜的器械盒，遵循器械分类、摆放固定、下重上轻、分类排序、先小后大、先直后弯、先短后长、弯头朝左、先常用后备用的原则来摆放器械。

（5）可拆卸的器械必须拆卸，防止器械在受热或冷却时在关节处发生压力爆裂，可闭合的器械在包装时应闭合器械并锁上第一个齿，以使蒸汽迅速接触器械的每个部位。

（6）使用棉布包装时：①应根据器械盒的大小将双层包布展开，分别将两张包布一角向上、平铺；②将器械盒放在包布中央，包内放置相应的灭菌指示卡，然后将两张包布分层包裹；③在外层包布的折边处粘贴指示胶带、并在胶带上注明器械包名称、所属部门、灭菌日期、过期日期，器械检查者、包装者双方签名后再进行灭菌；④包装的松紧度以捆扎至不松动散开为度，不可过紧。

（7）对于一些小件的少量器械及一些备用器械可以选用纸塑包装，纸塑包装保存期长，耐高温、不易破裂，且包装方便，将器械放入袋内，用封口机封闭即可。袋上标有灭菌日期和名称，袋的底面为纸，上面为透明塑料，可直视袋内物品，拿取时方便、快捷，但是易被锐利物刺破，在装袋时注意保护尖锐器械。

（8）包装后的器械要尽快（1~2h）进行灭菌，不得长时间放置，以防止再污染、细菌繁殖和放热源的产生。

（五）器械的灭菌

手术器械和物品的灭菌是预防手术感染最重要的环节，手术时手术器械和用物直接穿过皮肤或黏膜接触人体组织或器官，属于高危险性物品，必须选用灭菌法（灭菌剂或灭菌器）灭菌。在选择灭菌方法时不仅要保护物品不受损坏，还要考虑到灭菌方法易于发挥作用。一般耐高温、耐湿物品和器材，应首选压力蒸汽灭菌或干热灭菌。对于怕热、忌湿和贵重物品，应选择环氧乙烷气体或过氧化氢等离子体灭菌，耐湿不耐高温的器械可选用低温灭菌器或化学剂浸泡灭菌，但应选择对金属无腐蚀性的灭菌剂。下面介绍几种临床上常用的灭菌方法。

1. 压力蒸汽灭菌　利用高温、高压杀死器械或物品上一切微生物。其特点是杀菌可靠、经济、快速、灭菌效果好、是目前器械灭菌的主要方式之一。压力蒸汽灭菌主要适用于耐高温、高湿的医用器械和物品的灭菌。不能用于凡士林等油类和粉剂的灭菌。常用压力蒸汽灭菌器是根据排放冷空气的方式和程度不同，分为下排汽式和预真空压力蒸汽灭菌器两大类。

（1）下排汽式压力蒸汽灭菌器：利用重力置换原理，在密闭的蒸汽灭菌器内，蒸汽压力在108kPa，温度达121℃时，使热蒸汽在灭菌器中从上而下，将冷空气由下排气孔排出，排出的冷空气由饱和蒸汽取代，利用蒸汽释放的潜热使物品达到灭菌，在20~45分钟内可杀灭一切细菌和芽孢。

（2）预真空压力蒸汽灭菌器：利用机械抽真空的方法，将锅内冷空气抽出98%以上，使灭菌柜室内形成负压，蒸汽得以迅速穿透到物品内部进行灭菌。蒸汽压力达205.8kPa（2.1kg/cm^2）；温度达132℃或以上开始灭菌，一般灭菌时间为4分钟，到达灭菌时间后，抽真空使灭菌物品迅速干燥。根据一次性或多次抽真空的不同，还分为预真空和脉动真空二种，后者因多次抽真空，空气排除更彻底；效果更可靠，但不适于液体灭菌。

（3）压力蒸汽灭菌注意事项：①每日应检查灭菌设备安全、有效。②灭菌前应将器械、物品彻底清洁，物品洗涤后，应干燥并及时包装。包装时应按所选择的灭菌方法来包装，用自动启闭式或带通气孔的器具，装放的器械灭菌前应打开通气孔。③器械、物品捆扎不宜过紧，外用化学指示胶带贴封，灭菌包每大包内和难消毒部位的包内放置化学指示物。④器械包摆放时应允许内部空气的排出和蒸汽的透入。⑤下排气和预真空灭菌器装载量分别不得超过柜室内容量的80%和90%，同时预真空和脉动真空压力蒸汽灭菌器的装载量又分别不得小于柜室内容积10%和5%，以防止"小包装效应"，残留空气影响灭菌效果。⑥应尽量将同类物品放在一起灭菌，若必须将不同类物品装放在一起，则以最难达到灭菌物品所需的湿度和时间为准；难于灭菌的大包放在上层，较易灭菌的小包放在下层；金属物品放下层，纤维织物包放上层，物品装放不能贴靠门和四壁，以防吸入较多冷凝水；金属包应平放，盘、碟、碗等应处于竖立的位置；纤维织物应使折叠的方向与水平面成垂直状态；玻璃瓶应开口向下或侧放以利蒸汽进入和空气排出。⑦物品装放时，上下左右相互间应间隔一定距离以利蒸汽置换空气；大型灭菌器，物品应放于柜室或推车上的载物架上；无载物架的中小型灭菌器，可将物品放于网篮中。

2. 低温灭菌技术 如下所述。

（1）环氧乙烷气体灭菌：①环氧乙烷是第二代低温灭菌剂，由于气体穿透力强，可穿透玻璃纸、聚乙烯或聚氯乙烯薄膜等，其杀菌力强、杀菌谱广，可杀灭各种微生物，灭菌效果可靠，对灭菌物品损害较小等，故适用于不耐湿、不耐热的器材及不宜使用一般方法灭菌的器械。例如电子仪器、光学仪器、医疗器械、皮毛、化纤、塑料制品、内镜、透析器和一次性使用的诊疗用品等。②环氧乙烷存在毒性，器械灭菌后必须经过通风处理，消除滞留的毒性物质后才能使用。环氧乙烷气体浓度、灭菌环境温度、相对湿度和灭菌时间均会影响灭菌效果，一般中型环氧乙烷灭菌器要求灭菌条件为：浓度 800 ~ 1 000mg/L，温度 55 ~ 60℃，相对湿度 60% ~ 80%，作用时间 6 小时可灭菌。使用可透过环氧乙烷的塑料薄膜密闭包装并带有可过滤空气的滤膜，则灭菌效果更好。

环氧乙烷存放处，应无火源，无转动的马达，无日晒，通风好；温度低于 40℃，但不能将其放冰箱内。操作人员应戴防毒口罩，若不慎将液体落于皮肤黏膜上必须立即用水冲洗半分钟，环氧乙烷遇水后可形成有毒的乙二醇，故不可用于食品的灭菌。

（2）等离子体灭菌法：是近年新出现的一项低温物理灭菌技术。等离子体是低密度的电离气体云，等离子的生成是某些中性气体分子或其他汽化物质在强电磁场作用下形成气体电晕放电，电离气体而产生。等离子体灭菌法的特点为作用迅速、杀菌可靠、作用温度低、清洁而无毒性残留。其适用于内镜、不耐热器材、各种金属器械、玻璃等物品，注意能吸收水分和气体及管腔小于 3mm 的器械、物品不能用等离子体灭菌，包装时应选用专用包装材料。

（3）高效能医用灭菌器：采用 45 ~ 48℃ 的无菌水把药粉溶解，再用循环泵把溶液泵入器械内部和清洗盘内循环，使药液与清洗干净的器械内外表面充分接触至指定时间，达到器械完全灭菌状态，然后将无菌水经循环泵泵入器械内部和清洗盘内循环清洗两次，以清除器械内外表面的残留药液，最后用真空泵把器械内的水抽干。

高效能医用灭菌器的灭菌机制是灭菌剂直接对细菌的细胞壁蛋白质进行氧化，使细胞壁和细胞膜的通透性发生改变，破坏细胞的内外物质交换平衡，至微生物死亡。灭菌剂分子进入细胞体内，可直接作用于酶系统，干扰细菌的代谢，抑制细菌生长繁殖。灭菌剂的酸性可改变细胞内 pH 值，影响细菌的正常代谢，酸性亦可直接杀伤细菌。

高效能医用灭菌器适用于耐湿不耐高温的器械灭菌，使用时应注意在程序进行时，不能打开箱盖。无防水装置的内镜不能采用该设备进行灭菌。如果用戊二醛浸泡过的器械使用该灭菌器灭菌时，则灭菌前必须先清除戊二醛残留物，否则会影响灭菌效果。

（4）戊二醛浸泡灭菌法：戊二醛使用方便，具有很强的杀菌力，能在常温下达到灭菌水平，而且对金属基本无腐蚀，但其作用时间长，灭菌后的器材不宜保存，同时戊二醛对皮肤、黏膜有刺激，可引起皮炎、过敏等。2% 的戊二醛浸泡 30 分钟为一般消毒，1 小时达到高消毒水平，浸泡 10 小时才能达到灭菌要求。使用 2% 的戊二醛浸泡消毒前先将器械进行标准清洗、干燥处理，然后再放入戊二醛中，浸泡时使器械充分浸没液面以下，打开管腔，使腔内充满药液，同时应放入 0.5% 亚硝酸溶液防锈，亚硝酸有提高其杀菌能力的作用。浸泡灭菌后的器械必须经无菌纯化水冲净后才能使用。

（六）灭菌效果监测

消毒灭菌是预防医院内感染的重要措施之一，消毒灭菌效果的监测是评价其消毒灭菌设备运转是否正常、消毒灭菌药剂是否有效、消毒灭菌方法是否合理、消毒灭菌效果是否达标的惟一手段，因而在医院消毒、灭菌工作中至关重要。医院消毒灭菌效果监测人员需经过专业培训，掌握一定的消毒灭菌知识，熟悉消毒灭菌设备和药剂性能，具备熟练的检验技能；选择合理的采样时间（消毒后、使用前）；遵循严格的无菌操作。监测使用的化学指示剂、指示卡、指示带以及菌片必须采用经卫生部批准使用的物品，并在有效期内使用。

1. 化学监测法 化学指示剂的监测，是一种间接指标，可用于日常监测。

（1）化学指示卡监测方法：化学指示卡既能指示蒸汽温度，又能指示温度持续时间，放入待灭菌的器械包中央，经一个灭菌周期后，取出指示卡，根据其颜色及性状的改变判断是否达到了灭菌条件。

（2）化学指示胶带监测法：将化学指示胶带粘贴于待灭菌物品包外，经一个灭菌周期后，可根据其颜色的改变，判断是否经过灭菌处理。

（3）结果判定：检测时，所放置的指示卡的性状或颜色均变至规定的条件，可认为该包灭菌合格（表3-1）。

表3-1 灭菌前、后指示胶带和指示卡的识别

灭菌类型	卡、带名称	灭菌前	灭菌后
高压蒸汽	指示胶带	米白色	深褐色
	指示卡	米白色	黑色
环氧乙烷	指示胶带	黄色	橙红色
	指示卡	玫瑰色	绿色
等离子体	指示胶带	红色	白色
	指示卡	红色	淡黄色

2. 生物监测法 如下所述。

（1）指示菌株：用于湿热灭菌时（高压蒸汽灭菌）将两个嗜热脂肪杆菌芽孢菌片分别装入灭菌小纸袋内置于标准试验包中心部位，经一个灭菌周期后，在无菌条件下，取出标准试验包内指示菌片，投入溴甲酚紫蛋白胨水培养基中，经56℃培养7天，观察培养基颜色变化。检测时设阴性和阳性对照。每个指示菌片接种的溴甲酚紫蛋白胨水培养基均不变色，判定为灭菌合格；指示菌片之一接种的溴甲酚紫蛋白胨水培养基，由紫色变为黄色时，则灭菌不合格。

（2）干热灭菌时：将枯草杆菌芽孢菌片分别装入灭菌试管内（1片/管）。灭菌器与每层门把手对角线内，外角处放置2个含菌片的试管，试管帽置于试管旁，关好柜门，经一个灭菌周期后，待温度降至80℃时，加盖试管帽后取出试管。在无菌条件下，加入普通营养肉汤培养基（5ml/管），以37℃培养48小时，观察初步结果，无菌生长管继续培养至第7天。若每个指示菌片接种的肉汤管均澄清，判为灭菌合格；若指示菌片之一接种的肉汤管混浊，判为不合格。对难以判定的肉汤管，可取0.1ml接种于营养琼脂平板上，用灭菌棒涂匀，放于37℃培养48小时，观察菌落形态，并做涂片染色镜检，判断是否有指示菌生长；若有指示菌生长，判为灭菌不合格；若无指示菌生长，判为灭菌合格。

3. 物理检测法（热电偶检测法） 检测时，将多点温度检测仪的多个探头分别放于灭菌器各层内、中、外各点。关好柜门；将导线引出，由记录仪中观察温度上升与持续时间。若所示温度（曲线）达到预定温度，则灭菌温度合格。

4. 化学消毒剂的监测 化学消毒剂在使用过程中，时间的延长，以及光、热等因素都会对其有效成分产生一定的影响尤其是一些自行配置的易挥发消毒剂，随着使用范围的扩大，其浓度也在不断的变化，因此必须定时进行监测，包括消毒剂的浓度、浸泡效果和消毒液微生物的监测。例如：戊二醛浓度指示卡，不同的测试卡有不同的测试范围，将所需浓度的监测卡片浸于戊二醛溶液中3秒钟，取出，用中性滤纸吸取多余的液体，3~5分钟后读值，不可超过8分钟，颜色变为均匀黄色为合格。

（七）器械的转运原则、容器及时机

（1）器械灭菌前的转运

1）使用后未经清洗的污染器械及时放在专用的装载盒内，通过污物通道运送至供应室的清洗区域，装载盒及运送工具使用后应及时清洗消毒并保持干燥。

2）使用后的器械应注明，不得与灭菌器械混放，运输及灭菌时，应分类放置，较重的器械放在下层，特殊、贵重器械、不能受压的器械放在装载篮的上层，以免损坏。

（2）灭菌后器械的转运：灭菌后的器械不能立即转运，应在灭菌器内充分冷却后才能转运，尽量减少直接用手触摸器械包的概率，必要时可戴无菌手套搬运。灭菌后的器械最好利用灭菌推车或网框架直接转运，有条件的医院应通过专用通道运送无菌器械。

（3）运输工具：应定时清洁、干燥，怀疑有污染时立即清洗消毒。

（4）灭菌器械落地或误放不洁处或潮湿、包装松散，均应视为污染，不得再使用，必须重新灭菌。

（八）灭菌器械的储存

1. 灭菌器械的储存环境　灭菌后的器械应储存在设有空气净化装置，室内空气保持正压，温度保持在 18 ~ 22℃，相对湿度≤50% 的无菌区内。房间的地面必须平整，无裂缝，易于清洁和消毒，远离餐厅及卫生间。无菌区的环境质量，还应建立定期监测的制度（至少每月一次），监测内容主要包括：空气细菌数不得超过 200cfu/m³，物体表面细菌数不得超过 5cfu/m³，无菌室工作人员手的细菌数不得超过 5cfu/m³，灭菌后的器械不得检出任何种类的微生物及热原。

2. 灭菌器械的管理与要求　如下所述。

（1）无菌储存区专供储存无菌物品，区域内专人专管，严格限制人员的进出，以免污染无菌器械。凡进入人员应进行卫生处置包括：洗手、更衣、换鞋、戴帽子和口罩。

（2）灭菌器械应由专人统一管理、统一安排、统一调配、统一发放。发放时先发近期将过期的物品，后发远期的，有效期一过，器械应重新包装灭菌后方可使用。

（3）灭菌器械应由无菌室人员分类搁置与发放，按手术专科摆放，布类包装器械放在一个区域，纸塑包装物品放在一个区域内，外购的一次性灭菌物品必须先去掉外包装，经热源检测、无菌试验合格后，才能进入无菌间存放。

（4）灭菌物品应按灭菌日期的先后放置，以便及时使用，布类包装灭菌物品在存放 7 ~ 14 天，以热熔封口的灭菌器械保存期限为 6 ~ 12 个月。

（5）每日检查所有无菌物品，凡发现过期、无菌包不符合要求的应重新灭菌。无菌物品存放架应定期擦拭消毒，室内空气应定期消毒并做监测，地面应每日用消毒液湿式擦洗。检查室内温、湿度是否达标。

（6）煮沸和化学消毒的物品，存放时间不得超过 24 小时，应在消毒液容器盖上注明消毒液名称、浓度、更换时间，每日监测其有效浓度。已打开包布或用贮槽储存的无菌物品只限于 24 小时内使用，应由首次使用人员在指示带上注明开包日期、时间并签名，不得放回无菌敷料室。

（7）任何包装若发现无有效期、破损、撕裂、打开或潮湿、一律视为污染应重新灭菌才能使用。

（王玖言）

第三节　手术缝针与持针器

手术缝针主要用于缝合组织和贯穿结扎。由高质量和高韧度的不锈钢制成。其强度应保证它们能携带缝线材料以最小的阻力穿过组织且组织拖曳降至最低。其韧性要保证它们在折断前会先倾向于弯曲，使操作者提前感觉到这种信号，以便及时采取措施。其结构设计要保证操作过程中的稳定性和可靠性，使医师操作更顺手、更放心。

一、手术缝针的结构与类别

（一）手术缝针的结构

1. 缝针的基本结构　用于任何部位的缝合，每枚缝针都由三个基本部分组成：嵌线端（嵌线式、有眼式）、针体、针尖。

2. 缝针的解析　缝针的尺寸可用英寸或公制单位衡量。弦长指弯针的针尖到嵌线端的直线距离。针长指猫缝针针体从针尖到针尾所测得的距离。半径指沿缝针的弯曲部分作虚线延长，形成一个完整的圆，从圆中心到针体的距离即为半径。直径指缝线的粗细或厚度。显微外科需要直径小的细针，需要穿过胸骨和壁缝合固定时，则用大的粗针。介于极粗和极细的缝针之间，有各种规格可供选择（图 3 - 11）。

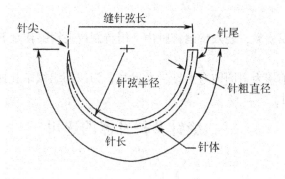

图 3-11　缝针的解析

（二）手术缝针的类别

1. **按针尖分类**　如下所述。

（1）圆针：为圆锥形针尖及圆滑针体，能轻易地穿透组织，无切割作用，孔道小而损伤轻。多用于缝合皮下组织、胃肠道、胸腹膜、血管、神经鞘等。

（2）圆钝针：圆钝针头及圆滑针体，组织损伤最小，用于钝性分离和缝合脆性组织，如肝脾手术。另外，钝针的另一特点是操作时不易刺伤操作人员。由于各种血液传染病的流行，在国外，越来越多的医师选用圆钝针缝合组织。

（3）角针：为针尖及针体截面均呈三角形，其锋利的针尖及切割性的刃缘，易于穿透坚韧强厚、难以穿刺的组织。但在针道下会留下较大的孔道，易破坏周围的组织、血管，损伤较大，多用于缝合皮肤、骨膜、腱膜、软骨、瘢痕组织等。角针又分为正角针及反角针，反角针的损伤略小于正角针。

（4）圆体角针：为切割性针尖及圆滑的针体，穿透性能优异，很容易穿透致密和坚韧的组织，而组织损伤极小。圆体角针最初的设计是用于心血管手术中硬化或钙化组织的缝合，但也广泛用于缝合致密的结缔组织，尤其是筋膜，腹膜和肌腱。

（5）铲针：为铲形针尖及薄而扁平的针体，提供精细手术所需的最高平稳度，特别适合眼科使用。

2. **按针体分类**　有弯针、直针两种，直针在临床上使用较少。弯针在配合持针器使用时，缝合速度较快，是较常用的缝针。根据针体弧度分为：1/4 弧、3/8 弧、1/2 弧、5/8 弧等（图 3-12）。

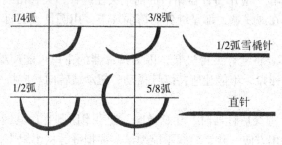

图 3-12　针体弧度

3. **按针眼分类**　如下所述。

（1）密闭眼：针眼部分有如家用缝针，是一个密闭的孔洞，有圆形、椭圆形及方形几种，缝线必须穿过针眼才能缝合。

（2）隙裂眼：针眼部分呈开岔状，缝线可自针眼末端卡入针眼中。

（3）无针眼：针与线直接连接在一起成为连续的整体，即无损伤缝合针线，成品有的单端附针、两端附针及缝合后轻扯便可将缝针与缝线分离的缝针设计。多用于血管吻合及管状或环形构造时，亦用于连续缝合，如肠道吻合和心脏手术时。

（三）其他缝合器

1. 金属皮夹 这种金属皮夹，装入特制钉匣内，用特制持夹钳夹住金属皮夹，多用于缝合皮肤及矫形外科。

2. 引线针 有手把，前端为扁圆钝弯形针尖及针身，为深部组织结扎血管时使用，不易割伤，便于操作，常用于肝脏手术时。

二、缝针及持针器的选用

（一）缝针的选择

伤口的缝合必须借着缝针才能将缝线带过组织，各类缝针亦属于精密器械。为了避免缝针穿刺造成组织的损害，在制作及选用上应有所考虑。选用缝针时，根据人体组织、脏器及血管等的脆弱度，选用时必须注意针尖的锐利度及针眼的大小，避免造成组织的创伤；根据组织脏器部位的深浅，选用时注意缝针的弧度。

（1）采用精选的铁合金制成，不易生锈与腐蚀，可避免组织的感染及损伤。

（2）应坚韧且具有弹性，弯曲时才不容易断裂。

（3）针尖部分应尖锐才容易穿过组织。

（4）缝针的粗细应与缝线的粗细一致，以减少对组织的伤害。

（5）无菌、抗腐蚀，防止微生物或异物进入伤口。

（6）视不同的组织需求，选用外型及大小适宜的缝针。当缝合针短时，弧度越大越适合于缝合深部组织；脆弱、精细的组织如血管、神经、心脏、肠壁等应选用针径较细的缝针。

（二）持针器的选择与使用

手术医师用持针器使弯针通过组织。持针器必须由抗腐蚀、高强度、高品质的合金钢制成。选用持针器应有如下考虑：

1. 持针器的尺寸须与缝线匹配 缝针特小，钳口应相应细小；缝针粗而大，持针器钳口也要宽而大。

2. 持针器的尺寸须与手术匹配 如果手术医师进行体腔深部手术时，就须选用较长的持针器。

3. 持针器夹持缝线的部位 应用持针器钳口的前端夹住缝针，夹在钳线端到针尖距离约 1/3 到 1/2 的区域内。避免用持针器夹在嵌线端，那是缝针的薄弱环节。用圆针或刃针时，尽可能夹在针的远端，以避免损伤针尖或刃口。

4. 持针器的夹持度 不要将缝针夹得过紧，因为持针器的钳口可能使缝针不可逆转地变形，损坏或弯曲。经常检查持针器的钳口，不能让所持缝针摇动、扭动或转向。应将缝针和持针器作为一个整体掌握。

5. 持针器的传递方法 递交持针器时，注意指向，让手术医师在用其缝合组织前，不必重作调整；递交时，缝针指向务必与使用方向一致，缝线不能缠结。要把缝针从组织中拉出，务必递交持针器，而不是止血钳，止血钳或其他夹钳都可能损坏缝针。持针器使用后，针不离持，夹着持针器的缝针应立即归还刷手护士。如果交还一支、再接过一支，就能有效避免缝针丢失。

（王玖言）

第四节 手术缝线

一、缝线的概述

（一）缝线的定义

缝线是用于结扎（系缚）血管或对合（缝合）组织，使之产生适当结合的任何线性材料。

（二）缝线的作用

（1）提供组织再生时所需之适当张力。

（2）借由组织的密合，促使组织再生及复原。

（3）结扎血管，用以止血。

（4）减少疤痕生长。

（三）缝线的型号及抗张力强度

1. 型号　缝线的型号是表示缝合材料的直径。公认的外科惯例是选用能使所修补的损伤组织恰如其分结合的线径最细的缝线。当对组织进行缝合时，这种惯常做法可使创伤减小到最低限度。缝合线的尺寸规格均用数字标示，随着缝线型号"0"个数的增加，其直径逐渐变细。例如，型号为5-0或00000缝线的直径比型号为4-0或0000者更为纤细。型号越小，缝线所具有的抗张强度越小，即零数越多，缝线越细，抗张强度越小。目前医用缝线均采用美国药典（USP）标准，与国内丝线、羊肠线传统标准，英国药典（BP）标准型号有一定差别（表3-2）。

表3-2　USP标准与国内羊肠线、丝线行业标准对照表

人工合成缝线标准 （USP标准）	羊肠线国内标准	丝线传统国内标准	人工合成缝线标准 （EP标准）	缝线直径（mm）
10-0	—	—	—	0.020~0.029
9-0	—	—	—	0.030~0.039
8-0	—	—	—	0.040~0.049
7-0	—	—	—	0.050~0.069
	—	5-0	—	0.070~0.099
5-0	—	3-0	—	0.100~0.149
4-0	5-0	1-0	—	0.150~0.199
3-0	4-0	1	3-0	0.200~0.249
—	3-0	4	2-0	0.250~0.299
2-0	2-0	7	0	0.350~0.339
1-0	1-0			0.350~0.399
1		10	1	0.400~0.499
2	1	—	—	0.500~0.599
3	2			0.600~0.699

2. 抗张力强度　线的抗张力强度可用打结时缝线断开前所承受的力（以磅来表示）加以测量。需修补组织的抗张力强度（其承受应力的能力）是手术医师选择缝合材料型号和抗张强度的先决条件。公认的准则是缝线的抗张力强度绝不应该超过组织的抗张力强度。但是，缝线至少应与它所穿行其间的正常组织一样强韧。随着时间的推移，组织会减弱缝线强度，此时缝线失去强度与获得强度的相对速率就变得十分重要。

二、缝线的分类及性能

手术缝线种类很多，分类方法有多种，可按其性质和制作方法分类。

（一）缝线的分类

1. 按性质分类　根据其能否被机体组织吸收分为可吸收性缝线和非吸收性缝线。

（1）可吸收缝线：由天然材质加工制成或人工合成。天然材质制成品包括各种羊肠线、铬肠线、软肠线等；人工合成品主要有聚甘醇酸缝线、聚甘醇碳酸缝线、聚二氧杂环己酮线等。

（2）非吸收缝线：由天然材质加工制成、人工合成或直接由金属制成。天然材质制成品如丝线和棉线等；人工合成品主要有聚丙烯缝线、聚酯线和聚丁酯缝线等；金属材料的缝线如钢丝等。

2. 按制作方法分类　根据缝线的制作方法分为单股纤维缝线和多股纤维缝线。

(1) 单股纤维缝线：由单根丝制成，不含隐匿的微生物，摩擦系数低，能平滑穿过组织，组织拖曳极低，组织损伤小，尤其适合心血管手术、整形手术等。

(2) 多股纤维缝线：采用多股纤维紧密编织而成，强度高，通常比单股纤维缝线更易于操作和打结，打结能稳定地保持原状。多加有特殊的润滑涂层，能顺利通过组织，拖曳低，并可减低毛细作用。

(二) 缝线的性能

1. 可吸收性缝线　是目前较理想的一种缝线，是由健康哺乳动物的胶原或人工合成的多聚体（聚羟基乙酸包膜）制备而成。天然的可吸收性缝线是通过人体内酶的消化来降解缝线纤维。而合成的可吸收性缝线则先是通过水解作用，使水分逐渐渗透到缝线纤维内而引起多聚体链的分解。与天然的可吸收性缝线相比，合成的可吸收性缝线植入后的水解作用仅引起较轻的组织反应。

(1) 天然可吸收性缝线：外科羊肠线可分为普通肠线和铬化肠线。两者均由高度纯化的胶原加工而成。外科肠线的吸收速率取决于线的类型、组织类型、组织状况以及患者的全身状态等。外科肠线可用于感染伤口的缝合，但此时其吸收速率明显加快。

1) 普通外科肠线：采用羊肠或牛肠黏膜下层组织制作的易吸收缝线，吸收快，术后抗张强度仅能维持 7 ~ 10 天，并在 70 天内被完全吸收。但组织对肠线的反应稍大。多用于愈合较快的组织，如皮下组织、结扎血管和缝合感染伤口等，一般常用于子宫、膀胱等黏膜层的缝合。

2) 铬制肠线：肠线经铬盐溶液处理制成，可对抗机体内各种酶的消化作用，减慢组织吸收速度，使吸收时间延长至 90 天以上。它造成的炎症反应比普通肠线少。一般多用于妇科及泌尿系统手术，是肾脏及输尿管手术常选用的缝线，因为丝线会促进形成结石。使用时用生理盐水浸泡，待软化后拉直，以便于手术操作。目前，大型综合医院使用医用肠线有逐渐减少的趋势，将被较理想的可吸收缝线取代。

(2) 合成的可吸收性缝线：它有表面光滑、吸收快、损伤小、组织反应小的特点。其型号有 0 ~ 9 - 0 号。针有大、小圆针与三角针之分，使用时应根据临床用途进行选择。常用于肠道、胆道、肌肉、关节囊、子宫、腹膜等组织脏器的缝合，也用于眼科和烧伤整形科手术。

1) 涂层可吸收缝线：由丙交酯和乙交酯（polyglactin 370）共聚物加上硬脂酸钙所制成的多股编织可吸收缝线。其优点为：①穿过组织流畅；②打结平稳，定位准确；③减少钳闭组织的倾向；④可用于感染伤口的缝合。缝合后第 14 天时，涂层可吸收缝线的抗张强度约保留 75%。缝合后第 21 天时，6 - 0 或更粗型号缝线的抗张强度约保留 50%，而 7 - 0 或更细缝线则仅保留 30% 左右，约在 30 天丢失其张力强度的 95%。40 天以内，缝线几乎不被吸收，56 ~ 70 天时则被吸收殆尽。涂料的吸收亦非常迅速，估计也在 56 ~ 70 天之间。可吸收缝线最适合筋膜的缝合，也可作为皮下（真皮内）包埋缝线。当用作真皮缝线时不会快速吸收，如果放置在靠近表皮的部位，可能被压出或挤出，但很少发生缝线脓肿。缝线有紫色和无色两种。

2) 快吸收缝线：为缝线的一种快速吸收的变态，在第 5 天可保留其原始张力强度的 50%，在第 14 天失去所有的张力强度。快吸收缝线的特色是在 12 ~ 14 天内开始降解，因此，这种缝线适合用于表面皮肤和黏膜撕裂的缝合，该部位的拆除较难或会造成损伤。

3) 单股缝线：研发于 1993 年，是由羟基乙酸和 epsilon caprolactone 的聚合物制成的缝线，是新一代的单股可吸收缝线。这种单纤维缝线柔韧性强、操作方便、易于打结、组织内不起化学作用、可如期吸收。第 7 天时可保留原强度的 50% ~ 60%，第 14 天时降低到 20% ~ 30%，第 21 天时强度消失。91 ~ 119 天时被完全吸收。适用于除神经、血管、眼科及显微外科手术以外的皮下缝合、软组织对合及结扎等。

4) 编织可吸收缝线：由乙醇酸的聚合体制成的缝线。作为第一种可吸收性缝线材料出现在 1970 年。在 14 天内其保留张力强度 50%。在 7 天内无法被吸收，至 15 天才开始有被吸收的迹象，在术后第 30 天吸收达到高峰，而完全被吸收约在术后的 60 ~ 90 天，其吸收速率快于合成的单股可吸收缝线，慢于涂层可吸收缝线。编织可吸收缝线多用于包埋的皮下（真皮内）缝线。编织可吸收缝线的编织特性使得细菌可以包埋在缝线纤维内，增加了伤口感染的概率。其高张力强度和低弹性强度增加了其切割组织的趋势，如果放置太靠近表面，缝线可被压出或挤出，很少发生缝线脓肿。

5）合成的单股可吸收缝线：是由聚合的二氧六环酮制成的一种单股可吸收缝线的代表。它集松软、柔韧和单纤维结构等特征于一体，吸收性能良好，能维持伤口抗张强度 6 周以上（为其他合成的可吸收性缝线的两倍），组织反应轻微，以及对细菌的亲和性低。缝合后第 14 天保留约 70% 的抗张强度，28 天时为 50%，42 天时为 25%。术后 90 天内缝线几乎不被吸收；6 个月后被完全吸收。适用于需长时间维持高张力的组织，如筋膜的缝合。同时因为它是单股缝线，细菌黏附生长的机会较少，且不切割组织，可以安全的用于污染的伤口，不会引起缝线脓肿。但其打结的牢固性较差，有时须连续打 6 ~ 7 个结才能保证其牢固性。

6）长期吸收的编织合成缝线：可以用于愈合存在问题或软组织缝合较为困难的患者。缝线在可吸收和不可吸收缝线之间架起桥梁，其张力强度在第六周为原张力强度的 90%，3 个月为 80%，6 个月为 60%。尽管是编织的，由于缝线具有涂层，能顺利通过组织。

2. 不可吸收性缝线　为不被活体组织所消化吸收也不被水解的缝线，一般来说，在植入超过一年后，仍保存着大部分的原有质量，并且部分或完全地保持其初始功能。适用于：①皮肤缝合，在伤口愈合后即拆除；②体腔内的缝合，将长留于组织内；③对可吸收性缝线有过敏、疤痕体质或有组织肥大的患者；④固定除颤器、起搏器、药物释放器等暂时性装置时的缝合。

（1）天然的不可吸收性缝线

1）丝线：由天然的单纤维蚕丝经捻搓或编织工艺加工而成，初始的丝线是白色的，经过植物色素染成黑色后制成手术缝线。分板线和团线两种。其柔软强韧，容易操作。在组织内反应小，但在体内不吸收而形成异物，手术感染后会影响切口愈合。丝线是使用得最广的不可吸收性缝线，除胆道、泌尿道及组织有感染不可使用丝线外，其余组织皆可使用。常用型号为"000"、"0"、"1"、"4"、"7"、"10"号，线长 60cm 或 70cm。团线型号与束线相同，目前有条件的医院已较少使用团线，其已被一次性医用束线所取代。丝线不允许重复消毒使用，以免影响拉力。

2）合金缝线：外科不锈钢缝线基本特性包括无毒、易弯、纤细等。单纤维和捻搓型多纤维两类缝线都具有抗张强度大、组织反应低、打结便利等优点。只要缝线不断裂，组织的抗张强度就极少改变。不锈钢缝线可用于腹壁、胸骨缝合、皮肤缝合、减张缝合，以及各种矫形外科和神经外科手术。操作过程中必须小心，防戳破手套造成感染及血液暴露的危险。

（2）合成的不吸收缝线

1）尼龙线：由合成的聚酰胺聚合物制成。是第一种合成不可吸收性缝线，出现在 1940 年。它可以是单股的（黑色、绿色、无色），也可以是编织缝线（黑色、白色）。因组织反应低、强度高而应用广泛。单股尼龙线可用于大血管的缝合，或者作为表皮缝线用于切口的缝合。埋置的缝线每年通过水解失去其强度的 20%，感染率很低。单股尼龙缝线相对较硬，由于具有恢复原形或脱结的倾向，因此结扎时应多打几次结。单股尼龙线为高强度而极少引起组织反应的尼龙缝线，其中非常纤细的型号（9 - 0，10 - 0）染成黑色后常用于眼科和显微外科手术。聚酰胺线由尼龙纤维细丝精密编织而成，外加涂层以改善其可操作性。外观、手感和操作均如丝线，但强度更大，组织反应更轻微。可用于适合多股不可吸收性缝线的任何组织。

2）聚酯缝线：由聚酯制成的紧密编织多股缝线。其操作和打结性能好，结的牢固性特别优越，是缝合人造血管的最佳材料。聚酯纤维线能持久地保留在体内，提供精确而均一的张力，极少破损，术后无需因刺激性而考虑去除缝线残端。眼科手术后，Mersilene 缝线几乎不引起烧灼痛和瘙痒。由于未经涂层，聚酯纤维缝线穿过组织时的摩擦系数较高。聚酯线经聚异丁草丹（polybutilate）涂层，可顺利拆除，容易通过组织。具有优越的柔韧性和可操作性，能平稳地结扎紧。缝合材料和涂料的药理学特性均不活跃，组织反应轻微，可在体内长时间地维持其强度。聚酯优质缝线主要用于心血管外科，如血管吻合、人造血管或瓣膜的缝合等。优质聚酯缝线也可与 Teflon 或聚酯衬垫片配套使用。小垫片作为缝线下面的支撑物能防止邻近脆弱组织的撕脱。小垫片常规应用于瓣膜手术，在瓣膜环极度畸形、扭曲或遭破坏的情况下使用。聚丁酯缝线（Novafil）被认为是改良的聚酯缝线，由对苯二酸酯和聚丁烯对苯二酸酯组成。

（3）聚丙烯（polypropylene）缝线：又名滑线，通过聚丙烯的聚合而制成，是一种特别惰性的单股缝线，可保留其张力强度。因为是单股很难打结，但柔软，比其他单股缝线易于操作。使用滑线打结时，须将手湿润后操作，应防止拉断。缝线感染性很小，可用于具有并发症的污染部位。聚丙烯缝线表面十分光滑，可以顺利通过组织并保持一定程度的可塑性，但材料表面的光滑性使得打结容易滑脱。聚丙烯缝线的组织反应很小，可在组织中保留无限长时间。已被广泛应用于普外科、心血管外科、整形外科及眼科手术。

三、缝线的选择与灭菌

缝线的选择应以缝线在物理、生物学上的特性与愈合过程的关系为根据，应确保缝线强度能维持到组织恢复其足够的力量使伤口自然愈合为止。对于永远无法恢复到术前力量的组织，应选择能长期维持强度的缝合线。若缝线被安置在能迅速愈合的组织内，则理想的缝线应为：其张力失去迅速与组织恢复其力量的速度同步，且能被组织完全吸收，组织相容性好，一旦伤口愈合后，组织内便不复存在异物。因此，外科医师必须熟悉不同组织器官的愈合速度及各种缝线材料的特性，选择合适的缝线（表3-3，表3-4）。

表3-3　可吸收缝线的特征与应用

规格型号（USP）	弧度	针型	针长（mm）	线长（cm）	缝合部位
1	3/8	●	63	90	肝脏的修补
	1/2	⊙	40	90	骨科、筋膜
0	5/8	⊙	27	70	腔镜手术
	1/2	⊙	40	45	间断关腹、关胸
	1/2	⊙	30	75	子宫残端、韧带、前列腺
	1/2	⊙	50	150	筋膜
	1/2	⊙	40	150	连续关腹、关胸、骨科跟腱
	1/2	⊙	37	90	子宫、腹膜、肌肉、鞘膜、膀胱
	1/2	⊙	40	150	连续关腹、关胸、骨科跟腱
2-0	1/2	0	40	45	间断关腹、关胸
	1/2	⊙	36	90	骨科关节囊、滑膜囊
	1/2	⊙▲	36	135	剖宫产手术、子宫、皮下组织
	1/2	⊙▲	35	135	产科、妇科
	5/8	⊙	36	70	泌尿外科
	1/2	⊙▲	37	150	关腹
	1/2	⊙	27	75	子宫颈、韧带、肌腱、疝气修补
	1/2	⊙	27	70	泌尿科用
3-0	1/2	⊙	20	70	泌尿外科、胃肠手术
	3/8	▲	26	75	皮肤缝合
	1/2	⊙	22	45	间断吻合气管、食管、肠道、硬脑膜
	1/2	⊙	20	75	甲状腺、胆囊、肝管、肠吻合（间断）
	1/2	⊙	20	45	甲状腺、胆囊、肝管、肠吻合（连续）
4-0	3/8	▲	19	70	整形外科、皮肤、皮内缝合
	1/2	⊙	16	75	泌尿、小儿外科、神经、胃肠手术

规格型号（USP）	弧度	针型	针长（mm）	线长（cm）	缝合部位
	1/2	⊙	17	70	产科、妇科、泌尿外科
	1/2	⊙	20	75	甲状腺、胆囊、肝管、肠吻合（间断）
	3/78	▲	24	67	皮肤、皮内缝合
5－0	1/2	⊙	13	70	输尿管吻合
	3/8	▲	12	45	皮肤、皮内缝合
	1/2	⊙	17	70	胆道、膀胱、输尿管
	3/8	⊙	16	70	手部肌腱吻合
	1/2	⊙	13	67	输尿管、胆管、输卵管吻合
	1/2	⊙	12	70	泌尿科
6－0	1/2	⊙ ⊙	13	75	精细胆管吻合、小肌腱
	1/2	⊙	13	67	输尿管、胆管、输卵管吻合
	3/8	▲	12	45	表皮美容缝合（乳房、兔唇、包皮）
	1/2	⊙	13.5	45	输管、胆管、输卵管吻合
7－0	3/8	⊙ ⊙	10	45	尿道下裂、小儿、心血管缝合

注："●"：钝针；"⊙"：圆针；"⊙ ▲"：一根线一端圆针一端角针；"▲"：角针；"⊙ ⊙"：一根线两端是圆针（圆的双针）。

表3－4　非吸收缝线的特征与应用

型号（USP）	弧度	针型	针长（mm）	线长（cm）	组合部位
5	1/2	▲	45	75	软骨、小骨碎片、韧带
2	3/8	▲	77	45	减张缝合
1	3/8	▲	90	50	减张缝合
0	1/2	⊙	27	75	腔镜手术、膀胱悬吊
2－0	1/2	⊙ ⊙	25	90	瓣膜固定（连续）
	1/2	⊙ ⊙	17	90	瓣膜固定（间断）
	1/2	⊙ ⊙	25	75	二尖瓣置换
	1/2	⊙ ⊙	16	75	主动脉瓣置换
3－0	1/2	⊙ ⊙	25	90	心房、心室的切口缝合
	1/2	⊙ ⊙	16	90	血管缝合（防渗漏针）
	直		60	75	皮内缝合
	3/8	▲	26	45	整形外科、皮肤、皮内缝合
	3/8	▲	26	45	整形外科、皮肤、皮内缝合
	1/2	⊙	22	90	心脏外科
4－0	1/2	⊙ ⊙	16	90	主动脉切口、近端吻合
	1/2	⊙ ⊙	17	90	血管吻合
	1/2	⊙ ⊙	16	75	房室缺修补
	1/2	⊙ ⊙	17	90	肝动脉、静脉
	1/2	⊙	17	90	心脏外科
5－0	1/2	⊙ ⊙	13	75	血管吻合（冠脉搭桥术）
	3/8	⊙ ⊙	13	90	肾动脉
6－0	3/8	⊙ ⊙	13	75	心脏、肝胆外科血管吻合

型号（USP）	弧度	针型	针长（mm）	线长（cm）	组合部位
	3/8	⊙⊙	13	75	心脏外科、血管
	3/8	⊙⊙	9	60	冠脉搭桥、肝动脉
7－0	3/8	⊙⊙	9	60	心脏、肝脏外科血管吻合
	3/3	⊙⊙	9	60	冠脉搭桥、肝动脉
8－0	3/8	⊙⊙	6.5	45	血管吻合
9－0	3/8	⊙	4.7	13	显微外科血管、神经吻合
10－0	3/8	⊙	3.75	13	显微外科血管、神经吻合
	3/8	⊙	4	13	显微外科血管、神经吻合
11－0	3/8	⊙	4	13	显微外科血管、神经吻合
2－0	1/2	Ⓦ	26	90	心脏外科荷包缝合
3－0	3/8	Ⓦ	17	90、75	小儿心脏外科荷包缝合

注："●"：钝针；"⊙"：圆针；"⊙▲"：一根线一端圆针一端角针；"⊙ ⊙"：一根线两端是圆针（圆的双针）；"▲"：角针；"Ⓦ"：圆体角针。

（一）缝线的选择原则

（1）凡愈合迅速的组织，特别是不应留有异物的部位，如胃肠道、胆管、泌尿道内层、子宫肌层等，应选用吸收性缝线缝合。异物在高浓度晶体液中会造成沉淀或成为结石形成的核心，因此，在泌尿道、胆道等部位更应使用极易吸收的缝线。

（2）愈合缓慢及缝线过早吸收可发生危险后果的组织，如筋膜、软骨、韧带、肌腱、支气管、食管及长期固定的移植物等，通常应选用非吸收性缝合材料。

（3）老年人、糖尿病、肥胖症、呼吸器官疾病、营养不良、感染、衰弱等，均会影响术后伤口愈合的速度和过程，选择缝线时应特别注意。

（4）对可能污染的或已感染的伤口，应选用单股纤维缝线或吸收性缝线缝合，而应避免使用多股纤维缝线，因为它可能使受污染的伤口变成感染伤口。

（5）注重整容效果的伤口，缝合后需长期保持伤口闭合，且应避免受到刺激，故应选用最细的、组织反应最低的单股纤维缝线，如尼龙聚丙烯线，应避免做皮肤缝合，尽量做皮下缝合。

（6）关于缝线规格，应选用与组织原有韧性相当的最细的、组织反应最小的缝线，必要时可使用加强性缝线加强缝合。

（二）缝线包装的识别（图3－13）

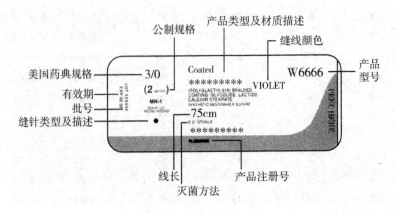

图3－13　缝线包装的识别

（三）缝线的灭菌

手术用缝线都以独立的包装成品出售。这些无菌品大多以^{60}钴或氧化乙烯（EO gas）作灭菌处理，可吸收的缝线是不可以用高温灭菌的，因为潮湿及热度都会破坏缝线的张力强度，使缝线的品质遭到破坏。因此，无菌包装缝线最好在确定使用时才拆封，不可再用其他的方法灭菌处理使用，以免损及张力强度，危害患者的生命安全和权利。

（王玖言）

第五节　敷料

敷料是指盖在伤口上，有保护作用的覆盖物，可协助控制出血、加速伤口的愈合、防止感染并吸收任何分泌物。覆盖伤口的敷料应是经过消毒灭菌的、具有吸收性、通气性能好的棉垫、纱布、带孔薄膜或黏性薄膜等。所有进入手术切口的敷料均应放置硫酸钡显影条，在X线透视下可显影，以防止敷料残留体内。

敷料大小以能盖住伤口区域为原则，直接接触伤口的敷料必须灭菌，避免感染。敷料还应有吸水性，以免汗水无法发散，使伤口四周的皮肤潮湿，浸湿敷料，加速细菌滋生，影响伤口愈合。

一、切口敷料

（一）纱布类

纱布类敷料的质料分粗细两种，均应为质地柔软的脱脂纱布，以吸水力强、纤维不易脱落为佳。纱布类敷料可以制作成各种形状使用，其形状不同，作用也不同。具体制作的规格如下（表3-5）：

表3-5　纱布类敷料的作用与规格

种类	作用	规格
纱布垫	保护皮肤和脏器，更多用于术中擦血，擦拭器械	1）40cm×30cm，双层或三层纱布制成 2）35cm×20cm，4层纱布制成，一角带有20cm长布带 3）40cm×40cm，4层或2层，一角带有一条约10cm布带并有5cm×1cm硫酸钡片可显影 4）30cm×30cm，3层，放在敷料包内或单包，高压蒸汽灭菌后备用
纱布	术中擦血及洗涤手术野皮肤、覆盖伤口等	1）45cm×26cm，折叠为40cm×8cm，4层光边长条，再对折成20cm×8cm，10张一捆 2）28cm×24cm，折叠为7cm×6cm，6层光边方块
纱布球	检查深部是否有出血点，并可用于扁桃体切除等压迫止血和手术皮肤消毒	14cm×10cm的纱布块做成椭圆形纱球，硬度适中，系上线绳或显影条
纱布卷（妇科纱条）	用于妇科手术填塞阴道，也可供制作碘仿纱条、油纱条等	可用不同规格绷带制成300cm×40cm、200cm×24cm的纱布卷
上颌窦纱布条	用于喉、咽、上颌窦、乳突等耳鼻喉科手术中擦血、止血	20cm×10cm
鼻纱条	填塞伤口、引流与止血	60cm×5cm，折成58cm×1.5cm，4层挽成"8"字形
耳科纱条	填塞伤口、引流与止血	30cm×2.8cm，折叠成28cm×0.7cm，4层挽成"8"字形
纱布小鱼	脊髓探查、唇裂修补、乳突及鼻部等手术时拭血用	5cm×5cm，对角拉成圆锥状剪去一头，尖头为鱼头（使用部分）
泪囊纱布条	用于眼科泪道手术	12cm×4cm

种类	作用	规格
纱布剥离（KD 粒、花生米）	术中钝性剥离组织。有长、圆形两种，以钳夹住，生理盐水浸湿后使用	纱布剪成 5cm×5cm 大小的方块，将毛边圆形向内折叠，最后折成花生米形状
阻断带	手术中用于管道组织牵拉及血管的阻断	采用精细鞋带面料，截成 40～43cm 长的带子

（二）棉花类

棉花类敷料的作用与规格见下表（表 3-6）。

表 3-6 棉花类敷料的作用与规格

种类	作用	规格
棉花球	小棉球用于眼科手术时，保护角膜和拭血。大棉球用于扁桃体手术止血、洗涤皮肤伤口，消毒手术区皮肤或黏膜	小棉球直径为 1cm，大棉球直径为 3cm
棉签（棉棒）	采取培养标本。或沾消毒液涂擦消毒或物品	棉签长短应根据临床需要而定。取小片棉花，紧卷在细签上，顶端略大
脑棉片	颅脑手术拭血或保护脑组织及神经组织，骨科脊柱手术止血用	用脱脂棉制成。目前已有一次性成品，根据需要做成各种规格，如 30cm×90cm，20cm×90cm，15cm×30cm，一端缝一显影线作标记
棉花垫	覆盖伤口、吸收分泌物，或固定体位时，保护骨隆突	25cm×15cm，或 20cm×12cm，制作时每两层纱布之间填 1～2cm 厚的原棉
眼垫	用于眼部手术外层敷料	7cm×5cm，中间填棉片
耳垫	乳突术后切口覆盖	15cm×15cm

（三）敷贴类

目前临床逐渐大量使用敷贴代替医用脱脂棉和纱布。后两者在使用时，创面肉芽组织向敷料内生长易引起粘连；在换药揭除时易引起二次创伤，且由于创面积液易引起细菌繁殖，继而造成切口感染的发生。

1. 作用　敷贴柔软、舒适、透气、安全、粘贴力强、使用方便，不粘连伤口。能有效吸收伤口分泌物，换药时不会破坏伤口组织，可避免疼痛，有效防止伤口感染，有利于伤口愈合。适用于人体任何部位手术切口或伤口，可任意固定在肢体关节易动部位，使伤口在舒适的状况下受到保护。使用时揭去表层防粘纸，将敷料轻抹平于伤口部位。

2. 规格　现临床常用规格有：15cm×45cm、15cm×40cm、15cm×30cm、10cm×50cm、10cm×40cm、10cm×35cm、10cm×30cm、10cm×25cm、10cm×20cm、9cm×25cm、9cm×20cm、9cm×15cm、9cm×10cm、9cm×7cm、7cm×7cm、6cm×10cm、14cm×12cm、6cm×7cm 等不同大小规格的敷料数十种。

二、特殊敷料

（一）弹性绷带

1. 作用　弹性绷带可用于四肢、胸部手术切口加压包扎、指端包扎。弹力绷带能均匀地对受压部位产生一定压力、有利于对手术创伤部位及组织加压止血、还可以让患肢进行早期功能锻炼、在其活动过程中因弹力绷带伸缩而产生的回弹性对患肢包扎部位起到类似按摩挤压的作用、可促进血液循环、改善或加快静脉回流，有预防和治疗术后静脉血栓的功效，可改善组织缺血、加快水肿吸收，从而减少了水肿的发生率，并可防止皮下血肿形成。

2. 规格　常用规格有 100cm×10cm、100cm×2.5cm、450cm×10cm 等几种。

（二）油纱

1. 作用　油纱可用于脓肿切口引流、填塞伤口、压迫止血及引流，也可用于保护新鲜创面如植皮。

2. 规格　一般规格为 16cm×10cm。其制作时取 16cm×10cm 大小的纱布，去掉周边松纱头，将纱布叠好，每层各折起一角（以便取用），置于容器内加入适量凡士林油膏、灭菌后备用。

（三）碘仿纱条

1. 作用　用于耳、鼻窦、腭裂修补、人工肛门及深部腔内填塞。具有止血、引流、防腐、消炎等作用。

2. 规格　常用规格有 100cm×12cm，60cm×6cm，30cm×2cm 等几种。使用时揭去表层防粘纸，将敷料轻抹平于伤口部位。

（王玖言）

第四章

手术室护理基本技术

第一节　洗手、刷手技术

一、基本概念

（1）外科刷手术：指手术人员通过机械刷洗和化学药物作用以去除并杀灭手部皮肤表面上的污垢和附着的细菌，从而达到消毒手的目的。

（2）外科手消毒：指用消毒剂清除或杀灭手部及上肢暂居菌和减少常居菌的过程。

（3）常居菌：也称固有性细菌，能从大部分人的皮肤上分离出来的微生物，是皮肤上持久的微生物。这种微生物是寄居在皮肤上持久的固有的寄居者，不易被机械的摩擦清除。如凝固酶阴性葡萄球菌、棒状杆菌类、丙酸菌属、不动杆菌属等。

（4）暂居菌：也称污染菌或过客菌丛，寄居在皮肤表层，是常规洗手很容易被清除的微生物。接触患者或被污染的物体表面可获得，可随时通过手传播。

二、刷手前的准备

（1）穿洗手衣裤、隔离鞋，最好脱去本人衣衫；如未脱者，衣领衣袖应卷入洗手衣内，不可外露。

（2）戴口罩、帽子，头发、口鼻不外露。轻度上呼吸道感染者戴双层口罩，严重者不可参加手术。

（3）剪短指甲（水平观指腹不露指甲为度），去除饰物，双手及前臂无疖肿和破溃。

（4）用肥皂或洗手液洗手，清除手上污垢。常用刷手液及使用方法见表4-1。

表4-1　常用刷手液及使用方法

刷手液	消毒液	机械刷手（次/min）	浸泡时间（min）	涂擦	特点
2%肥皂液	体积分数	3/10	5		偶有过敏现象，耗时，对皮肤有刺激、
0.5%碘伏	75%酒精	2/5		2	着色重
氯己定-醇洗手液	—	1/3	—	1	偶有过敏现象，快捷

由于肥皂液在存放过程中容易滋生微生物，加上刷手时间长、繁琐等原因，逐渐被淘汰。目前市售的氯己定醇洗手液最大的特点是方便、快捷，容器多为一次性使用，不易受细菌污染，有的还具有芳香味及护肤作用等特点，已广泛应用于手的刷洗和消毒。

三、外科刷手法

外科刷手方法分3个步骤：机械刷洗、擦拭水迹、手的消毒。下面介绍氯己定-醇洗手液刷手法。

（一）机械刷洗与消毒

1. 刷手方法　如下所述。

（1）取消毒毛刷。

（2）用毛刷取洗手液 5～10ml，刷洗手及上臂。顺序为：指尖→指蹼→甲沟→指缝→手腕→前臂→肘部→上臂。刷手时稍用力，速度稍快。范围包括双手、前臂、肘关节上 10cm（上臂下 1/3～1/2）处的皮肤，时间约 3min。

（3）刷手毕，用流动水冲洗泡沫。冲洗时，双手抬高，让水从手、臂至肘部方向淋下，手不要放在最低位，避免臂部的水流向手部，造成污染。

现部分医院采用的是七步揉搓洗手法，先用流动水弄湿双手。取适量洗手液，揉搓双手。方法为：第一步是掌心擦掌心；第二步是手指交叉，掌心擦掌心；第三步是手指交叉，掌心擦掌心，两手互换；第四步是两手互握，互擦指背；第五步是指尖摩擦掌心，两手互换；第六步是拇指在掌心转动，两手互换；第七步是手指握腕部摩擦旋转向上至上臂下 1/3～1/2。手朝上，肘朝下冲洗双手。按此方法洗 3 遍，时间不少于 10min。

2. 擦拭手臂　用灭菌毛巾或一次性纸巾依次擦干手、臂、肘。擦拭时，先擦双手，然后将毛巾折成三角形，搭在一侧手背上，对侧手持住毛巾的两个角，由手向肘顺势移动，擦去水迹，不得回擦；擦对侧时，将毛巾翻转，方法相同。见图 4-1。

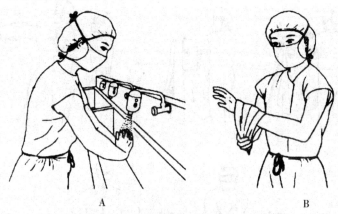

图 4-1　外科刷手法
A. 洗手；B. 擦手

3. 消毒手臂　取消毒液按七步洗手法揉擦双手至上臂下 1/3～1/2，待药液自行挥发至干燥，达到消毒目的。

（二）注意事项

（1）修剪指甲，指甲长度不得超过 0.1cm。
（2）用洗手液清洗双手一定要冲洗、擦干后，方能取手消毒液。
（3）刷洗后手、臂、肘部不可碰及他物，如误触他物，视为污染，必须重新刷洗消毒。
（4）采用肥皂刷手、酒精浸泡时，刷手的毛刷可不换，但每次冲洗时必须洗净刷子上原有的肥皂液。
（5）采用酒精浸泡手臂时，手臂不可触碰桶口，每周需测定桶内酒精浓度 1 次。
（6）刷子最好选用耐高温的毛刷，用后彻底清洗、晾干，然后采用高压或煮沸消毒。

四、连台手术的洗手原则

当进行无菌手术后的连台手术时，若脱去手术衣、手套后手未沾染血迹、未被污染，直接用消毒液涂抹 1 次即可。当进行感染手术后的连台手术时，脱去手术衣、手套，更换口罩、帽子后，必须重新刷手和消毒。

（王玖言）

第二节 穿手术衣、戴无菌手套方法

一、穿手术衣

常用的无菌手术衣有两种：一种是对开式手术衣；另一种是折叠式手术衣。它们的穿法不同，无菌范围也不相同。

（一）对开式手术衣穿法

（1）手消毒后，取无菌手术衣，选择较宽敞的空间，手持衣领面向无菌区轻轻抖开。

（2）将手术衣轻抛向上的同时，顺势将双手和前臂伸入衣袖内，并向前平行伸展。

（3）巡回护士在其身后协助向后拉衣、系带，然后在手术衣的下摆稍用力拉平，轻推穿衣者的腰背部提示穿衣完毕。见图4-2。

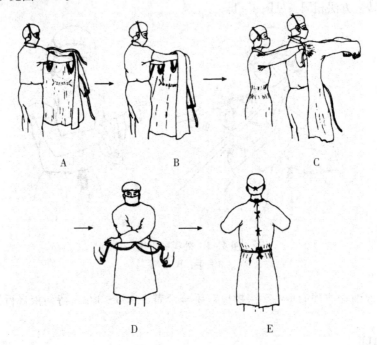

图4-2 对开式手术衣穿法

（4）手术衣无菌区域为肩以下，腰以上的胸前、双手、前臂，腋中线的侧胸。

（二）折叠式手术衣穿法

（1）（2）同"对开式手术衣穿法"。

（3）巡回护士在其身后系好颈部、背部内侧系带。

（4）戴无菌手套。

（5）戴无菌手套将前襟的腰带递给已戴好手套的手术医生，或由巡回护士用无菌持物钳夹持腰带绕穿衣者一周后交给穿衣者自行系于腰间。

（6）无菌区域为肩以下，腰以上的胸前、双手、前臂、左右腋中线内，后背为相对无菌区。见图4-3。

（三）注意事项

（1）穿手术衣必须在手术间进行，四周有足够的空间，穿衣者面向无菌区。

（2）穿衣时，不要让手术衣触及地面或周围的人或物，若不慎接触，应立即更换。巡回护士向后拉衣领、衣袖时，双手均不可触及手术衣外面。

（3）穿折叠式手术衣时，穿衣人员必须戴好手套，方可接触腰带。

（4）穿好手术衣、戴好手套，在等待手术开始前，应将双手放在手术衣胸前的夹层或双手互握置于胸前，不可高于肩低于腰，或双手交叉放于腋下。

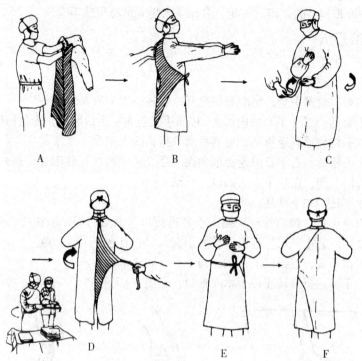

图4-3 折叠式手术衣穿法

（四）连台手术衣的更换方法

进行连台手术时，手术人员应洗净手套上的血迹，然后由巡回护士松解背部系带，先后脱去手术衣及手套。脱手术衣时注意保持双手不被污染，否则必须重新刷手消毒。

（五）脱手术衣的方法

1. 他人帮助脱衣法　脱衣者双手向前微屈肘，巡回护士面对脱衣者，握住衣领将手术衣向肘部、手的方向顺势翻转、扯脱。此时手套的腕部正好翻于手上。见图4-4。

2. 个人脱衣法　脱衣者左手抓住右肩手术衣外面，自上拉下，使衣袖由里向外翻。同样方法拉下左肩，然后脱下手术衣，并使衣里外翻，保护手臂、洗手衣裤不被手术衣外面所污染，将手术衣扔于污物袋内。见图4-5。

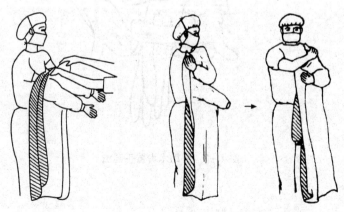

图4-4 他人帮助脱衣法　　图4-5 个人脱衣法

二、戴手套

由于手的刷洗消毒仅能去除、杀灭皮肤表面的暂居菌，对深部常驻菌无效。在手术过程中，皮肤深部的细菌会随术者汗液带到手的表面。因此，参加手术的人员必须戴手套。

（一）戴手套的方法

1. 术者戴手套法　如下所述。

（1）先穿手术衣，后戴手套。

（2）打开手套包布，显露手套，将滑石粉打开，轻轻擦于手的表面。

（3）右手持住手套返折部（手套的内面），移向手套包布中央后取出，避免污染。

（4）戴左手，右手持住手套返折部，对准手套五指，插入左手。

（5）戴右手，左手指插入右手套的返折部内面（手套的外面）托住手套，插入右手。

（6）将返折部分向上翻，盖住手术衣袖口。见图4-6。

2. 协助术者戴手套法　如下所述。

（1）洗手护士双手手指（拇指除外）插入手套返折口内面的两端，四指用力稍向外拉出，手套拇指朝外上，小指朝内下，呈外"八"字形，扩大手套入口，有利于术者穿戴。

（2）术者左手对准手套，五指向下，护士向上提。同法戴右手。

（3）术者自行将手套返折翻转压住手术衣袖口。见图4-7。

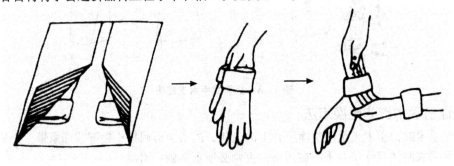

图4-6　术者戴手套法

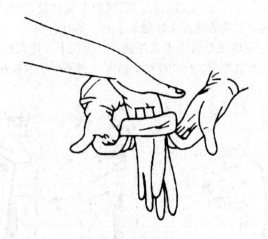

图4-7　协助术者戴手套法

（二）注意事项

（1）持手套时，手稍向前伸，不要紧贴手术衣。

（2）戴手套时，未戴手套的手不可触及手套外面，已戴手套的手不可触及手套内面。

（3）戴好手套后，应将翻边的手套口翻转过来压住袖口，不可将腕部裸露；翻转时，戴手套的手指不可触及皮肤。

（4）若戴手套时使用了滑石粉，应在参加手术前用无菌盐水冲洗手套上的滑石粉。

（5）协助术者戴手套时，洗手护士应戴好手套，并避免触及术者皮肤。

（三）连台手术脱手套法

先脱去手术衣，将戴手套的右手插入左手手套外面脱去手套，注意手套不可触及左手皮肤，然后左手拇指伸入右手鱼际肌之间，向下脱去右手手套。此时注意右手不可触及手套外面，以确保手不被手套外面的细菌污染。脱去手套后，双手需重新消毒或刷洗消毒后方可参加下一台手术。见图4-8。

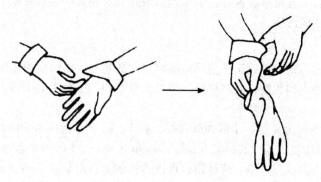

图4-8 连台手术脱手套法

（王玖言）

第三节 手术器械台的整理及注意事项

一、无菌台使用原则

（1）选择范围较为宽敞的区域开台。

（2）徒手打开外层包布，用无菌持物钳开内层包布，顺序为：先对侧，后近侧。

（3）无菌包打开后未被污染又重新包裹，有效期不超过24h。

（4）无菌巾打开并暴露于无菌环境中超过4h，应重新更换或加盖无菌巾。

二、开台方法与要求

（一）无菌器械物品桌

为了便于洗手护士了解手术步骤，迅速、准确、有效地传递手术用品，缩短手术时间，避免差错，要特别注意洗手护士配合手术时所站立的位置和手术器械分类摆放顺序的协调一致。一般情况下，洗手护士与术者位置的取向关系是：护士站在术者的对侧，若为坐位正面手术，站其右侧（二者同向）；坐位背面手术，站其左侧（二者相向）。洗手护士与患者位置的取向关系是：仰卧位时站其左侧（盆腔手术站其右侧），侧卧位时站其腹侧，俯卧位时站其右侧。

1. 器械桌的分区 将器械桌面分为4区，按器械物品使用顺序、频率分类摆放，以方便洗手护士拿取物品。各区放置的物品有：Ⅰ区为碗、弯盘、杯、缝针盒、刀片、线束、消毒纱球、KD粒、注射器等。碗在上，弯盘在下，小件物品放于弯盘或杯中；Ⅱ区为刀、剪、镊、持针钳；Ⅲ区为各种止血钳、消毒钳；Ⅳ区为各种拉钩、探针、咬骨钳、纱布、纱垫、皮肤保护巾等。拉钩等零散器械最好用长方形不锈钢盆盛装，保持整齐，不易丢失。如有专科器械桌在检查器械种类是否齐全和器械完整性后应加盖无菌巾，待要使用时再逐步打开使用，以减少污染机会。

2. 无菌桌的建立 无菌桌的铺巾至少4层，四周垂于桌缘下30cm。无菌巾一旦浸湿，应立即更换或加铺无菌巾，以防止细菌通过潮湿的无菌单进入切口。有条件的医院，宜在无菌桌面加铺一层防水无菌巾，保持无菌桌在使用过程中不被水浸湿。

无菌桌的建立有两种方法：一是直接利用无菌器械包的包布打开后建立无菌桌；二是用无菌敷料重新铺盖建立无菌桌。前者是临床上最常用、最简单、最经济、最快的方法，开台时不仅占地小，还节约用物。若采用后者铺设无菌桌，则在已打开的无菌敷料中用2把无菌持物钳（或由穿戴好手术衣、手套的护士执行）夹住双层包布的两端后抖开，然后由远到近平铺于器械车桌面上，同法再铺一块无菌巾，使之达到4层。铺巾时应选择四周范围较宽的区域，无菌巾不要过度打开，无菌物品不要触及他物，以确保无菌桌不被污染。

同时摆放两个器械桌时，宜将专科器械和公共器械分开，器械桌可采用直角形或平行放置，公共器械桌靠近洗手护士侧。当呈直角形放置时，手术人员最好穿折叠式手术衣或在其后背加铺无菌巾，避免手术衣后襟触碰器械桌造成污染。

（二）托盘

托盘是器械桌的补充形式，摆放正在使用或即将使用的物品，以协助护士快速传递物品。因此，应按照手术步骤放置物品种类和数量，及时更换，不可大量堆积，以免影响操作。托盘可分为单托盘和双托盘两种。

1. 托盘的分区　托盘可分4区。Ⅰ区为缝合线，将1、4、7号丝线备于治疗巾夹层，线头露出1～2cm，朝向切口，巾上压弯盘，盘中放浸湿或备用的纱布（垫）；Ⅱ区为血管钳，卡在托盘近切口端边缘，弧边向近侧；Ⅲ区为刀、剪、镊、持针钳；Ⅳ区为拉钩、皮肤保护巾等。其中Ⅰ区物品相对固定，Ⅱ、Ⅲ、Ⅳ区物品按手术进展随时更换。若为双托盘，血管钳卡在两盘衔接处边缘上，Ⅱ区留做机动，如放心脏血管手术专用器械、物品等，其他区物品基本不变。

2. 无菌托盘的建立　托盘的铺垫有3种解决方法：①直接将手术衣或敷料包展开在托盘上，利用原有的双层外包布。②使用双层托盘套。③在托盘上铺双层无菌巾。第一种方法简便、节约、实用，经过大单、孔巾的铺设后，盘上铺巾能达到4～6层。若铺双托盘，可用前两种方法铺设单托盘，在此基础上再加盖一层布巾，使托盘衔接紧密。临床上单托盘使用较多，双托盘多用于心脏外科手术。

三、手术野基本物品准备

手术野基本物品指的是手术切皮前切口周围的物品准备。洗手护士应在整理器械桌后，迅速备齐切皮时所用物品，加快手术进程。

1. 准备干纱垫　切口两侧各放1块干纱垫，一是为了在切皮时拭血；二是将皮缘外翻，协助术者对组织的切割。因手套直接接触皮肤，比较滑，固定不稳，皮缘易致电灼伤，影响切口愈合。

2. 固定吸引胶管　一般吸引管长100～150cm，将吸引管中部盘一个约10cm环，用组织钳提起布巾，将其固定在切口的上方，接上吸引头。此环既可防止术中吸引管滑落，又方便术中进行吸引。

3. 固定高频电刀　高频电刀线固定在切口下方，固定端到电刀头端留有50cm。一是方便术者操作；二是不用时电刀头能放回托盘上，以免术中手术人员误踩脚踏或误按手控开关造成患者皮肤灼伤。

四、注意事项

（1）手术室护士穿手术衣、戴手套后，方可进行器械桌整理。

（2）器械桌、托盘的无菌区域仅限于桌面，桌缘外或垂于器械桌缘下视为污染区，不可将器械物品置于其外侧缘。

（3）器械物品的摆放顺序是以手术室护士为中心分近、远侧，以切口为中心分近心端、远心端。

（4）小件物品应放弯盘里，如刀片、线束、针盒、注射器等。一方面保持器械桌整齐，另一方面避免丢失。

（5）妥善保管缝针，缝针细小，术中极易被手套、敷料黏附而丢失，导致物品清点不清。因此，缝针应放在针盒内或别在专用布巾上。不可随意摆放在器械桌面上，以免丢失。若缝针离开针盒，必须保持针不离钳。持针器夹持好的针应弯弓向下，放置在无菌台上，以免损坏针尖和针尖穿过布巾造成污染。在术中，回收的针应仔细检查针的完整性，以及针有没有因为医生的操作不当而出现倒钩。如出现倒钩应及时更换，如不完整应及时通知医生查找，以免异物遗留体内。

（6）手术人员不能接触桌缘平面以下，凡垂落于桌缘平面以下的物品视为污染，不可再用或向上拉提，必须重新更换。

（王玖言）

第四节　手术野皮肤的消毒及铺无菌巾

皮肤表面常有各种微生物，包括暂居菌群和常驻菌群，特别是当术前备皮不慎损伤皮肤时，更易造成暂居菌寄居而繁殖，成为术后切口感染的因素之一。皮肤消毒的目的主要是杀灭暂居菌，最大限度地杀灭或减少常驻菌，避免术后切口感染。因此，严格进行手术区、皮肤消毒是降低切口感染的重要环节。常用消毒剂见表4-2。

表4-2　常用的消毒剂

药名	主要用途	特点
2%~3%碘酊	皮肤消毒	杀菌谱广，作用力强，能杀灭芽孢
0.05%~0.1%碘酊	黏膜、伤口的擦拭或冲洗	杀灭病毒、真菌、细菌，刺激性强
0.2%~0.5%碘伏	皮肤消毒	杀菌力较碘酊弱，不能杀灭芽孢，无需脱碘
0.02%~0.05%碘伏	黏膜、伤口的冲洗	杀菌力较弱，腐蚀性小
体积分数75%酒精	颜面部、取皮区消毒，脱碘	杀灭细菌、病毒、真菌，对芽孢无效，对乙肝病毒等部分亲水病毒无效
0.1%~0.5%氯己定	皮肤消毒	杀灭细菌，对结核杆菌、芽孢有抑制作用
0.05%~0.1%氯己定	创面、颜面部、会阴、阴道	杀菌力弱，可用于膀胱冲洗

一、消毒原则

（1）充分暴露消毒区域。尽量将患者的衣服脱去，充分显露消毒范围，以免影响消毒效果。

（2）碘酊干后，方可脱碘；否则，影响杀菌效果。

（3）消毒顺序以手术切口为中心，由内向外，从上到下。若为感染伤口或肛门消毒，则应由外向内。已接触边缘的消毒纱球，不得返回中央涂擦。

（4）消毒范围以切口为中心向外15~20cm，如有延长切口的可能，则应扩大消毒范围。

（5）消毒前须检查消毒区皮肤清洁情况。

二、手术野皮肤消毒范围

1. 头部手术皮肤消毒范围　头部及前额。见图4-9。

2. 口、唇部手术皮肤消毒范围　面唇、颈及上胸部。见图4-10。

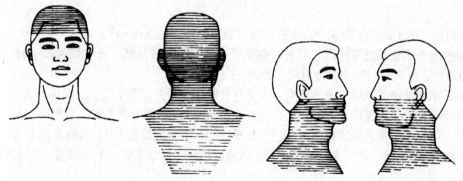

图4-9　头部手术消毒范围　　　　图4-10　口、颊面部手术消毒范围

3. 颈部手术皮肤消毒范围　上至下唇，下至乳头，两侧至斜方肌前缘。见图4-11。

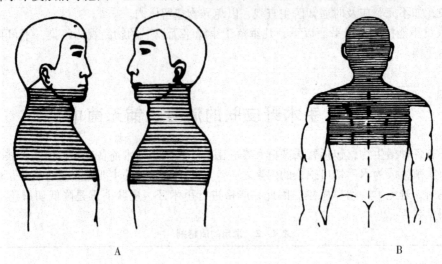

图4-11　颈部手术消毒范围
A. 颈前部手术；B. 颈椎手术

4. 锁骨部手术皮肤消毒范围　上至颈部上缘，下至上臂上1/3处和乳头上缘，两侧过腋中线。见图4-12。

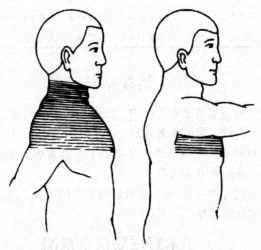

图4-12　锁骨部手术消毒范围

5. 胸部手术皮肤消毒范围　侧卧位：前后过中线，上至肩及上臂上1/3处，下过肋缘，包括同侧腋窝。

仰卧位：前后过腋中线，上至锁骨及上臂，下过脐平行线。见图4-13。

6. 乳腺癌根治手术皮肤消毒范围　前至对侧锁骨中线，后至腋后线，上过锁骨及上臂，下过脐平行线。如大腿取皮，则大腿过膝，周围消毒。见图4-14。

7. 上腹部手术皮肤消毒范围　上至乳头，下至耻骨联合，两侧至腋中线。见图4-15A。

8. 下腹部手术皮肤消毒范围　上至剑突，下至大腿上1/3，两侧至腋中线。见图4-15B。

9. 腹股沟及阴囊部手术皮肤消毒范围　上至脐平行线，下至大腿上1/3，两侧至腋中线。

10. 颈椎手术皮肤消毒范围　上至颅顶，下至两腋窝连线。如取髂骨，上至颅顶，下至大腿上1/3，两侧至腋中线。

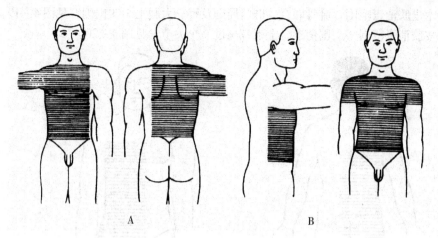

图 4 – 13　胸部手术消毒范围

A. 侧卧位；B. 仰卧位

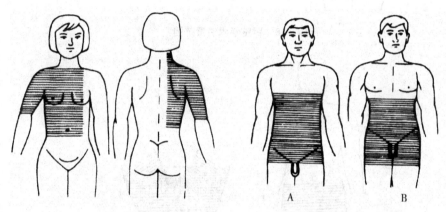

图 4 – 14　乳腺根治手术消毒范围

图 4 – 15　腹部手术消毒范围

A. 上腹部；B. 下腹部

11. 胸椎手术皮肤消毒范围　上至肩，下至髂嵴连线，两侧至腋中线。见图 4 – 16。

12. 腰椎手术皮肤消毒范围　上至两腋窝连线，下过臀部，两侧至腋中线。见图 4 – 17。

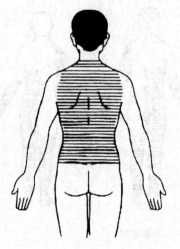

图 4 – 16　胸椎手术消毒范围

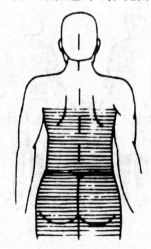

图 4 – 17　腰椎手术消毒范围

13. 肾脏手术皮肤消毒范围　前后过正中线，上至腋窝，下至腹股沟。见图 4 – 18。

14. 会阴部手术皮肤消毒范围 耻骨联合、肛门周围及臀、大腿上 1/3 内侧。见图 4 –19。

15. 四肢手术皮肤消毒范围 周围消毒，上下各超过一个关节。见图 4 –20。

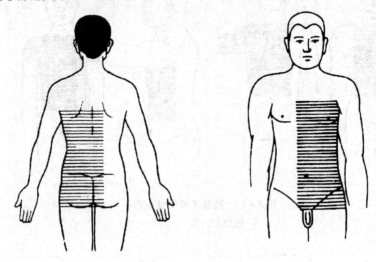

图 4 –18 肾脏手术消毒范围

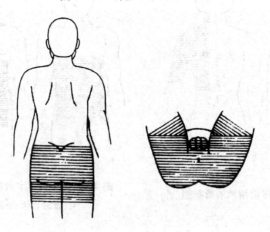

图 4 –19 会阴部手术消毒范围

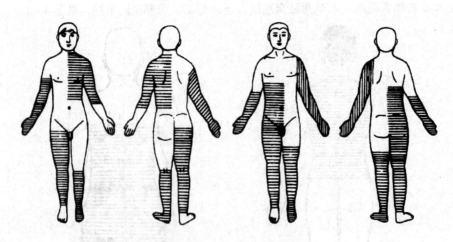

图 4 –20 四肢手术消毒范围

16. 耳部手术 术侧头、面颊及颈部。见图 4 –21。

17. 髋部手术 前、后过正中线，上至剑突，下过膝关节，周围消毒。见图 4 –22。

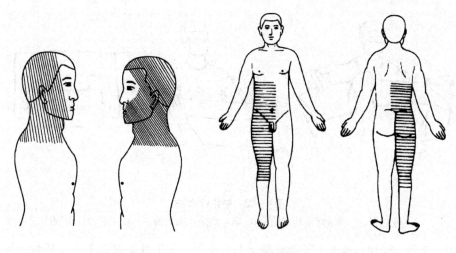

图4-21 耳部手术消毒范围   图4-22 髋部手术消毒范围

三、消毒注意事项

(1) 面部、口唇和会阴部黏膜、阴囊等处，不能耐受碘酊的刺激，宜用刺激性小的消毒液来代替。

(2) 涂擦各种消毒液时，应稍用力，以便增加消毒剂渗透力。

(3) 消毒腹部皮肤时，先在脐窝中滴数滴消毒液，待皮肤消毒完毕后再擦净。

(4) 碘酊纱球勿蘸过多，以免流散他处，烧伤皮肤。脱碘必须干净。

(5) 消毒者双手勿与患者皮肤或其他未消毒物品接触，消毒用钳不可放回手术器械桌。

(6) 采用碘伏皮肤消毒，应涂擦2遍，作用时间3min。

(7) 注意脐、腋下、会阴等皮肤皱褶处的消毒。

(8) 实施头面部、颈后入路手术时，应在皮肤消毒前用纱布保护双眼，用棉球保护耳部，以防止消毒液流入，造成损伤。

四、铺无菌巾

（一）铺无菌巾的目的

手术野铺无菌巾的目的是防止细菌进入切口。除显露手术切口所必需的最小皮肤区之外，遮盖手术患者其他部位，使手术周围环境成为一个较大范围的无菌区域，以避免和尽量减少手术中的污染。

（二）铺无菌巾的原则

(1) 铺无菌巾由洗手护士和手术医生共同完成。

(2) 铺巾前，洗手护士应穿戴无菌手术衣、手套。手术医生操作分两步：未穿手术衣、未戴手套，直接铺第一层切口单；双手臂重新消毒一次，穿戴好手术衣、手套，方可铺其他层单。

(3) 铺无菌单时，距切口2～3cm，悬垂至床缘30cm以下，手术切口四周及托盘上至少4层，其他部位应至少2层以上。

(4) 无菌巾一旦放下，不要移动，必须移动时，只能由内向外，不得由外向内。

(5) 严格遵循铺巾顺序。方法视手术切口而定，原则上第一层无菌巾是从相对干净到较干净，先远侧后近侧的方向进行遮盖。如腹部无菌巾的顺序为：先下后上，先对侧后同侧。

（三）常见手术铺巾

1. 腹部手术　如下所述。

(1) 洗手护士递1、2、3块治疗巾，折边对向铺巾者，依次铺盖切口的下方、对方、上方。

(2) 第4块治疗巾，折边对向自己，铺盖切口的同侧，用4把布巾钳固定。见图4-23。

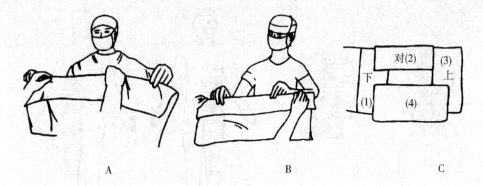

图 4-23 铺治疗巾法

A. 第1、2、3 块治疗巾传递法；B. 第4 块治疗巾传递法；C.4 块治疗巾顺序

（3）铺中单 2 块，于切口处向上外翻遮盖上身及头架，向下外翻遮盖下身及托盘，保护双手不被污染。

（4）铺孔被 1 块，遮盖全身、头架及托盘。见图 4-24。

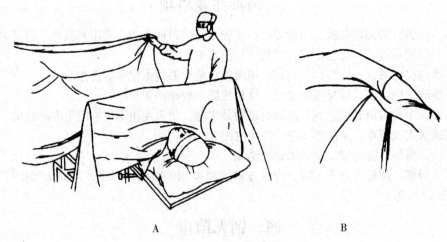

图 4-24 铺大单法

A. 铺大单；B. 铺大单手部动作

（5）对折中单 1 块铺于托盘面上。

（6）若肝、脾、胰、髂窝、肾移植等手术时，先在术侧身体下方铺对折中单 1 块。

2. 胸部（侧卧位）、脊椎（胸段以下）、腰部手术　如下所述。

（1）对折中单 2 块，分别铺盖切口两侧身体的下方。见图 4-25。

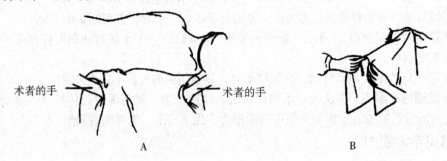

图 4-25 胸部、脊椎、腰部手术铺巾

A. 铺身体两侧下方中单（侧卧位）；B. 中单传递法

（2）切口铺巾同腹部手术。

（3）若为颈椎后路手术，手术铺巾同"头部手术"。

3. 头部手术　如下所述。

（1）对折中单1块铺于头、颈下方，巡回护士协助抬头。

（2）治疗巾4块铺盖切口周围，在切口部位覆盖皮肤保护膜。

（3）折合中单1块，1/3搭于胸前托盘架上，巡回护士放上托盘压住中单，将剩余2/3布单外翻盖住托盘。

（4）铺中单两块，铺盖头部、胸前托盘及上身，2把布巾钳固定连接处中单。

（5）铺孔被，显露术野。

（6）对折治疗巾1块，组织钳2把固定在托盘下方与切口之间布单上，形成器械袋。见图4-26。

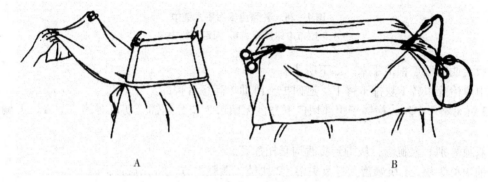

图4-26　头部手术铺巾
A. 铺盖托盘；B. 器械袋

4. 眼部手术　如下所述。

（1）双层治疗巾铺于头下，巡回护士协助患者抬头。

（2）将面上一侧治疗巾包裹头部及健眼，1把布巾钳固定。

（3）铺眼孔巾，铺盖头部及胸部。见图4-27。

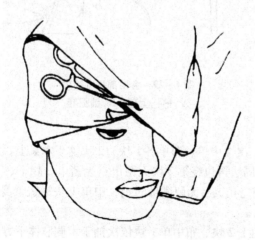

图4-27　眼部手术铺巾

5. 乳腺癌根治手术　如下所述。

（1）对折中单1块，铺于胸壁下方及肩下。

（2）如患侧手悬吊，同"腹部铺单法"。

（3）如患侧手外展，于铺治疗巾的同时由助手将患侧手抬起，铺中单后在患侧手托上放一治疗巾将患肢包裹，铺孔被，将患肢从孔被牵出，用无菌绷带将患肢固定。见图4-28。

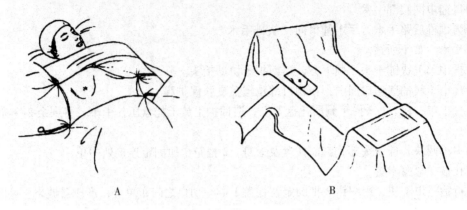

图 4 - 28　乳腺癌根治手术铺巾
A. 5 把布巾钳固定；B. 固定头侧中单

6. 经腹会阴直肠癌根治手术　如下所述。

（1）中单治疗巾各 1 块铺于臀下，巡回护士协助抬高患者臀部。

（2）3 折无菌巾 1 块，横铺于腹部切口下方，无菌巾 3 块分别铺于切口对侧、上方、近侧。4 把布巾钳固定。

（3）双腿分别套上腿套，从脚到腹股沟套托盘套。

（4）铺中单 3 块，1 块遮盖上身及头架，2 块铺于两腿上方，将托盘置于腿上方。

（5）铺孔被，将治疗巾对折铺于托盘上。见图 4 - 29。

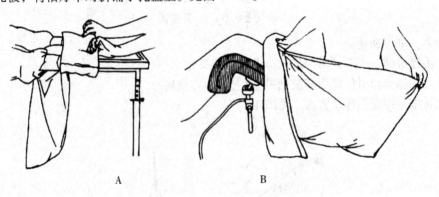

图 4 - 29　会阴部手术铺巾
A. 铺托盘套；B. 铺腿套

7. 四肢手术　如下所述。

（1）上肢：对折中单（一次性中单、布单各 1 块）2 块铺于木桌上；对折无菌巾 1 块围绕上臂根部及止血带，1 把布巾钳固定，同法再包绕第 2 块无菌巾；无菌巾 2 块上、下各一，2 把布巾钳固定；折合治疗巾包裹术侧末端，于铺完孔被后无菌绷带固定；中单 1 块铺盖上身及头架，中单 1 块铺盖下身；铺孔被，术侧肢体从孔中穿出。

（2）下肢：中单（一次性）2 块、布中单 1 块依次铺于术侧肢体下方；对折治疗巾 1 块，由下至上围绕大腿根部及止血带，同法再包绕第 2 块治疗巾，1 把布巾钳固定；无菌巾 2 块在肢体上、下各铺 1 块，2 把布巾钳固定；折合治疗巾包裹术侧末端，无菌绷带固定；中单 1 块铺盖上身及头架；铺孔巾 1 块，术侧肢体从孔中穿出。见图 4 - 30。

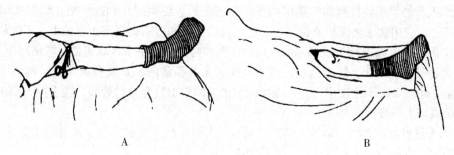

图 4-30 四肢手术铺巾（以下肢为例）
A. 固定折合治疗巾；B. 铺孔巾

8. 髋关节手术 如下所述。

（1）对折中单 1 块，铺于术侧髋部侧下方。

（2）中单（一次性）2 块、布中单 1 块依次铺于术侧肢体下方。

（3）治疗巾 3 块，第 1 块折边向术者由患者大腿根部向上围绕，第 2 块折边向助手铺于切口对侧，第 3 块折边向术者铺于同侧，3 把布巾钳固定。

（4）铺中单，包裹术侧肢体末端；铺孔巾，同"下肢手术"。见图 4-31。

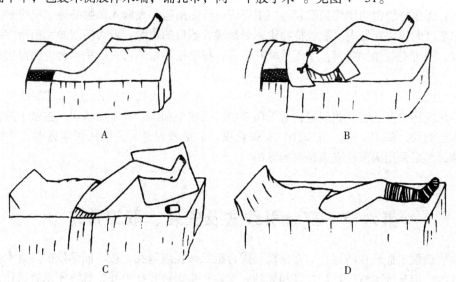

图 4-31 髋关节手术铺巾
A. 铺台布；B. 固定治疗巾；C. 包裹术侧肢体末端；D. 铺孔巾

9. 脊柱手术 如下所述。

（1）同腹部手术依次铺好 4 块治疗巾，2 块布中单。

（2）于切口上方加盖一次性中单 1 块，于托盘外侧加铺一次性中单 1 块，2 把直钳固定，铺孔被。

五、术中的无菌要求

（1）保持无菌区域不被污染：手术台面以下视为有菌，手术人员的手、器械物品不可放到该平面以下；否则，视为被污染。

（2）由洗手护士打开无菌包内层，无洗手护士的手术，由巡回护士用无菌持物钳打开，手术医生铺毕第 1 层巾后，必须重新消毒双手 1 次。

（3）器械应从手术人员的胸前传递，必要时可从术者手臂下传递，但不得低于手术台边缘，手术者不可随意伸臂横过手术区域取器械。

（4）手术人员的手不要接触切口周围的皮肤。切皮后应更换刀片和盐水垫，铺皮肤保护巾，处理空腔脏器残端时，应用盐水垫保护周围组织，已污染的器械和敷料必须放于弯盘中，不能放回无菌区。

（5）术中因故暂停如进行 X 线摄片时，应用无菌单将切口及手术区域遮盖，防止污染。

（6）无菌物品一经取出，虽未使用，但不能放回无菌容器内，必须重新灭菌后再使用，无菌包打开后未被污染，超过 24h 不可使用。一次性物品应由巡回护士打开外包装后，洗手护士用镊子夹取，不宜直接在无菌桌面上撕开。

（7）手术人员更换位置时，如两人邻近，先由一人双手放于胸前，与交换者采用背靠背形式交换；如非邻近，则由双方先面向手术台退后，然后交换。

（8）术中尽量减少开关门次数。限制参观人员，参观人员距离手术者 30cm 以上。

（9）口罩潮湿及时更换，手术人员咳嗽、打喷嚏时，应将头转离无菌区。及时擦拭手术人员的汗液。

（10）无菌持物钳主张干燥保存，每台一换，若历时长，每 4h 更换。

（王玖言）

第五节　无菌持物钳的使用

在手术室，无菌持物钳的使用频率较高，主要用于开无菌包、夹取无菌物品等。使用时应保持无菌钳的无菌，用后及时放回容器内。取放持物钳不要触碰容器口的边缘。若为浸泡的无菌持物钳，应始终保持钳端向下，不可夹取油性敷料。手术器械开包后，持物钳尽量不再夹取手术台上的器械物品，以免污染。

无菌持物钳的保存：传统做法是将其浸泡于 0.1% 器械消毒液或 2% 强化戊二醛溶液中。随着消毒学的发展及临床使用中存在的一些问题，对无菌持物钳的使用和保管有了新认识，主张干燥保存，每台一换。若手术历时长，每 4h 一换。若采用 2% 强化戊二醛溶液浸泡，应使用带盖盛器，持物钳及盛器应先高压灭菌，然后采用灭菌液浸泡保存的方法。

（黄必润）

第六节　穿针引线法及安装、取刀片法

术中对血管破裂出血或预防性止血常常需要进行组织结扎或缝扎。按不同部位的血管大小可采用不同的缝针、缝线，但穿针引线的技巧却是相同的。准确、快速地穿针引线，既方便术者操作，又缩短手术配合时间。因此，护士必须加强练习。常用的穿针引线法包括：穿针带线法、血管钳带线法、徒手递线法。

一、穿针带线法

（一）标准

穿针带线过程中要求做到 3 个 1/3，即缝线的返回线占总长线的 1/3；持针器夹持缝针在针尾的后 1/3 处，并稍向外上；持针器开口前端的 1/3 夹持缝针。这样，术者在缝扎时有利于进针、不易掉线。传递时，将缝线绕到手背或用环指、小指将缝线夹住，使术者接钳时不致抓住缝线影响操作。常用于血管组织结扎。

（二）方法

（1）右手拿持针器，用持针开口端的前 1/3 夹住缝针的后 1/3 处。

（2）左手接过持针器，握住中部，右手拇指、示指或中指捏住缝线前端穿入针孔。

（3）线头穿过针孔后，右手拇指顶住针尾孔，示指顺势将线头拉出针孔。

（4）拉线过针孔 1/3 后，右拇指、示指将线返折，合并缝线后卡入持针器的头部。

（5）若为线轴，右手拇指、示指捏住线尾，中指向下用力弹断线尾。见图 4 - 32。

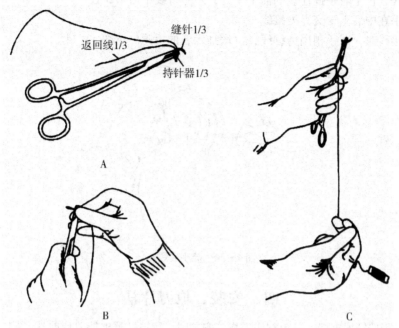

图 4 - 32　穿针带线法
A. 穿针带线标准；B. 穿针引线；C. 弹线法

二、血管钳带线法

（一）标准

血管钳尖端夹持缝线要紧，以结扎时不滑脱、不移位为准。一般钳尖端夹持缝线 2mm 为宜，过多较易造成钳端的线移位，缝线挂不住组织而推动带线作用。传递方法同"穿针带线"。常用于深部组织的结扎。

（二）方法

（1）右手握 18cm 血管钳，左手拇指、示指持缝线一端。

（2）张开钳端，夹住线头约 2mm。见图 4 - 33。

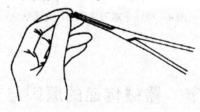

图 4 - 33　血管钳带线法

三、徒手递线法

（一）标准

术者接线的手持缝线的中后 1/3 交界处，轻甩线尾后恰好留出线的前端给对侧手握持。尽量避免术者在线的中前部位接线，否则结扎时前端的缝线不够长，术者需倒手一次，增加操作步骤。

（二）方法

（1）拉出缝线，护士右手握住线的前 1/3 处，左手持线中后 1/3 处。

（2）术者的手在中后 1/3 交界处接线。

（3）当术者接线时，双手稍用力绷线，以增加术者的手感。见图 4-34。

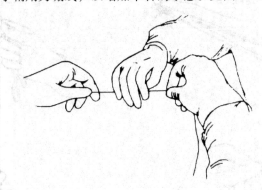

图 4-34　徒手递线法

四、安装、取刀片法

刀片安装宜采用持针器夹持，避免割伤手指。安装时，用持针器夹持刀片前端背侧，将刀片与刀柄槽对合，向下嵌入；取下时，再以持针器夹持刀片尾端背侧，稍稍提起刀片，向上顺势推下。见图 4-35。

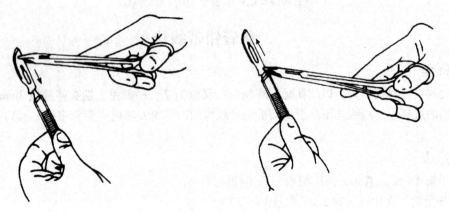

图 4-35　手术刀片安装、取下法

（黄必润）

第七节　器械传递的原则与方法

一、器械传递的原则

（1）速度快、方法准、器械对，术者接过后无需调整方向即可使用。

（2）力度适当，达到提醒术者的注意力为度。

（3）根据手术部位，及时调整手术器械。一般而言，切皮前、缝合皮下时递有齿镊；夹持酒精棉球消毒皮肤，切开、提夹皮肤，切除瘢痕、粘连组织时递有齿镊；其他情况均递无齿镊。提夹血管壁、神经，递无损伤镊；手术部位浅，递短器械；徒手递结扎线，反之，递长器械；血管钳带线结扎，夹持牵引线，递蚊式钳。

（4）及时收回切口周围的器械，避免堆积，防止掉地。

（5）把持器械时，有弧度的弯侧向上，有手柄的朝向术者。单面器械垂直递，锐利器械的刃口向下水平递。

（6）切开或切除腔道组织前，递长镊、湿盐水垫数块保护周围组织，切口下方铺无菌巾1块放置污染器械。切除后，递0.5%碘伏纱球消毒创面。接触创缘的器械视为污染，放入指定盛器。残端缝合完毕，递长镊。撤除切口周围保护盐水垫，不宜徒手拿取，否则应更换手套。

二、器械传递法

（一）手术刀传递法

注意勿伤及自己或术者。递刀方法有2种。

（1）手持刀背，刀刃面向下、尖端向后呈水平传递。

（2）同侧、对侧传递法。见图4-36。

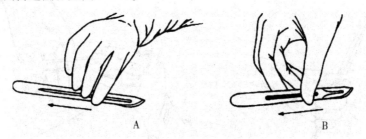

图4-36 手术刀传递法

A. 同侧；B. 对侧

（二）弯剪刀、血管钳传递法

传递器械常用拇指和四指的合力来实现，若为小器械，也可以通过拇指、中指和示指的合力来传递。传递过程应灵活应用，以快、准为前提。常用的传递法有3种。见图4-37。

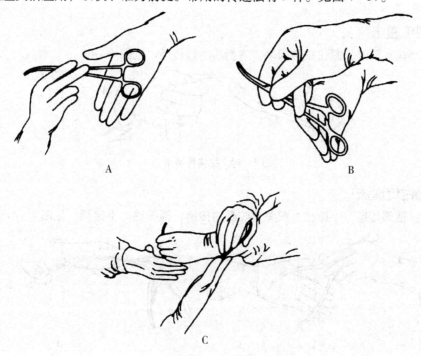

图4-37 血管钳传递法

A. 对侧；B. 同侧；C. 交叉

1. 对侧传递法　右手拇指握凸侧上 1/3 处，四指握凹侧中部，通过腕部的适力运动，将器械的柄环部拍打在术者掌心上。

2. 同侧传递法　右手拇指、环指握凹侧，示指、中指握凸侧上 1/3 处，通过腕下传递。左手则相反。

3. 交叉传递法　同时递 2 把器械时，递对侧器械的手在上，同侧的手在下，不可从术者肩或背后传递。

（三）镊子传递法

（1）手握镊尖端，闭合开口，直立式传递。

（2）术中紧急时，可用拇指、示指、中指握镊尾部，以三指的合力关闭镊开口端，让术者持住镊子的中部。见图 4 - 38。

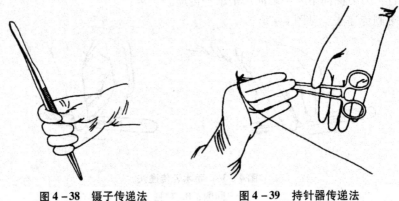

| 图 4 - 38　镊子传递法 | 图 4 - 39　持针器传递法 |

（四）持针器传递法

传递时要避免术者同时将针钳和缝线握住，缝针的尖端朝向手心，针弧朝背，缝线搭在手背或用手夹持。见图 4 - 39。

（五）拉钩传递法

递拉钩前应用盐水浸湿，握住拉钩前端，将柄端平行传递。见图 4 - 40。

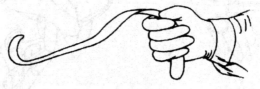

图 4 - 40　拉钩传递法

（六）咬骨钳传递法

枪状咬骨钳握轴部传递，手接柄，双关节咬骨钳传递，握头端，手接柄。见图 4 - 41。

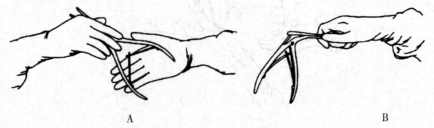

A　　　　　　　　　　　B

图 4 - 41　咬骨钳传递法

A. 枪状咬骨钳；B. 双关节咬骨钳

（七）锤、凿传递法

左手握凿端，柄递给术者左手，右手握锤，手柄水平递术者右手。见图4-42。

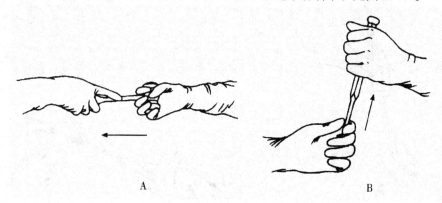

图4-42　锤、凿传递法
A. 锤传递；B. 凿传递

（黄必润）

第八节　敷料传递的原则与方法

一、敷料传递的原则

（1）速度快、方法准、物品对，不带碎屑、杂物。

（2）及时更换切口敷料，避免堆积。

（3）纱布类敷料应打开、浸湿、成角传递，固定带或纱布应留有一端在切口外，不可全部塞入体腔，以免遗留在组织中。

二、敷料传递法

（一）纱布传递

打开纱布，成角传递。由于纱布被血迹浸湿后体积小而不易被发现，不主张在切口深、视野窄、体腔或深部手术时拭血。必须使用时，应特别注意进出的数目，做到心中有数。目前有用致密纱编织的显影纱布，可透过X线，增加了体腔手术敷料使用的安全性。

（二）纱垫传递

成角传递，纱垫要求缝有20cm长的布带，使用时，将其留在切口外，防止误入体腔。有条件也可使用显影纱垫。

（三）其他敷料的传递法

用前必须浸湿。

1. 带子传递　传递同"血管钳带线法"。常用于结扎残端组织或对组织进行悬吊、牵引。

2. 引流管传递　常用于组织保护性牵引，多用8F导尿管。18cm弯血管钳夹住头端递给术者，返折引流管后，用12.5cm蚊式钳固定。

3. 橡皮筋传递　手指撑开胶圈，套在术者右手上。用于多把血管钳的集束固定。见图4-43。

4. KD粒（"花生米"）传递　常用于深部组织的钝性分离。用18～22cm弯血管钳夹持递给术者。见图4-44。

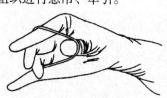

图4-43　橡皮筋传递法

5. 脑棉片传递　多用于开颅手术时，将棉片贴放于组织表面进行保护性吸引。脑棉片一端要求带有黑色丝线，以免遗留。稍用力拉，检查脑棉片质量。浸湿后示指依托，术者用枪状镊夹持棉片的一端。见图 4 - 45。

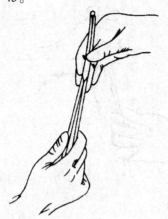

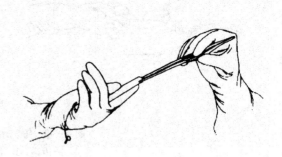

图 4 - 44　KD 粒传递法　　　　　　　图 4 - 45　脑棉片传递法

（黄必润）

第五章

甲状腺疾病

第一节　甲状腺功能亢进症

甲状腺功能亢进症（以下简称甲亢）系指因甲状腺分泌过多而引起的一系列高功能状态，是仅次于糖尿病的常见内分泌疾病，有 2%～4% 的育龄妇女受累。其基本特征包括甲状腺肿大，基础代谢增加和自主神经系统的紊乱。根据其病因和发病机制的不同可分为以下几种类型：①弥漫性甲状腺肿伴甲亢：也称毒性弥漫性甲状腺肿或突眼性甲状腺肿，即 Graves 病，占甲亢的 80%～90%。为自身免疫性疾病。②结节性甲状腺肿伴甲亢：又称毒性多结节甲状腺肿即 Plummer 病。患者在结节性甲状腺肿多年后出现甲亢，发病原因不明。近年来在甲亢的构成比上有增加的趋势，并有地区性。③自主性高功能甲状腺腺瘤或结节：约占甲亢的 9%，病灶多为单发。呈自主性且不受促甲状腺素（TSH）调节，病因也不明确。④其他原因引起的甲亢：包括长期服用碘剂或乙胺碘呋酮等药物引起的碘源性甲亢；甲状腺滤泡性癌过多分泌甲状腺素而引起的甲亢；垂体瘤过多分泌 TSH 而引起的垂体性甲亢；肿瘤如绒毛癌、葡萄胎、支气管癌、直肠癌可分泌 TSH 所以称之为异源性 TSH 综合征，卵巢畸胎瘤（含甲状腺组织）属异位分泌过多甲状腺素；甲状腺炎初期因甲状腺破坏造成甲状腺激素释放过多可引起短阵甲亢表现；最后还有服用过多甲状腺素引起的药源性甲亢等。

在这些类型的甲亢中以前三者特别是 Graves 病比较常见且与外科关系密切，所以本节予以重点讨论。

一、弥漫性甲状腺肿伴甲亢

弥漫性甲状腺肿伴甲亢即 Graves 病简称 GD，是由自身免疫紊乱而引起的多系统综合征，1835 年 Robert Graves 首先描述了该综合征包括高代谢、弥漫性甲状腺肿、眼征等。

（一）病因及发病机制

该病以甲状腺素分泌过多为主要特征，但 TSH 不高反而降低，所以并非垂体分泌 TSH 过多引起。在患者的血清中常能检出针对甲状腺的自身抗体，该抗体可缓慢而持久地刺激甲状腺增生和分泌，以前曾称之为长效甲状腺刺激物（LATS），也有其他名称如人甲状腺刺激素（HTS）、甲状腺刺激蛋白（TSI）。这些物质对应的抗原是甲状腺细胞上的 TSH 受体，起到类似 TSH 的作用，可刺激 TSH 受体引起甲亢。进一步研究表明 TSH 受体抗体 TRAb 是一种多克隆抗体，可分为以下几种亚型：①甲状腺刺激抗体（TSAb）或称甲状腺刺激免疫球蛋白（TSI）主要是刺激甲状腺分泌；②甲状腺功能抑制抗体（TFIAb）或称甲状腺功能抑制免疫球蛋白（TFⅡ），又称甲状腺刺激阻断抗体（TSBAb）；③甲状腺生长刺激免疫球蛋白（TGSI），与甲状腺肿大有关；④甲状腺生长抑制免疫球蛋白（TGII）。这些克隆平衡一旦被打破，占主导地位的抗体就决定了临床特征。如 GD 患者治疗以前的 TRAb 阳性为 60%～80%，而 TSAb 阳性率达 90%～100%，如果该抗体阳性妊娠妇女的新生儿发生 GD 的可能性增加。故认为 GD 患者的主导抗体是 TSAb，当然也有其他抗体存在。在主导抗体发生转变时，疾病也随之发生转变，如 GD 可转变为慢性甲状腺炎（HD），反之也一样。由于检测技术原因目前临床仅开展 TRAb 和

TSAb 的检测。

甲状腺自身免疫的病理基础目前尚不明了，可能与以下因素有关：

1. 遗传因素　在同卵双胎同时患 GD 的达 30% ~ 60%，异卵双胎同时患 GD 的仅 3% ~ 9%。在 GD 患者家属中 34% 可检出 TRAb 或 TSAb，而本人当时并无甲亢，但今后有可能发展为显性甲亢。目前认为一些基因与 GD 的高危因素有关，包括人类白细胞抗原（HLA）基因 DQ、DR 区，如带 HLA - DR3 抗原型的人群患 GD 的危险性为其他 HLA 抗原型人群的 6 倍。HLA - DQA1 * 0501 阳性者对 GD 有遗传易感性。非 HLA 基因如肿瘤坏死因子 β（TNF - β）、细胞的 T 细胞抗原（CTLA4）、TSH 受体基因的突变和 T 细胞受体（TCR）等基因同 GD 遗传易感性之间的关系正引起人们的注意。但研究表明组织相容性复合体（MHC）系统可能只起辅助调节作用。

2. 环境因素　包括感染、外伤、精神刺激和药物等。在 GD 患者中可检出抗结肠炎耶尔森菌（Yersimia enterocolitica）抗体，耶尔森菌的质粒编码的蛋白与 TSH 受体有相似的抗原决定簇（"分子模拟学说"）。该抗原是一种强有力的 T 细胞刺激分子即超抗原，可引起 T 细胞大量活化。但其确切地位仍不明了，也有可能是继发于 GD 免疫功能紊乱的结果。

3. 淋巴细胞功能紊乱　GD 患者甲状腺内的抑制性环路很难启动与活化，不能发挥免疫抑制功能，导致自身抗体的产生。在甲状腺静脉血中 TSH 抗体的活性高于外周血，提示甲状腺是产生其器官特异自身抗体的主要场所。而且存在抑制性 T 细胞功能的缺陷，抗甲状腺药物如卡比马唑治疗后这种缺陷可以改善，但是直接还是间接反应有待研究。

总之 GD 可能是由多因素引起以自身免疫紊乱为特征的综合征，确切病因有待于进一步研究。

（二）病理解剖与病理生理

GD 患者的甲状腺呈弥漫性肿大，血管丰富、扩张。滤泡上皮细胞增生呈柱状，有弥漫性淋巴细胞浸润。浸润性突眼患者其球后结缔组织增加、眼外肌增粗水肿，含有较多黏多糖、透明质酸沉积和淋巴细胞及浆细胞浸润。骨骼肌和心肌也有类似表现。垂体无明显改变。少数患者下肢有胫前对称性黏液性水肿。

甲状腺激素有促进产热作用并与儿茶酚胺有相互作用，从而引起基础代谢率升高、营养物质和肌肉组织的消耗，加强对神经、心血管和胃肠道的兴奋。

（三）临床表现

GD 在女性更为多见，患者男女之比为 1 ：（5 ~ 7），但心脏情况、压迫症状、术中问题和术后反应在男性均较明显。高发年龄为 21 ~ 50 岁。在碘充足地区自身免疫性甲状腺疾病的发病率远高于碘缺乏地区。该病起病缓慢，典型者高代谢症群、眼症和甲状腺肿大表现明显。轻者易与神经症混淆，老年、儿童或仅表现为突眼、恶病质、肌病者诊断需谨慎。

1. 甲状腺肿　为 GD 的主要临床表现或就诊时的主诉。甲状腺呈弥漫、对称性肿大，质软，无明显结节感。少数（约 10%）肿大不明显、或不对称。在甲状腺上下特别是上部可扪及血管震颤并闻及血管杂音。这些构成 GD 的甲状腺特殊体征，在诊断上有重要意义。

2. 高代谢症群　患者怕热多汗，皮肤红润。可有低热，危象时可有高热。患者常有心动过速、心悸。食欲纳亢进但疲乏无力、体重下降，后者是较为客观的临床指标。

3. 神经系统　呈过度兴奋状态，表现为易激动、神经过敏、多言多语、焦虑烦躁、多猜疑、有时出现幻觉甚至亚躁狂。检查时可发现伸舌或两手平举时有细震颤，腱反射活跃。但老年淡漠型甲亢患者则表现为一种抑制状态。

4. 眼症　分为两种，多数表现为对称性非浸润性突眼也称良性突眼，主要是因交感神经兴奋使眼外肌和上睑肌张力增高，而球后组织改变不大。临床上可见到患者眼睑裂隙增宽，眼球聚合不佳，向下看时上眼睑不随眼球下降，眼向上看时前额皮肤不能皱起；另一种为少见而严重的恶性突眼，主要因为眼外肌、球后组织水肿、淋巴细胞浸润所致。但这类患者的甲亢可以不明显，或早于甲亢出现。

5. 循环系统　可表现为心悸、气促。窦性心动过速达 100 ~ 120 次/分，静息或睡眠时仍较快，脉压增大。这些是诊断、疗效观察的重要指标之一。心律失常可表现为期前收缩、房颤、房扑以及房室传导阻滞。心音、心脏搏动增强，心脏扩大甚至心力衰竭。老年淡漠型甲亢则心动过速较少见，不少可并发心绞痛甚至心肌梗死。

6. 其他　消化系统除食欲增加外，还有大便次数增多。而老年以食欲减退、消瘦为突出。血液系统中有外周血白细胞总数减少，淋巴细胞百分比和绝对数增多，血小板减少，偶见贫血。运动系统表现为软弱无力，少数为甲亢性肌病。生殖系统的表现在男性可表现为阳痿、乳房发育；女性为月经减少，周期延长甚至闭经。皮肤表现为对称性黏液性胫前水肿，皮肤粗糙，指端增厚，指甲质地变软与甲床部分松离。甲亢早期肾上腺皮质功能活跃，重症危象者则减退甚至不全。

（四）诊断与鉴别诊断

对于有上述临床症状与体征者应作进一步甲状腺功能检查，在此对一些常用的检查进行评价：

1. 摄^{131}I率正常值　3h为5%～25%，24h为20%～45%。甲亢患者摄^{131}I率增高且高峰提前至3～6h。女子青春期、绝经期、妊娠6周以后或口服雌激素类避孕药也偶见摄^{131}I率增高。摄^{131}I率还因不同地区饮水、食物及食盐中碘的含量多少而有差异。甲亢患者治疗过程中不能仅依靠摄^{131}I率来考核疗效。但对甲亢放射性^{131}I治疗者^{131}I率可作为估计用量的参考。缺碘性、单纯性甲状腺肿患者摄^{131}I率可以增高，但无高峰提前。亚急性甲状腺炎者T_4可以升高但摄^{131}I率下降呈分离现象。这些均有利于鉴别诊断。

2. T_3、T_4测定　可分别测定TT_3、RT_4、FT_3和FT_4，其正常值因各个单位采用的方法和药盒不同而有差异，应注意参照。TT_4可作为甲状腺功能状态的最基本的一种体外筛选试验，它不受碘的影响，无辐射的危害，在药物治疗过程中可作为甲状腺功能的随访指标，若加服甲状腺片者测定前需停用该药。但是凡能影响甲状腺激素结合球蛋白（TBG）浓度的各种因素均能影响TT_4的结果。对T_3型甲亢需结合TT_3测定。TT_3是诊断甲亢较灵敏的一种指标。甲亢时TT_3可高出正常人4倍，而TT_4只有2倍。TT_3对甲亢是否复发也有重要意义，因为复发时T_3先升高。在功能性甲状腺腺瘤、结节性甲状腺肿或缺碘地区所发生的甲亢多属T_3型甲亢，也需进行TT_3测定。TBG同样会影响TT_3的结果应予以注意。为此，还应进行FT_4、FT_3特别是FT_3的测定。FT_3对甲亢最灵敏，在甲亢早期或复发先兆FT_4处于临界时FT_3已升高。

3. 基础代谢率（BMR）　目前多采用间接计算法（静息状态时：脉搏＋脉压－111＝BMR），正常值在－15%～＋15%之间。BMR低于正常可排除甲亢。甲亢以及甲亢治疗的随访BMR有一定价值，因为药物治疗后T_4首先下降至正常，甲状腺素外周的转化仍增加，T_3仍高故BMR仍高于正常。

4. TSH测定　可采用高灵敏放免法（HS－TSH IRMA），优于TSH放免法（TSH RIA），因为前者降低时能帮助诊断甲亢，可减少TRH兴奋试验的使用。灵敏度和特异度优于FT_4。

5. T_3抑制试验　该试验仅用于一些鉴别诊断。如甲亢患者摄^{131}I率增高且不被T_3抑制，由此可鉴别单纯性甲状腺肿。对突眼尤其是单侧突眼可以此进行鉴别，浸润性突眼T_3抑制试验提示不抑制。而且甲亢治疗后T_3能抑制者复发机会少。

6. TRH兴奋试验　该试验也仅用于一些鉴别诊断。甲亢患者静脉给予TRH后TSH无反应；若增高可除外甲亢。该方法省时，无放射性，不需服用甲状腺制剂，所以对有冠心病的老年患者较适合。

7. TRAb和TSAb的检测　可用于病因诊断和治疗后预后的评估，可与T_3抑制试验相互合用。前者反映抗体对甲状腺细胞膜的作用，后者反映甲状腺对抗体的实际反应性。

（五）治疗

甲亢的病因尚不完全明了。治疗上首先应减少精神紧张等不利因素，注意休息和营养物质的提供。然后通过以下三个方面，即消除甲状腺素的过度分泌，调整神经内分泌功能以及一些特殊症状和并发症的处理。消除甲状腺素过度分泌的治疗方法有三种：药物、手术和同位素治疗。

1. 抗甲状腺药物治疗　以硫脲类药物如甲基或丙硫氧嘧啶（PTU）、甲巯咪唑和卡比马唑为常用，其药理作用是通过阻止甲状腺内过氧化酶系抑制碘离子转化为活性碘而妨碍甲状腺素的合成，但对已合成的激素无效，故服药后需数日才起作用。丙硫氧嘧啶还有阻滞 T_4 转化为 T_3、改善免疫监护的功能。PTU 和甲巯咪唑的比较：①两者均能抑制甲状腺激素合成，但 PTU 还能抑制外周组织的细胞内 T_4 转化为 T_3，它的作用占 T_3 水平下降的 10% ~ 20%。甲巯咪唑没有这种效应。②甲巯咪唑的药效强度是 PTU 的 10 倍，5mg 甲巯咪唑的药效等于 50mg PTU。尤其是甲巯咪唑在甲状腺细胞内存留时间明显长于 PTU，甲巯咪唑 1 次/天，药效可达24h。而 PTU 必须 6 ~ 8h 服药 1 次，才能维持充分疗效。故维持期治疗宁可选用甲巯咪唑，而不选用 PTU。

药物治疗的适应证为：症状轻，甲状腺轻 ~ 中度肿大；20 岁以下或老年患者；手术前准备或手术后复发而又不适合放射治疗者；辅助放射治疗；妊娠妇女，多采用丙硫氧嘧啶，该药相对通过胎盘的能力相对小些。而不用甲巯咪唑，因为甲巯咪唑与胎儿发育不全有关。希望最低药物剂量达到 FT_4、FT_3 在正常水平的上限以避免胎儿甲减和甲状腺肿大，通常丙硫氧嘧啶 100 ~ 200mg/d。这类药物也可通过乳汁分泌，所以必须服药者不能母乳喂养。如果症状轻又没有并发症，可于分娩前 4 周停药。

治疗总的疗程为 1.5 ~ 2 年。起初 1 ~ 3 个月予以甲巯咪唑 30 ~ 40mg/d，不超过 60mg/d。症状减轻，体重增加，心率降至 80 ~ 90 次/分，T_3、T_4 接近正常后可每 2 ~ 3 周降量 5mg 共 2 ~ 3 个月。最后 5mg/d 维持。避免不规则停药，酌情调整用量。

其他药物：β - 阻滞剂普萘洛尔 10 ~ 20mg Tid，可用于交感神经兴奋性高的 GD 患者，以改善心悸心动过速、精神紧张、震颤和多汗。也可作为术前准备的辅助用药或单独用药。对于甲亢危象、紧急甲状腺手术又不能服用抗甲状腺药物或抗甲状腺药物无法快速起效时可用大剂量普萘洛尔 40mg Qid 快速术前准备。对甲亢性眼病也有一定效果。但在患有支气管哮喘、房室传到阻滞、心力衰竭的患者禁用，1 型糖尿病患者慎用。普萘洛尔对妊娠晚期可造成胎儿宫内发育迟缓、小胎盘、新生儿心动过缓和胎儿低血糖，增加子宫活动和延迟宫颈的扩张等不良反应，因此只能短期应用，一旦甲状腺功能正常立即停药。

在抗甲状腺药物减量期加用甲状腺片 40 ~ 60mg/d 或甲状腺素片 50 ~ 100μg/d 以稳定下丘脑 - 垂体 - 甲状腺轴，避免甲状腺肿和眼病的加重。妊娠甲亢患者在服用抗甲状腺药物也应加用甲状腺素片以防胎儿甲状腺肿和甲减。甲状腺素片还可以通过外源性 T_4 抑制 TSH 从而使 TSAb 的产生减少，减少免疫反应。T_4 还可使 HLA - DR 异常表达减弱。另外可直接作用于特异的 B 淋巴细胞而减少 TSAb 的产生，最终使 GD 得以长期缓解、减少复发。

2. 手术治疗 甲亢手术治疗的病死率几乎为零、并发症和复发率低，可迅速和持久达到甲状腺功能正常，并有避免放射性碘及抗甲状腺药物带来的长期并发症和获得病理组织学证据等独特优点，手术能快速有效地控制并治愈甲亢；但仍有一定的复发率和并发症，所以应掌握其适应证和禁忌证。

（1）手术适应证：甲状腺肿大明显或伴有压迫症状者；中 ~ 重度以上甲亢（有甲亢危象者可考虑紧急手术）；抗甲状腺药物无效、停药后复发、有不良反应而不能耐受或不能坚持长期服药者；胸骨后甲状腺肿伴甲亢；中期妊娠又不适合用抗甲状腺药物者。若甲状腺巨大、伴有结节的甲亢妊娠妇女常需大剂量抗甲状腺药物才有作用，所以宁可采用手术。

（2）手术禁忌证：青少年（< 20 岁），轻度肿大，症状不明显者；严重突眼者手术后突眼可能加重手术应不予以考虑；年老体弱有严重心、肝和肾等并发症不能耐受手术者；术后复发因粘连而使再次手术并发症增加、切除腺体体积难以估计而不作首选。但对药物无效又不愿意接受放射治疗者有再次手术的报道，术前用超声检查了解两侧腺体残留的大小，此次手术腺叶各留 2g 左右。

（3）术前准备：术前除常规检查外，应进行间接喉镜检查以了解声带活动情况。颈部和胸部摄片了解气管和纵隔情况。查血钙、磷。为了减少术中出血、避免术后甲亢危象的发生，甲亢手术前必须进行特殊的准备。手术前准备常采用以下两种准备方法即：

1）碘剂为主的准备：在服用抗甲状腺药物一段时间后患者的症状得以控制，心率在 80 ~ 90 次/分，睡眠和体重有所改善，基础代谢率在 20% 以下，即可开始服用复方碘溶液又称卢戈（Lugol）液。该药可抑制甲状腺的释放，使滤泡细胞退化，甲状腺的血运减少，腺体因而变硬变小，使手术易于进行并减少出血量。卢戈溶液的具体服法有两种：①第一天开始每日 3 次，每次 3 ~ 5 滴，逐日每次递增 1 滴，直到每次 15 滴，然后维持此剂量继续服用。②从第一天开始即为每次 10 滴，每日 3 次。共 2 周左右，直至甲状腺腺体缩小、变硬、杂音和震颤消失。局部控制不满意者可延长服用碘剂至4周。但因为碘剂只能抑制释放而不能抑制甲状腺的合成功能，所以超过4周后就无法再抑制其释放，反引起反跳。故应根据病情合理安排手术时间，特别对女性患者注意避开经期。开始服用碘剂后可停用甲状腺片。因为抗甲状腺药物会加重甲状腺充血，除病情特别严重者外，一般于术前1周停用抗甲状腺药物，单用碘剂直至手术。妊娠并发甲亢需手术时也可用碘剂准备，但碘化物能通过胎盘引起胎儿甲状腺肿和甲状腺功能减退，出生时可引起初生儿窒息。故只能短期碘剂快速准备，碘剂不超过10天。术后补充甲状腺素片以防流产。对于特殊原因需取消手术者，应该再服用抗甲状腺药物并逐步对碘剂进行减量。术后碘剂10滴 Tid 续服5~7天。

2）普萘洛尔准备：普萘洛尔除可作为碘准备的补充外，对于不能耐受抗甲状腺药物及碘剂者，或严重患者需紧急手术而抗甲状腺药物无法快速起效可单用普萘洛尔准备。普萘洛尔不仅起到抑制交感兴奋的作用，还能抑制 T_4 向 T_3 的转化。β-洛克同样可以用于术前准备，但该药无抑制 T_4 向 T_3 转化的作用，所以 T_3 的好转情况不及普萘洛尔。普萘洛尔剂量是每次40~60mg，6h一次。一般在4~6天后心率即接近正常，甲亢症状得到控制，即可以进行手术。由于普萘洛尔在体内的有效半衰期不满8h，所以最后一次用药应于术前1~2h给予。术后继续用药5~7天。特别应该注意手术前后都不能使用阿托品，以免引起心动过速。单用普萘洛尔准备者麻醉同样安全、术中出血并未增加。严重患者可采用大剂量普萘洛尔准备但不主张单用（术后普萘洛尔剂量也应该相应地增大），并可加用倍他米松0.5mg Q6h 和碘番酸0.5Q6h。甲状腺功能可在24h开始下降，3天接近正常，5天完全达到正常水平。短期加用普萘洛尔的方法对妊娠妇女及小孩均安全。但前面已提及普萘洛尔的不良反应，所以应慎用。以往认为严重甲亢患者手术会引起甲状腺素的过度释放，但通过术中分析甲状腺静脉和外周静脉血的 FT_3、FT_4 并无明显差异，所以认为甲亢危重病例紧急手术是可取的。

（4）手术方法：常采用颈丛麻醉，术中可以了解发音情况，以减少喉返神经的损伤。对于巨大甲状腺有气管压迫、移位甚至怀疑将发生气管塌陷者，胸骨后甲状腺肿者以及精神紧张者应选用气管插管全麻。

（5）手术方式：切除甲状腺的范围即保留多少甲状腺体积尚无一致的看法。若行次全切除即每侧保留6~8g甲状腺组织，术后复发率为23.8%；而扩大切除即保留约4g的复发率为9.4%；近全切除即保留 <2g 者的复发率为0%。各组之间复发时间无差异。但切除范围越大发生甲状腺功能减退即术后需长期服用甲状腺片替代的概率越大。如甲状腺共保留7.3g或若双侧甲状腺下动脉均结扎者保留9.8g者可不需长期替代。考虑到甲状腺手术不仅可以迅速控制其功能，还能使自身抗体水平下降，而且甲减的治疗远比甲亢复发容易处理，所以建议切除范围适当扩大即次全切除还不够，每侧应保留5g以下（2~3g峡部全切除）。当然也应考虑甲亢的严重程度、甲状腺的体积和患者的年龄。巨大而严重的甲亢切除比例应该大一些，年轻患者考虑适当多保留甲状腺组织以适应发育期的需要。术中可以从所切除标本上取同保留的甲状腺相应大小体积的组织称重以估计保留腺体的重量。但仍有误差，所以有作者建议一侧行腺叶切除和另一侧行大部切除（保留6g）。但常用于病变不对称的结节性甲状腺肿伴甲亢者，病变严重侧行腺叶切除。但该侧发生喉返神经和甲状旁腺损伤的概率相对较保留后薄膜的高，所以也要慎重选择。对极少数或个别 Graves 病突眼显著者，选用甲状腺全切除术，其好处是可降低 TSH 受体自身抗体和其他甲状腺抗体，减轻眶后脂肪结缔组织浸润，防止眼病加剧以致牵拉视神经而导致萎缩，引起失明以及重度突眼，角膜长期显露而受损导致失明。当然也防止了甲亢复发，但需终身服用甲状腺素片。毕竟属于个别患者选用本手术，要详细向患者和家属说明，取得同意。术前检查血清抗甲状腺微粒体抗体，阳性者术后发生甲减的病例增多。因此，此类患者术中应适当多保留甲状腺组织。

（6）手术步骤：切口常采用颈前低位弧形切口，甲状腺肿大明显者应适当延长。颈阔肌下分离皮瓣，切开颈白线，离断颈前带状肌。先处理甲状腺中静脉，充分显露甲状腺。离断甲状腺悬韧带以利于处理上极。靠近甲状腺组织妥善处理甲状腺上动静脉。游离下极，离断峡部。将甲状腺向内侧翻起，辨认喉返神经后处理甲状腺下动静脉。按前所述保留一定的甲状腺组织，其余予以切除。创面严密止血后缝闭。另一侧同样处理。术中避免喉返神经损伤以外，还应避免损伤甲状旁腺。若被误切应将其切成

1mm 小片种植于胸锁乳突肌内。缝合前放置皮片引流或负压球引流。缝合带状肌、颈阔肌及皮肤。

内镜手术治疗甲亢难度较大，费用高，但术后颈部，甚至上胸部完全没有瘢痕，美容效果明显，受年轻女性，患者欢迎。与传统手术相比，内镜手术时间长，术后恢复时间也无明显优势。甲状腺体积大时不适合该方式。

术后观察与处理：严密观察患者的心率、呼吸、体温、神志以及伤口渗液和引流液。一般2天后可拔除引流，4天拆线。

(7) 术中意外和术后并发症的防治

1) 大出血：甲状腺血供丰富，甲亢以及抗甲状腺药物会使甲状腺充血，若术前准备不充分，术中极易渗血。特别在分离甲状腺上动脉时牵拉过度，动作不仔细会造成甲状腺上动脉的撕脱。动脉的近侧端回缩，位置又深，止血极为困难。此时应先用手指压迫或以纱布填塞出血处，然后迅速分离上极，将其提出切口，充分显露出血的血管，直视下细心钳夹和缝扎止血。甲状腺下动脉出血时，盲目的止血动作很容易损伤喉返神经，必须特别小心。必要时可在外侧结扎甲状颈干。损伤甲状腺静脉干不仅会引起大出血，还可产生危险的空气栓塞。因此，应立即用手指或湿纱布压住出血处，倒入生理盐水充满伤口，将患者之上半身放低，然后再处理损伤的静脉。

2) 呼吸障碍：术中发生呼吸障碍的主要原因除双侧喉返神经损伤外，多是由于较大的甲状腺肿长期压迫气管环，腺体切除后软化的气管壁塌陷所致。因此，如术前患者已感呼吸困难，或经X线摄片证明气管严重受压，应在气管插管麻醉下进行手术。如术中发现气管壁已软化，可用丝线将双侧甲状腺后包膜悬吊固定于双侧胸锁乳突肌的前缘处。在缝合切口前试行拔去气管插管，如出现或估计术后会发生呼吸困难，应即作气管造口术，放置较长的导管以支撑受损的气管环，待2~4周后气管腔复原后拔除。术后呼吸困难的原因有：血肿压迫、双侧喉返神经损伤、喉头水肿、气管迟发塌陷、严重低钙引起的喉肌或呼吸肌痉挛等，应注意鉴别及时处理。

3) 喉上神经损伤：喉上神经之外支（运动支）与甲状腺上动脉平行且十分靠近，如在距上极较远处大块结扎甲状腺上血管时，就可能将其误扎或切断，引起环甲肌麻痹，声带松弛，声调降低。在分离上极时也有可能损伤喉上神经的内支（感觉支），使患者喉黏膜的感觉丧失，咳嗽反射消失，在进流质饮食时易误吸入气管，甚至发生吸入性肺炎。由于喉上神经外支损伤的临床症状不太明显，易漏诊，其发生率远比人们想象的要多，对此应引起更大的注意。熟悉神经的解剖关系，操作细致小心，在紧靠上极处结扎甲状腺上血管，是防止喉上神经损伤的重要措施。

4) 喉返神经损伤：喉返神经损伤绝大多数为单侧性，主要症状为声音嘶哑。少数病例双侧损伤，除引起失声外，还可造成严重的呼吸困难，甚至窒息。术中喉返神经损伤可由切断、结扎、钳夹或牵拉引起。前两种损伤引起声带永久性麻痹；后几种损伤常引起暂时性麻痹，可望手术后3~6个月内恢复功能。术中最易损伤喉返神经的"危险地区"是：①甲状腺腺叶的后外侧面；②甲状腺下极；③环甲区（喉返神经进入处）。喉返神经解剖位置的多变性是造成损伤的客观原因。据统计，仅约65%的喉返神经位于气管食管沟内。约有4%~6%病例的喉返神经行程非常特殊，为绕过甲状腺下动脉而向上返行，或在环状软骨水平直接从迷走神经分出而进入喉部（所谓"喉不返神经"）。还有一定数量的喉返神经属于喉外分支型，即在未进入喉部之前即已经分支，分支的部位高低和分支数目不定，即术者在明确辨认到一支喉返神经，仍有损伤分支或主干的可能性。预防喉返神经损伤的主要措施是：①熟悉喉返神经的解剖位置及其与甲状腺下动脉和甲状软骨的关系，警惕喉外分支，随时想到有损伤喉返神经的可能；②操作轻柔、细心，在切除甲状腺腺体时，尽可能保留部分后包膜；③缺少经验的外科医师以及手术比较困难的病例，最好常规显露喉返神经以免误伤。为了帮助寻找和显露喉返神经，Simon 提出一个三角形的解剖界标。三角的前边为喉返神经，后边为颈总动脉，底线为甲状腺下动脉。在显露颈总动脉和甲状腺下动脉后，就很容易找到三角的第三个边，即喉返神经。一般可自下向上地显露喉返神经的全过程。喉返神经损伤的治疗：如术中发现患者突然声音嘶哑，应立即停止牵拉或挤压甲状腺体；如发声仍无好转，应立即全程探查喉返神经。如已被切断，应予缝接。如被结扎，应松解线结。如手术后发现声音嘶哑，经间接喉镜检查证实声带完全麻痹，怀疑喉返神经有被切断或结扎的可能时，应考虑再次手术探查。否则可给予神经营养药、理疗、嗓声以及短程皮质激素，严密观察，等待其功能恢复。如为双侧喉返神经损伤，应作气管造口术。修补喉返神经的方法可用6-0尼龙线行对端缝接法，将神经断端靠拢后，间断缝合两端之神经鞘数针。如损伤神经之近侧端无法找到，可在其远端水平以下相当距离处切断部分迷走神经纤维，然后将切断部分的近端上翻与喉返神经的远侧断端作吻合。如损伤神经之远侧端无法找到，可将喉返神经之近侧断端埋入后环状构状肌中。如两个断端之间缺损较大无法拉拢时，可考虑作肋间神经移植术或静脉套入术。

5）术后再出血：甲状腺血管结扎线脱落以及残留腺体切面严重渗血，是术后再出血的主要原因。一般发生于术后24~48h内，表现为引流口的大量渗血，颈部迅速肿大，呼吸困难甚至发生窒息。术后应常规在患者床旁放置拆线器械，一旦出现上述情况，应马上拆除切口缝线，去除血块，并立即送至手术室彻底止血。术后应放置引流管，并给予大量抗生素。分别双重结扎甲状腺的主要血管分支，残留腺体切面彻底止血并作缝合，在缝合切口前要求患者用力咳嗽几声，观察有无因结扎线松脱而产生的活跃出血，是预防术后再出血的主要措施。

6）手足抽搐：甲状旁腺功能不足（简称甲旁减）是甲状腺次全切除后的一个常见和严重并发症。无症状而血钙低于正常的亚临床甲旁减发生率为47%，有症状且需服药的为15%。但永久性甲旁减并不常见。多因素分析提示，甲亢明显、伴有甲状腺癌或胸骨后甲状腺肿等是高危因素。主要是由于术中误将甲状旁腺一并切除或使其血供受损所致。临床症状多在术后2~3天出现，轻重程度不一。轻者仅有面部或手足的针刺、麻木或强直感，重者发生面肌及手足抽搐，最严重的病例可发生喉痉挛以及膈肌和支气管痉挛，甚至窒息死亡。由于周围神经肌肉应激性增强，以手指轻扣患者面神经行径处，可引起颜面肌肉的短促痉挛（雪佛斯特征 Chvostek's sign）。用力压迫上臂神经，可引起手的抽搐（陶瑟征Trousseau's sign）。急查血钙、磷有助诊断，但不一定等报告才开始治疗。治疗方面包括限制肉类和蛋类食物的摄入量，多进绿叶菜、豆制品和海味等高钙、低磷食品。口服钙片和维生素D_2，后者能促进钙在肠道内的吸收和在组织内的蓄积。目前钙剂多为含维生素 D 的复合剂，如钙尔奇 D 片等。维生素D_2的作用在服用后两周始能出现，且有蓄积作用，故在使用期间应经常测定血钙浓度。只要求症状缓解、血钙接近正常即可，不一定要求血钙完全达到正常，因为轻度低钙可以刺激残留的甲状旁腺代偿。在抽搐发作时可即刻给予静脉注射10%葡萄糖酸钙溶液10mL。对手足抽搐最有效的治疗是服用双氢速固醇（A.T.10）。此药为麦角固醇经紫外线照射后的产物，有升高血钙含量的特殊作用，适用于较严重的病例。最初剂量为每天3~10mL口服，连眼3~4天后测定血钙浓度，一旦血钙含量正常，即应减量，以防止高钙血症所引起的严重损害。有人应用新鲜小牛骨皮质在5%碳酸氢钠250mL内煮沸消毒20min后，埋藏于腹直肌内，以治疗甲状旁腺功能减退，取得了一定的疗效，并可反复埋藏。同种异体甲状旁腺移植尚处于实验阶段。为了保护甲状旁腺，减少术后手足抽搐的发生，术中必须注意仔细寻找并加以保留。在切除甲状腺体时，尽可能保留其背面部分，并在紧靠甲状腺处结扎甲状腺血管，以保护甲状旁腺的血供。还可仔细检查已经切下的甲状腺标本，如发现有甲状旁腺作自体移植。

7）甲状腺危象：甲状腺危象乃指甲亢的病理生理发生了致命性加重，大量甲状腺素进入血液循环，增强了儿茶酚胺的作用，而机体却对这种变化缺乏适应能力。近年来由于强调充分做好手术前的准备工作，术后发生的甲状腺危象已大为减少。手术引起的甲状腺危象大多发生于术后12~48h内，典型的临床症状为39~40℃以上的高热，心率快达160次/分、脉搏弱，大汗，躁动不安、谵妄以至昏迷，常伴有呕吐、水泻。如不积极治疗，患者往往迅速死亡。死亡原因多为高热虚脱、心力衰竭、肺水肿和水电解质紊乱。还有少数患者主要表现为神志淡漠、嗜睡、无力、体温低、心率慢，最后昏迷死亡，称为淡漠型甲状腺危象。此种严重并发症的发病机制迄今仍不很明确，但与术前准备不足，甲亢未能很好控制密切相关。治疗包括两个方面：①降低循环中的甲状腺素水平：可口服大剂量复方碘化钾溶液，首次60滴，以后每4~6h 30~40滴。情况紧急时可用碘化钠0.25g溶于500mL葡萄糖溶液中静脉滴注，Q6h。24h内可用2~3g。碘剂的作用是抑制甲状腺素的释放，且作用迅速。为了阻断甲状腺素的合成，可同时应用丙硫氧嘧啶200~300mg，因为该药起效相对快，并有在外周抑制T_4向T_3转化的作用。如患者神志不清可鼻饲给药。如治疗仍不见效还可考虑采用等量换血和腹膜透析等方法，以清除循环中过高的甲状腺素。方法是每次放血 500mL，将其迅速离心，弃去含多量甲状腺素的血浆，而将细胞置入乳酸盐复方氯化钠溶液中再输入患者体内，可以 3~5h 重复 1 次。但现已经很少主张使用。②降低外周组织对儿茶酚胺的反应性：可口服或肌内注射利血平 1~2mg，每 4~6h 1 次；或用普萘洛尔 10~40mg 口服 Q4~6h 或 0.5~1mg 加入葡萄糖溶液 100mL 中缓慢静脉滴注，必要时可重复使用。哮喘和心力衰竭患者不宜用普萘洛尔。甲亢危象对于患者来说是一个严重应激，而甲亢时皮质醇清除代谢增加，因此补充皮质醇是有益的。大量肾上腺皮质激素（氢化可的松 200~500mg/d）作静脉滴注的疗效良好。其他治疗包括吸氧、镇静剂与退热（可用氯丙嗪），补充水和电解质，纠正心力衰竭，大剂量维生素特别是 B 族维生素以及积极控制诱因，预防感染等。病情一般于 36~72h 开始好转，1 周左右恢复。

8）恶性突眼：甲亢手术后非浸润性突眼者 71% 会有改善，29% 无改善也无恶化。实际上在治疗甲亢的三种方法中，手术是引起眼病发生和加重概率最小的。但少数严重恶性突眼病例术后突眼症状加重，还可逐渐引起视神经萎缩并易导致失明。可能是因为甲亢控制过快又未合用甲状腺素片、手术时甲状腺受损抗原释放增多有关。治疗方法包括使用甲状腺制剂和泼尼松，放射线照射垂体、眼眶或在眼球后注射质酸酶，局部使用眼药水或药膏，必要时缝合眼睑。如仍无效可考虑行双侧眼眶减压术。

（8）甲亢手术的预后及随访

1）甲亢复发：抗甲状腺药物治疗的复发率 >60%。手术复发率为 10% 左右，近全切除者则更低。甲亢复发的原因多数为当时甲状腺显露不够，切除不足残留过多，甲状腺血供仍丰富。除甲亢程度与甲状腺体积外，药物、放射或手术治疗结束后 TRAb 或 TSAb 的状况也影响预后。无论何种治疗甲状腺激素水平改变比较快，TRAb 或 TSAb 改变比较慢，如果连续多次阴性说明预后好或可停用抗甲状腺药物；如再呈阳性提示 GD 复发的可能性增加，TSAb 阳性复发率为 93%，阴性则为 17%。该指标优于 TRH 兴奋试验。甲亢复发随时间延长而增多，可最迟在术后 10 年再出现。即使临床无甲亢复发，仍有部分患者 T_3 升高、TRH 兴奋试验和 T_3 抑制试验存在异常的亚临床病例。因此应该严密随访。适当扩大切除甲状腺并加用小剂量甲状腺素片可减少复发，达到长期缓解的目的。

2）再次手术时应注意：①上次手术未解剖喉返神经者，这次再手术就要仔细解剖出喉返神经予以保护；②术前可用 B 超和同位素扫描测量残留甲状腺大小，再手术时切除大的一侧，仅保留其后包膜；③如上次手术已损伤一侧喉返神经，则再次手术就选同侧，全切除残留的甲状腺，同时保留后包膜以保护甲状旁腺。当残留甲状腺周围组织广泛粘连，外层和内层的解剖间隙分离困难时，用剪刀在腺体前面的粘连组织中做锐性分离，尽可能找到内膜层表面，再沿甲状腺包膜小心分离。

甲状腺功能减退：术后甲减的发生率在 6%~20%，显然与残留体积有关。另外与分析方法也有关。因为除临床甲减患者外，还有相当一部分亚临床甲减即尚无甲减表现，但 TSH 已有升高，需用甲状腺素片替代。如儿童甲亢术后 45% 存在亚临床甲减。永久性甲减多发生在术后 1~2 年。

（9）放射性 ^{131}I 治疗：甲状腺具有高度选择性聚 ^{131}I 能力，^{131}I 衰变时放出 γ 和 β 射线，其中 β 射线占 99%，β 射线在组织的射程仅 2mm，故在破坏甲状腺滤泡上皮细胞的同时不影响周围组织，可以达到治疗的目的。美国首选 ^{131}I 治疗的原因是：①快捷方便，不必每 1~3 个月定期根据甲状腺功能而调整药物。②抗甲状腺药物治疗所致白细胞减少和肝损害常引起医疗纠纷，医师不愿涉及。

适应证和禁忌证：目前放射性 ^{131}I（RAI）治疗 GD 是一种安全有效和可靠的方法，许多中心已将其作为一线首选治疗，特别是对老年患者。并认为 RAI 治疗成年 GD 患者年龄并无下限。已有报道 RAI 不增加致癌危险，对妇女不增加胎儿的致畸性。年轻患者，包括生育年龄的妇女，甚至儿童都可成为其治疗的对象。但毕竟存在放射性，必须强调其适应证：年龄在 25 岁以上，近放宽至 20 岁；对抗甲状腺药物过敏或无效者；手术后复发；不能耐受手术者；^{131}I 在体内转换的有效半衰期不小于 3 天者；甲亢并突眼者（但有少部分加重）。^{131}I 治疗 Graves 甲亢的条件较之以前宽松得多。

放射碘治疗的禁忌证：①妊娠期甲亢属绝对禁忌，因为胎儿 10~12 周开始摄碘。②胸骨后甲状腺肿不宜手术治疗，放射性甲状腺炎可致甲状腺进一步肿大而压迫纵隔。③巨大甲状腺首选手术治疗。④青年人应尽量避免放射碘治疗，但非绝对禁忌。生育期患者接受 ^{131}I 治疗后的 6~12 个月禁忌妊娠。⑤其他如有严重肝肾疾病者；WBC 小于 3 000/mm^3 者；重度甲亢；结节性肿伴甲亢而扫描提示结节呈

"冷结节"者。

RAI 治疗的预后：RAI 治疗后 70% ~90% 有效，疗效出现在 3 ~4 周后，3 ~4 个月乃至 6 个月后可达正常水平。其中 2/3 的患者经一次治疗后即可痊愈，约 1/3 需 2 次或 3 次。甲减是 RAI 治疗的主要并发症，第一年发生甲减的可能性为 5% ~10%，以后每年增加 2% ~3%，10 年后可达 30% ~70%。然而，现在不再认为甲低是 ^{131}I 治疗的并发症，而是 Graves 甲亢治疗中可接受的最终结果（acceptable endpoint）。

因为 RAI 治疗后甲状腺激素和自身抗原会大量释放，加用抗甲状腺药物并避免刺激与感染以防甲亢危象。RAI 是发生和加重眼病的危险因素，抗甲状腺药物如甲巯咪唑以及短期应用糖皮质激素 [0.5mg/（kg·d）] 2 ~3 个月可减少眼病的加重。15% 眼病加重者可进行眼眶照射和大剂量糖皮质激素。经 ^{131}I 治疗后出现甲低的患者中，其眼病恶化者的比例远低于那些持续甲亢而需要重复 ^{131}I 治疗者。此外，有人认为 Graves 眼病和甲亢的临床表现一样，都有一个初发 – 逐渐加重并稳定于一定水平 – 以后逐渐缓解的自然过程。^{131}I 治疗可使甲亢很快控制，而眼病继续按上述过程进展，因而被误认为是 ^{131}I 治疗所致。研究表明：^{131}I 治疗并不会引起新的眼病发生，但可使已存在的活动性突眼加重，对这类患者同时使用糖皮质激素可有效地预防其恶化。因此目前认为 Graves 甲亢伴有突眼者也不是 ^{131}I 治疗的禁忌证，同时使用糖皮质激素，及时纠正甲低等措施可有效地预防其对眼病的不利影响。

（10）血管栓塞：是近年应用于临床治疗 GD 的一种新方法。1994 年 Calkin 等进行了首例报道，我国 1997 年开始也在临床应用。方法是在数字减影 X 线电视监视下，采用 Seldinger 技术，经股动脉将导管送入甲状腺上动脉，缓慢注入与造影剂相混合的栓塞剂（聚乙烯醇、白芨粉或吸收性明胶海绵），直至血流基本停止，可放置螺圈以防复发；栓塞完毕后再注入造影剂，若造影剂明显受阻即表示栓塞成功。若甲状腺下动脉明显增粗，也一并栓塞。因此，该疗法的甲状腺栓塞体积可达 80% ~90%，与手术切除的甲状腺量相似。综合国内外初步的应用经验，栓塞治疗后其甲亢症状明显缓解，T_3、T_4 逐渐恢复正常，甲状腺也逐渐缩小，部分病例甚至可缩小至不可触及。

Graves 病介入栓塞治疗的病理研究：在栓塞后近期内主要表现为腺体急性缺血坏死。然后表现为慢性炎症持续地灶性变性坏死、纤维组织增生明显、血管网减少、滤泡减少萎缩、部分滤泡增生被纤维组织包裹不能形成完整的腺小叶结构，这是微循环栓塞治疗 Graves 病中远期疗效的病理基础。

二、结节性毒性甲状腺肿

本病又称 Plummer 病，属于继发性甲亢，先发生结节性甲状腺肿多年，然后逐渐出现功能亢进，其发病原因仍然不明。在 1970 年前无辅助诊断设备时，临床上容易将继发性甲亢与原发甲亢相混淆。随着科技发展，碘扫描及彩色多普勒超声对甲状腺诊断技术的应用，很多高功能甲状腺结节得以发现，提高了继发性甲亢的诊断率。

该病多发生于单纯性甲状腺肿流行地区，由结节性甲状腺肿继发而来。近 20 年来结节性甲状腺肿的检出率呈上升趋势，发现毒性甲状腺肿、结节性甲状腺肿检出率与饮用低碘水和碘盐供给时间明显相关，补碘后毒性甲状腺肿发病率升高。自主功能结节学说认为其发病机制是患者的甲状腺长期缺碘后形成自主性功能结节。"自主性"是指甲状腺细胞的功能活动对 TSH 的不依赖性，结节愈大摄入碘愈多者，愈易发生甲亢。另有学者认为之所以发生甲亢是免疫缺陷，其病理基础是结节性甲状腺肿的甲状腺细胞在补碘后逐渐突变为功能自主性细胞，累积到一定数量，就会导致甲亢。此外，部分结节性甲状腺肿伴发甲亢的患者原本就是 Graves 病，由于生活在严重缺碘地区，甲状腺激素合成的原料不足，合成激素水平低而缺乏特征性的临床症状，补以足量的碘以后，激素合成显著增加，才出现甲亢症状。所以，无论是功能自主性结节还是 Graves 病，都属于甲状腺自身免疫性疾病。还有学者从基因水平分析发现，其发病与 TSH 受体基因突变有关。因此其发病有一定的遗传因素。这些学说分别为临床治疗提供了相应的依据。

该病多见于中老年人，由于甲状腺素的分泌增多，加强了对腺垂体的反馈抑制作用，突眼罕见。症状较 GD 轻，但可突出于某一器官，尤其是心血管系统。消耗和乏力较明显，可伴有畏食如无力型甲亢。扪诊时甲状腺并不明显肿大，但可触及单个或多个结节。甲状腺功能检查诊断 Plummer 病的可靠性不如 Graves 病，甲状腺功能常在临界范围。TRH 兴奋试验在老年患者中较 T_3 抑制试验更为安全。同位素扫描提示摄碘不均且不浓聚于结节。

Plummer 病一般应采用手术治疗，多发结节的癌变率为 10.0%，因甲亢患者尚有 2.5% ~ 7.0% 并发甲状腺癌。因此，应积极选择手术治疗。此外，放射性核素治疗并不能根除结节，尤其是巨大结节有压迫症状、怀疑恶变、不宜药物治疗者以及不愿接受放射治疗的患者更应手术治疗。须注意的是，对于巨大、多发性甲状腺结节（100g 以上）患者行放射碘治疗的放射剂量是 Graves 病的 4 倍。所以，手术治疗可作为结节性甲状腺肿继发甲亢的首选方法特别是疑有甲状腺癌可能的病例。对于切除范围，因为有的结节高功能，有的结节因有囊性变，为胶状体，功能就不一定相同，所以要全面考虑，对结节多的一侧行腺叶全切。

对伴有严重的心、肾或肺部疾患不能耐受手术的患者，亦可考虑作同位素治疗，也有作者将 RAI 治疗列为首选，但所需剂量较大，约为治疗 Graves 病的 5 ~ 10 倍。

三、毒性甲状腺腺瘤

毒性甲状腺腺瘤亦称高功能腺瘤，指甲状腺体内有单个（少见多发）的不受脑垂体控制的自主性高功能腺瘤，而其周围甲状腺组织则因 TSH 受反馈抑制呈相对萎缩状态。发病机制不明。发病年龄多为中年以后，甲亢症状一般较轻，某些仅有心动过速、消瘦、乏力和腹泻。不引起突眼。

早期摄 ^{131}I 率属正常或轻度升高，但 T_3 抑制试验提示摄 ^{131}I 率不受外源性 T_3 所抑制，TRH 兴奋试验无反应。T_3、T_4 测定对诊断有帮助，特别是 T_3。因为此病易表现为 T_3 型甲亢，TRAb、TSAb 多为阴性有助于与 GD 鉴别。同位素扫描可显示热结节，周围组织仅部分显示或不显示（给予外源性 TSH 10 国际单位后能重新显示，以鉴别先天性一叶甲状腺）。毒性甲状腺腺瘤也有恶性可能应行手术治疗，术前准备同 Graves 病，但腺体切除的范围可以缩小，作病变一侧的腺叶切除即可。RAI 治疗剂量应较大。

（鲍华杰）

第二节　单纯性甲状腺肿

单纯性甲状腺肿是一类仅有甲状腺肿大而无甲状腺功能改变的非炎症、非肿瘤性疾病，又称为无毒性甲状腺肿。其发病原因系体内碘含量异常或碘代谢异常所致。按其流行特点，通常可分为地方性和散发性两种。

一、病因

1. 碘缺乏　居住环境中碘缺乏是引起地方性甲状腺肿的主要原因。地方性甲状腺肿，又称缺碘性甲状腺肿，是由于居民居住的环境中缺碘，饮食中摄入的碘不足而使体内碘含量下降所致。世界上约三分之一的人口受到该病的威胁，尤其是不发达国家可能更为严重，而该病患者可能超过 2 亿。根据 WHO 的标准，弥漫性或局限性甲状腺肿大的人数超过总人口数 10% 的地区称为地方性甲状腺肿流行区。流行区大多远离河海，以山区、丘陵地带为主。东南亚地区中以印度、印尼、中国比较严重。欧洲国家中以意大利、西班牙、波兰、匈牙利和前南联盟国家为主。我国地方性甲状腺肿的流行范围比较广泛，在高原地区和各省的山区如云南、贵州、广西、四川、山西、河南、河北、陕西、青海和甘肃，甚至山东、浙江、福建等都有流行。

碘是合成甲状腺激素的主要原料，主要来源于饮水和膳食中。在缺碘地区，土壤、饮水和食物中碘含量很低，碘摄入量不足，使甲状腺激素合成减少，出现甲状腺功能低下。机体通过反馈机制使脑垂体促甲状腺激素（TSH）分泌增加，促使甲状腺滤泡上皮增生，甲状腺代偿性肿大，以加强其摄碘功能，甲状腺合成和分泌甲状腺激素的能力则得以提高，使血中激素的水平达到正常状态。这种代偿是由垂体 – 甲状腺轴系统的自身调节来实现的。此时若能供应充分的碘，甲状腺肿则会逐渐消退，甲状腺滤泡复原。如果长期缺碘，甲状腺将进一步增生，甲状腺不同部位的摄碘功能及其分泌速率出现差异，而且各滤泡的增生和复原也因不均衡而出现结节。

2. 生理因素　青春发育期、妊娠期和绝经期的妇女对甲状腺激素的需求量增加，也可发生弥漫性甲状腺肿，但程度较轻，多可自行消退。

3. 致甲状腺肿物质　流行区的食物中含有的致甲状腺肿物质，也是造成地方性甲状腺肿的原因，如萝卜、木薯、卷心菜等。如摄入过多，也可产生地方性甲状腺肿。

4. 水污染　水中的含硫物质、农药和废水污染等也可引起甲状腺肿大。饮水中锰、钙、镁、氟含量增高或钴含量缺乏时可引起甲状腺肿。钙和镁可以抑制碘的吸收，氟和碘在人体中有拮抗作用，锰可抑制碘在甲状腺中的蓄积，故上述元素均能促发甲状腺肿大。铜、铁、铝和锂也是致甲状腺肿物质，可能与抑制甲状腺激素分泌有关。

5. 药物　长期服用硫尿嘧啶、硫氰酸盐、对氨基水杨酸钠、维生素 B_1、过氯酸钾等也可能是发生甲状腺肿的原因。

6. 高碘　长期饮用含碘高的水或使用含碘高的食物可引起血碘升高，也可以出现甲状腺肿，如日本的海岸性甲状腺肿和中国沿海高碘地区的甲状腺肿。其原因一是过氧化物功能基被过多占用，影响酪氨酸氧化，使碘有机化受阻；二是甲状腺吸碘量过多，类胶质产生过多而使甲状腺滤泡增多和滤泡腔扩大。

二、病理

无论地方性或散发性甲状腺肿，其发展过程的病理变化均分为三个时相，早期为弥漫性滤泡上皮增生，中期为甲状腺滤泡内类胶质积聚，后期为滤泡间纤维化结节形成。病灶往往呈多源性，且同一甲状腺内可同时有不同时相的变化。

1. 弥漫增生性甲状腺肿　甲状腺呈弥漫性、对称性肿大，质软，饱满感，边界不清，表面光滑。镜检下见甲状腺上皮细胞由扁平变为立方形，或呈低柱形、圆形或类圆形滤泡样排列。新生的滤泡排列紧密，可见小乳头突入滤泡腔，腔内胶质少。滤泡间血管增多，纤维组织增多不明显。

2. 弥漫胶样甲状腺肿　该阶段主要是因为缺碘时间较长，代偿性增生的滤泡上皮不能持续维持增生，进而发生复旧和退化，而滤泡内胶质在上皮复退后不能吸收而潴留积聚。甲状腺弥漫性肿大更加明显，表面可有轻度隆起和粘连，切面可见腺肿区与正常甲状腺分界清晰，成棕黄色或棕褐色，甚至为半透明胶冻样，这是胶性甲状腺肿名称的由来。腺肿滤泡高度扩大，呈细小蜂房样，有些滤泡则扩大呈囊性，囊腔内充满胶质。无明显的结节形成。镜检下见滤泡普遍性扩大，滤泡腔内充满类胶质，腺上皮变得扁平。细胞核变小而深染，位于基底部。囊腔壁上可见幼稚立方上皮，有时还可见乳头样生长。间质内血管明显增多，扩张和充血，纤维组织增生明显。

3. 结节性甲状腺肿　是病变继续发展的结果。扩张的滤泡相互聚集，形成大小不一的结节。这些结节进一步压迫结节间血管，使结节血供不足而发生变性、坏死、出血囊性变。肉眼观甲状腺增大呈不对称性，表面结节样。质地软硬不一，剖面上可见大小不一的结节和囊肿。结节无完整包膜，可见灰白色纤维分割带，可有钙化和骨化。显微镜下呈大小不一的结节样结构，不同结节内滤泡密度、发育成熟度、胶质含量很不一致。而同一结节内差异不大。滤泡上皮可呈立方样、扁平样或柱状，滤泡内含类胶质潴留物，有些滤泡内有出血、泡沫细胞、含铁血黄素等。滤泡腔内还可以见到小乳头结构。滤泡之间可以看到宽窄不同纤维组织增生。除上述变化外，结节性甲状腺肿可以并发淋巴细胞性甲状腺炎，可伴有甲亢，还可伴有腺瘤形成。以前的研究认为，甲状腺肿可以癌变。近年有研究认为，结节性甲状腺肿为多克隆性质，属于瘤样增生性疾病，与癌肿的发生无关。而腺瘤为单克隆性质，与滤泡性腺癌在分子遗传谱学表型上有一致性。这种观点尚需进一步研究证实。

三、临床表现

单纯性甲状腺肿除了甲状腺肿大以及由此产生的症状外，多无甲状腺功能方面的改变。甲状腺不同程度的肿大和肿大的结节对周围器官的压迫是主要症状。国际上通常将甲状腺肿大的程度分为四度：Ⅰ度是头部正常位时可看到甲状腺肿大；Ⅱ度是颈部肿块使颈部明显变粗（脖根粗）；Ⅲ度是甲状腺失去正常形态，凸起或凹陷（颈变形），并伴结节形成；Ⅳ度是甲状腺大于本人一拳头，有多个结节。早期甲状腺为弥漫性肿大，随病情发展，可变为结节性增大。此时甲状腺表面可高低不平，可触及大小不等的结节，软硬度也不一致。结节可随吞咽动作而上下活动。囊性变的结节如果囊内出血，短期内可迅速增大。有些患者的甲状腺巨大，可如儿头样大小，悬垂于颈部前方。可向胸骨后延伸，形成胸骨后甲状腺肿。过大的甲状腺压迫周围器官组织，可出现压迫症状。气管受压，可出现呼吸困难，胸骨后甲状腺肿更易导致压迫，长期压迫可使气管弯曲、软化、狭窄、移位。食管受压可以出现吞咽困难。胸骨后甲状腺肿可以压迫颈静脉和上腔静脉，使静脉回流障碍，出现头面部及上肢瘀血水肿。少数患者压迫喉返神经引起声音嘶哑，压迫颈交感神经引起霍纳综合征（Horner syndrome）等。

影像学检查方面，对弥漫性甲状腺肿 B 超和 CT 检查均显示甲状腺弥漫性增大。而对有结节样改变者，B 超检查显示甲状腺两叶内有多发性结节，大小不等，数毫米至数厘米不等，结节呈实质性、囊性和混合性，可有钙化。血管阻力指数 RI 可无明显变化。CT 检查可见甲状腺外形增大变形，其内有多个大小不等的低密度结节病灶，增强扫描无强化。病灶为实质性、囊性和混合性。可有钙化或骨化。严重患者可以看到气管受压，推移、狭窄。还可看到胸骨后甲状腺肿以及异位甲状腺肿。

四、诊断

单纯性甲状腺肿的临床特点是早期除了甲状腺肿大外多无其他症状，开始为弥漫性肿大，以后可以发展为结节性肿大，部分患者后期甲状腺可以变得巨大，出现邻近器官组织受压的现象。根据上述特点诊断多无困难。当患者的甲状腺肿大具有地方流行性、双侧性、结节为多发性、结节性质不均一性等特点，可以做出临床诊断，进而选择一些辅助检查以帮助确诊。对于结节性甲状腺肿，影像学检查往往提示甲状腺内多发低密度病灶，呈实性、囊性和混合性等不均一改变。甲状腺功能检查多数正常。早期可有 T_4 下降，但 T_3 正常或有升高，TSH 升高。后期 T_3、T_4 和 TSH 值都降低。核素扫描示甲状腺增大、变形，甲状腺内有多个大小不等、功能状况不一的结节。在诊断时除与其他甲状腺疾病如甲状腺腺瘤、甲状腺癌、淋巴细胞性甲状腺炎鉴别外，还要注意与上述疾病并发存在的可能。甲状腺结节细针穿刺细胞学检查对甲状腺肿的诊断价值可能不是很大，但对于排除其他疾病则有实际意义。

五、防治

流行地区的居民长期补充碘剂能预防地方性甲状腺肿的发生。一般可采取两种方法：一是补充加碘的盐，每 10～20kg 食盐中加入碘化钾或碘化钠 1g，可满足每日需求量；二是肌内注射碘油。碘油吸收缓慢，在体内形成一个碘库，可以根据身体需碘情况随时调节，一般每 3～5 年肌内注射 1mL。但对碘过敏者应列为禁忌，操作时碘油不能注射到血管内。

已经诊断为甲状腺肿的患者应根据病因采取不同的治疗方法。对于生理性的甲状腺肿大，可以多食含碘丰富的食物，如海带、紫菜等。对于青少年单纯甲状腺肿、成人的弥漫性甲状腺肿以及无并发症的结节性甲状腺肿可以口服甲状腺制剂，以抑制腺垂体 TSH 的分泌，减少其对甲状腺的刺激作用。常用药物为甲状腺干燥片，每天 40～80mg。另一常用药物为左甲状腺素片，每天口服 50～100μg。治疗期间定期复查甲状腺功能，根据 T_3、T_4 和 TSH 的浓度调整用药剂量。对于因摄入过多致甲状腺肿物质、药物、膳食、高碘饮食的患者应限制其摄入量。对于结节性甲状腺肿出现下列情况时应列为手术适应证：

（1）伴有气管、食管或喉返神经压迫症状。

（2）胸骨后甲状腺肿。

（3）巨大的甲状腺肿影响生活、工作和美观。

（4）继发甲状腺功能亢进。

（5）疑为恶性或已经证实为恶性病变。

手术患者要做好充分术前准备，尤其是并发甲亢者更应按要求进行准备。至于采取何种手术方式，目前并无统一模式，每种方式都有其优势和不足。根据不同情况可以选择下列手术方式：

（1）两叶大部切除术：该术式由于保留了甲状腺背侧部分，因此喉返神经损伤和甲状旁腺功能低下的并发症较少。但对于保留多少甲状腺很难掌握，切除过多容易造成甲状腺功能低下，切除过少又容易造成结节残留。将来一旦复发，再手术致喉返神经损伤和甲状旁腺功能低下的机会大大增加。

（2）单侧腺叶切除和对侧大部切除：由于单侧腺体切除，杜绝了本侧病灶残留的机会和复发的机会。对侧部分腺体保留，有利于保护甲状旁腺，从而减少了甲状旁腺全切的可能。手术中先行双侧叶探查，将病变较严重的一侧腺叶切除，保留对侧相对正常的甲状腺。

（3）甲状腺全切或近全切术：本术式的优点是治疗的彻底性和不存在将来复发的可能。但喉返神经损伤，尤其是甲状旁腺功能低下的发生率较高。因此该术式仅在特定情况下采用，操作时应仔细解剖，正确辨认甲状旁腺并对其确切保护十分重要。术中如发现甲状旁腺血供不良应先将其切除，然后切成细小颗粒状，种植到同侧胸锁乳突肌内。切除的甲状腺应当被仔细检查，如有甲状旁腺被误切，也应按前述方法处理。

选择保留部分甲状腺的术式时，切除的标本应当送冰冻切片检查，以排除恶性病变。一旦证实为恶性，应切除残留的甲状腺并按甲状腺癌的治疗原则处理。

对于甲状腺全切的患者，尤其是巨大甲状腺肿，应注意是否有气管软化，必要是做预防性气管切开，以免发生术后窒息。

对于术后出现暂时性手脚和口唇麻木甚至抽搐的患者，应及时补充维生素 D 和钙剂，并监测血钙浓度和甲状旁腺激素浓度。多数患者在 1～2 周内症状缓解。不能缓解者需终身服用维生素 D 和钙制剂。甲状旁腺移植是最好的解决方法。

术后患者甲状腺功能多有不足，即使双侧大部切除也会如此。因此应服用甲状腺制剂，其目的一是激素替代治疗，二是抑制腺垂体 TSH 的分泌。服用剂量应根据甲状腺功能进行调节。

（鲍华杰）

第三节　甲状腺腺瘤

甲状腺腺瘤是最常见的甲状腺良性肿瘤。各个年龄段都可发生，但多发生于 30～45 岁，以女性为多，男女之比为 1 :（2～6）。多数为单发性，有时为多发性，可累及两叶。右叶稍多于左叶，下极最多。

一、病理

传统上将甲状腺腺瘤分为滤泡性腺瘤和乳头状腺瘤。2004 年 WHO 的肿瘤分类及诊断标准中已经取消了乳头状腺瘤这一类别。多数人认为，真正的乳头状腺瘤不存在，如果肿瘤滤泡中有乳头状增生形态者多称为"伴有乳头状增生的滤泡性腺瘤"，这种情况主要发生在儿童。常伴出血囊性变。组织学特征为包膜完整、由滤泡组成、伴有宽大乳头状结构、细胞核深染且不具备诸如毛玻璃样核、核沟、核内假包涵体等乳头状癌的特征。

滤泡性腺瘤是甲状腺腺瘤的主要组织学类型。肉眼观肿瘤呈圆形或椭圆形，大多为实质性肿块，表面光滑，质韧，有完整包膜，大小为数毫米至数厘米不等。如果发生退行性变，可变为囊性，并可有出血，囊腔内可有暗红色或咖啡色液体，完全囊性变的腺瘤仅为一纤维性囊壁。除了囊性变外，肿瘤还可以纤维化、钙化、甚至骨化。显微镜下观察，其组织学结构和细胞学特征与周围腺体不同，整个肿瘤的结构呈一致性。滤泡性腺瘤有一些亚型，它们分别是嗜酸细胞型、乳头状增生的滤泡型、胎儿型、印戒样细胞型、黏液细胞型、透明细胞型、毒性（高功能型）和不典型等。这些腺瘤共有的特征是：①具有完整的包膜；②肿瘤和甲状腺组织结构不同；③肿瘤组织结构相对一致；④肿瘤组织压迫包膜外的甲状腺组织。

二、临床表现

多数患者往往无意中或健康体检时发现颈前肿物，一般无明显自觉症状。肿瘤生长缓慢，可保持多年无变化。但如肿瘤内突然出血，肿块可迅速增大，并可伴局部疼痛和压痛。体积较大的肿瘤可引起气管压迫和移位，局部可有压迫或哽噎感。多数肿瘤为无功能性，不合成和分泌甲状腺激素。少数肿瘤为功能自主性，能够合成和分泌甲状腺素，并且不受垂体 TSH 的制约，因此又称高功能性腺瘤或甲状腺毒性腺瘤，此型患者可出现甲亢症状。体检时直径大于 1cm 的肿瘤多可扪及，多为单发性肿块，呈圆形或椭圆形，表面光滑，质韧，边界清楚，无压痛，可随吞咽而活动。如果肿瘤质变硬，活动受限或固定，出现声音嘶哑、呼吸困难等压迫症状，要考虑肿瘤发生恶变的可能。B 超检查可见甲状腺内有圆形或类圆形低回声结节，有完整包膜，周围甲状腺有晕环，并可鉴别肿瘤为囊性或是实性。如肿瘤内有细小钙化，应警惕恶变的可能。颈部薄层增强 CT 检查可见甲状腺内有包膜完整的低密度圆形或类圆形占位病灶，并可观察有无颈部淋巴结肿大。[131]I 核素扫描可见肿瘤呈温结节，囊性变者为冷结节，高功能腺瘤表现为热结节，周围甲状腺组织显影或不显影。无功能性腺瘤甲状腺功能多数正常，而高功能性腺瘤 T_3、T_4 水平可以升高，TSH 水平下降。

三、诊断

20～45 岁青壮年尤其是女性患者出现的颈前无症状肿块，应首先考虑甲状腺腺瘤的可能性。根据肿块的临床特点和必要的辅助检查如 B 超等，多数能做出诊断。细针穿刺细胞学检查对甲状腺腺瘤的诊断价值不大，但有助于排除恶性肿瘤。而[131]I 扫描有助于高功能性腺瘤的诊断。该病应当注意与结节性甲状腺肿、慢性甲状腺炎和甲状腺腺癌鉴别。结节性甲状腺肿多为双侧性、多发性和结节性质不均一性，无包膜，可有地方流行性。而慢性甲状腺炎细针穿刺可见到大量的淋巴细胞，且抗甲状腺球蛋白抗体和微粒体抗体多数升高。与早期的甲状腺乳头状癌术前鉴别比较困难，如果肿瘤质地坚硬、形状不规则、颈部可及肿大淋巴结、肿瘤内有细小钙化，应考虑恶性的可能。应当注意的是甲状腺腺瘤有恶变倾向，癌变率可达 10% 左右。故对甲状腺"结节"的诊断应予全面分析，治疗上要采取积极态度。

四、治疗

甲状腺腺瘤虽然为良性肿瘤，但约有 10% 左右腺瘤可发生恶变，且与早期甲状腺癌术前鉴别比较困难，因此一旦诊断，即应采取积极态度，尽早行手术治疗。对局限于一叶的肿瘤最合理的手术方法是甲状腺腺叶切除术。切除的标本即刻行冰冻切片病理检查，一旦诊断为甲状腺癌，应当按照其处理原则进一步治疗。虽然术前检查多可明确肿瘤的部位和病灶数目，但术中仍应当仔细探查对侧腺体，以免遗漏。必要时还要探查同侧腺叶周围的淋巴结，发现异常时需作病理切片检查，以防遗漏转移性淋巴结。目前临床上腺瘤摘除或部分腺叶切除术，仍被广泛采用。但常常遇到两个问题，一是术中冰冻病理切片虽然是良性，而随后的石蜡切片结果可能为癌；二是残余的甲状腺存在腺瘤复发的可能。上述两种情况都需要进行再次手术，而再次手术所引起的并发症尤其是喉返神经损伤的机会大大增加。鉴于此，除非有特殊禁忌证，甲状腺腺瘤的术式原则上应考虑行患侧腺叶切除术。而对于涉及两叶的多发性腺瘤，处理意见尚不统一。有下列几种方法：①行双侧腺叶大部切除；②对主要病变侧行腺叶切除术，对侧作瘤摘除或大部切除；③行甲状腺全切术。凡保留部分甲状腺者，都需对切除的标本做冰冻病理切片检查，排除恶性肿瘤。对甲状腺全切术要采取谨慎态度，术中应当尽力保护甲状旁腺和喉返神经。超过一叶范围的切除术可能会造成术后甲状腺功能低下，应当给予甲状腺激素替代治疗，并根据甲状腺功能测定情况调整用药剂量。

对于伴有甲亢症状的功能自主性甲状腺腺瘤应给予适当术前准备，以防术后甲状腺危象的发生。手术方式为腺叶切除术。对于呈热结节而周围甲状腺组织不显影的功能自主性甲状腺腺瘤，有人主张放射性碘治疗，可望破坏瘤体组织，但治疗效果无手术治疗确切。

（鲍华杰）

第四节　甲状腺癌

甲状腺癌约占全部甲状腺肿瘤的 10%，但它是人体内分泌系统最常见的恶性肿瘤，在美国是女性排位第七的恶性肿瘤，在亚太地区也已排入女性最常见十大肿瘤之列，应当引起临床医师的重视。

（一）甲状腺癌的流行病学

随着人们生活水平的提高，医学知识的普及，甲状腺癌的发病率不断提高，根据上海市疾病控制中心的资料提示：上海市居民甲状腺癌年发病率 1987 年男性为 1.0/10 万，女性 2.9/10 万；2004 年男性为 3.71/10 万，女性 10.49/10 万。夏威夷 Filipino 族人是世界上发病率最高的，男性 6.6/10 万，女性 24.2/10 万；希腊人发病率是最低的，男性仅 0.4/10 万，女性 1.5/10 万。由于大多数甲状腺癌是分化性甲状腺癌，即乳头状癌与滤泡样癌，其恶性程度低，发展较慢，甚至可以在死亡前仍未出现任何甲状腺的异常表现，Harach 报道一组芬兰尸检结果，其甲状腺隐癌的发生率高达 34.5%，同样日本组报道甲状腺隐癌的尸检检出率 28%。甲状腺癌好发于女性，通常男女的比例为 1：（3~4），不同类型的甲状腺癌发病年龄不同，乳头状癌多见于 30~39 岁，滤泡样癌多见于 30~49 岁，而未分化癌多见于 60 岁以上的老年患者。甲状腺癌的死亡率较之其他恶性肿瘤是比较低的，在美国占全部恶性肿瘤死亡率的 0.2%。上海 20 世纪 90 年代甲状腺的死亡率为：男性 0.4/10 万，女性 0.9/10 万，甲状腺癌的死亡率与年龄有关，年龄越大死亡率越高，病理类型也是影响死亡率的重要因素之一，其中致死性最大的是未分化癌，一旦明确诊断后，大多数患者一年内死亡，其次为髓样癌。

（二）病因学

甲状腺癌的病因至今尚不明确，已知有些髓样癌有家庭遗传史，部分未分化癌可能来自分化性甲状腺癌，有些甲状腺淋巴瘤可能是淋巴细胞性甲状腺炎（桥本甲状腺炎）恶变。

1. 电离辐射　早在 1950 年 Doniach 实验发现用放射线诱发鼠甲状腺癌，小剂量（5uci）即可促使癌的发生，最大剂量为 30uci，再大剂量 100uci 则抑制。儿童期有头颈部接受放射治疗史的患者所诱发的甲状腺癌的发病率更高。提示儿童甲状腺对放射线更敏感，乌克兰·契尔诺贝利核泄漏所造成的核污染，该地区儿童甲状腺癌发生率高于污染前 15 倍，放射线所诱发的甲状腺肿瘤常见双侧性的，一般潜伏期为 10~15 年。

2. 缺碘与高碘　20 世纪初，即有人提出有关缺碘可致甲状腺肿瘤的发生，在芬兰地方性甲状腺肿流行区，甲状腺癌的发病率为 2.8/10 万，而非流行区为 0.9/10 万。其致病原因可能是缺碘引发甲状腺滤泡的过度增生而致癌变，其所诱发的甲状腺癌以滤泡样癌和未分化癌为主。从流行病学研究发现，高碘饮食亦是甲状腺癌的高发诱因。我国东部沿海地区是高碘饮食地区，是我国甲状腺癌高发地区，高碘所诱发的甲状腺癌主要以乳头状癌为主，它的致病原因可能是长期高碘刺激甲状腺滤泡上皮而致突变所产生癌变。

3. 癌基因与生长因子　许多人类肿瘤的发生与原来基因序列的过度表达，突变或缺失有关，目前有关甲状腺癌的分子病理学研究重点有癌基因与抑癌基因，在报道从甲状腺乳头状癌细胞中分离出 RET/PTC 癌基因，认为是序列的突变。H-ras、K-ras 及 N-ras 等癌基因的突变形式已被发现在多种甲状腺肿瘤中。此外，也发现 c-myc 及 c-fos 癌基因的异常表现在各种甲状腺癌组织中，c-erb-B 癌基因过度表达在甲状腺乳头状癌中被检出，P[53] 是一种典型的抑癌基因，突变的 P[53] 不仅失去了正常野生型 P[53] 的生长抑制作用，而且能刺激细胞生长，促进肿瘤发展，分化性甲状腺癌组织中 P[53] 基因蛋白也呈高表达现象。近年来认为至少 50% 的甲状腺乳头状癌发生染色体结构异常，多为 10 号染色体长臂受累，其中大多为原癌基因 RET 的染色体内反转。癌基因常因 ras 变异和错位而被激活，约 40% 可见此种现象。

4. 性别与女性激素　甲状腺癌发病性别差异较大，女性明显高于男性。近年研究显示，雌激素可影响甲状腺的生长，主要是促进垂体释放 TSH 而作用于甲状腺，因而当血清雌激素水平升高时，TSH

水平也升高。采用 PCR 方法检测各类甲状腺疾病中雌激素受体及孕激素受体，结果以乳头状癌组织中 ER 及 PRT 阳性率最高，表明甲状腺癌组织对女性激素具有较活跃的亲和性。

5. 遗传因素　在一些甲状腺癌患者中，常可见到一个家族中一个以上成员同患甲状腺癌，文献报道家族性甲状腺乳头状癌发生率在 5%~10%。10% 的甲状腺髓样癌有明显家族史，其 10 号染色体 RET 突变的基因检测有助于家族中基因携带者的诊断。

（三）病理

甲状腺癌主要由四个病理类型组成：即乳头状癌、滤泡样癌（两者又称分化性甲状腺癌）、髓样癌和未分化癌。

1. 乳头状癌　属于微小癌，指肿瘤最大直径≤1cm，分为腺内型、腺外型，是临床最常见的病理类型，约占全部甲状腺癌的 75%~85%，病灶可以单发，也可多发，可发生在一侧叶，亦可发生在两叶、峡部或锥体叶。近年，对甲状腺乳头状癌的病理组织学诊断标准，大多学者已逐步取得较为一致的意见，即乳头状癌的病理组织中，虽常伴有滤泡样癌成份，有时甚至占较大比重，但只要查见浸润性生长且具有磨砂玻璃样的乳头状癌结构，不论其所占成分多少，均应诊断为乳头状癌。因本病的生物学行为特性，主要取决于是否有乳头状癌成分的存在，甲状腺乳头状癌主要通过区域淋巴结转移，其颈淋巴结转移率可高达 60% 以上。

2. 滤泡样癌（包括 Hutthle 细胞癌）　是另一种分化好的甲状腺癌，约占甲状腺癌的 10%，根据 WHO 组织病理分类，将嗜酸细胞癌（Hurthle cell carcinoma）归入滤泡样癌，其占滤泡样癌的 15%~20%，可以单发，少数可多灶性或双侧病变，较少发生淋巴道转移，一般仅 20%~30%，主要通过血道转移，大多转移至肺、骨。

3. 髓样癌　髓样癌为发自甲状腺滤泡旁细胞，亦称 C 细胞的恶性肿瘤，属中等恶性肿瘤，C 细胞为神经内分泌细胞，该细胞的主要特征分泌降钙素以及多种物质，包括癌胚抗原，并产生淀粉样物，本病占甲状腺癌的 3%~10%，临床分散发型与家族型，国内主要以散发型为主，约占 80% 以上，家族型髓样癌根据临床特征又分为 3 型即：①多发内分泌瘤 2A 型（MEN 2A），本征较多并发嗜铬细胞瘤及甲旁亢。②多发内分泌瘤 2B 型（MEN 2B），本征多含嗜铬细胞瘤及多发神经节瘤综合征，包括舌背或眼结膜神经瘤及胃肠道多发神经节瘤。③不伴内分泌征的家族型髓样癌，甲状腺髓样癌易发生淋巴道转移，尤其在前上纵隔。

4. 未分化癌　是一种临床高度恶性的肿瘤。大多数患者首次就诊时病灶已广泛浸润或远处转移，大多不宜手术治疗，此类癌约占甲状腺癌的 3%~5%。好发老年患者，病程可快速进展，绝大多数甲状腺未分化癌首次就诊时已失去了治愈机会。

（四）临床分期

根据 UICC（世界抗癌联盟）第六版（2002 年）修订的 TNM 分期

1. 分类　如下所述。

T　原发肿瘤

Tx　无法对原发肿瘤做出估计

T_0　未发现原发病灶

T_1　肿瘤限于甲状腺内，最大直径≤2cm

T_2　肿瘤限于甲状腺内，最大直径 >2cm，≤4cm

T_3　肿瘤限于甲状腺内，最大直径 >4cm 或者微小甲状腺外侵犯（如胸骨甲状腺肌，甲状腺周围组织）

T_{4a}　肿瘤已侵犯甲状腺包膜外，肿瘤侵犯皮下软组织、喉、气管、食管、喉返神经

T_{4b}　肿瘤侵犯椎前筋膜、纵隔血管或颈总动脉［注：以上各项可再分为：①孤立性肿瘤；②多灶性肿瘤］

N 区域淋巴结

Nx 未确定有无淋巴结转移

N_0 未发现区域淋巴结转移

N_{1a} 肿瘤转移至Ⅵ区淋巴结（气管前、食管前、喉前及 Delphian 淋巴结）

N_{1b} 肿瘤转移至一侧、双侧或对侧淋巴结及纵隔淋巴结

M 远处转移

M_0 无远处转移

M_1 有远处转移

2. 分期 如下所述。

乳头状癌或滤泡样癌

	<45 岁	≥45 岁
Ⅰ期	任何 T 和 NM_0	$T_1N_0M_0$
Ⅱ期	任何 T 和 NM_1	$T_2N_0M_0$
Ⅲ期		$T_3N_0M_0$
		$T_{1,2,3}N_{1a}M_0$
Ⅳ期 A		$T_{1,2,3}N_{1b}M_0$
		$T_{4a}N_{0,1}M_0$
Ⅳ期 B		T_{4b}任何 NM_0
Ⅳ期 c		任何 T 任何 NM_1

髓样癌

Ⅰ期	$T_1N_0M_0$
Ⅱ期	$T_2N_0M_0$
Ⅲ期	$T_3N_0M_0$
	$T_{1,2,3}N_{1a}M_0$
Ⅳ期 A	$T_{1,2,3}N_{1b}M_0$
	$T_{4a}N_{0,0}M_0$
Ⅳ期 B	T_{4b}任何 NM_0
Ⅳ期 c	任何 T 任何 NM_1

未分化癌（任何未分化癌均为Ⅳ期）

Ⅳ期 A	T_{4a}任何 NM_0
Ⅳ期 B	T_{4b}任何 NM_0
Ⅳ期 C	任何 T 任何 NM_1

（五）诊断

1. 病史与体检 病史与体检是临床诊断最基础的工作，通过病史的询问，认真的体检可以得出初步的诊断，当患者主诉：颈前区肿块，伴有声音嘶哑、进食梗阻或呼吸困难，体检发现肿块边界不清，活动度差，肿块质硬，颈侧区有异常肿大淋巴结时，则需要考虑甲状腺癌的可能。

2. 超声波检查 超声检查是甲状腺肿瘤辅助诊断最有用的方法之一，通过超声诊断可以了解肿瘤的大小、多少、部位、囊实性、有无包膜、形态是否规则、有无细小钙化、血供情况，当肿瘤出现无包膜、形态不规则、血供丰富伴细小钙化时，应考虑癌症可能性大。

3. 细针穿刺检查 是一项较成熟的诊断技术，操作简单，损伤小，诊断率高，价格低廉，其准确率可高达 90%，对颈部转移淋巴结的诊断也有很高的价值。但此技术有一定的局限性，对较小的肿瘤不易取到标本，对滤泡样癌无法做出正确诊断。

4. 实验室检查 对临床鉴别诊断和术后随访有重要意义，通过 T_3，T_4，TSH 的检查可以了解甲状腺功能，当全甲状腺切除后，TG 的持续性升高，应怀疑肿瘤有复发与转移的可能，同样，降钙素的异

常升高，应考虑甲状腺髓样癌的可能，术后降钙素的持续性升高也是髓样癌转移的佐证。

5. 同位素核素检查　可以了解甲状腺功能。^{99m}TC（V）- DMSA 是目前公认最好的甲状腺髓样癌显像剂，其灵敏度，特异性分别达 84% ~ 100%。同样根据甲状腺对放射线同位素摄取的情况可分为热结节、温结节、凉结节与冷结节。后者有癌变的可能。

6. 影像学检查　目前主要的影像学检查有 X 线、CT、MRI、PET - CT 等。通过这些检查，可以了解肿瘤的部位、外侵情况、有无气管、食管的侵犯、气管是否有狭窄或移位、颈侧部淋巴结是否有转移及可以了解转移淋巴结与周围组织的关系。

（六）治疗

甲状腺癌的治疗以手术为主，一旦诊断明确，如无手术禁忌证应及时手术，对原发病灶和颈淋巴结的清扫术，目前仍有不同处理意见。

1. 原发病灶的切除范围　行甲状腺全切除术还是行腺叶切除术至今仍有不同意见，欧美、日本主张采用全甲状腺切除术或近全甲状腺切除术，其理论基础是：①甲状腺癌常表现为多灶性，尤其是乳头状癌，所以只有切除全部甲状腺，才能保证肿瘤的彻底清除。②残留在腺体内的微小病变可以转化成低分化癌，造成临床处理的困难或成为转移病灶的源泉。③有利于监控肿瘤的复发与转移，主要通过对甲状腺球蛋白（TG）的检测，可以预测肿瘤的复发与转移。④有利于术后核素的治疗。由于全甲状腺切除术容易产生较多的手术并发症，除了甲减之外，主要是低钙血症及增大了喉返神经损伤的概率，所以目前国内外有不少学者主张对原发病灶行甲状腺腺叶切除 + 峡部切除术，其理论基础是：①在残留的甲状腺中，真正有临床意义的复发率远低于病理检测出的微小癌，国内报道仅 3% ~ 4%。②分化性甲状腺癌转移成低分化癌的概率极低。③大多回顾性研究证实，全甲状腺切除术与腺叶切除 + 峡部切除术的 10 年生存率相似，差异无统计学意义，但腺叶切除 + 峡部切除术的生存质量明显好于全甲切除术者。④在随访期间，如残留甲状腺出现肿瘤，再行手术并不增加手术的难度与手术并发症，复旦大学附属肿瘤医院对 T_1 ~ T_3 的甲状腺癌行腺叶切除 + 峡部切除术，其 10 年生存率达 91.9%，对 T_4 的患者由于肿瘤已侵犯邻近器官，外科手术往往不能彻底清除病灶，常需术后进一步治疗，如同位素 ^{131}I 或外放疗。为了有利于进一步治疗，我们主张全甲状腺切除术，有远处转移者应行全甲状腺切除术，为 ^{131}I 治疗创造条件，位于峡部的甲状腺癌可行峡部切除 + 双侧甲状腺次全切除术，双侧甲状腺癌则应行全甲状腺切除术。

2. 颈淋巴结清除术的指征　甲状腺癌治疗的另一个热点是颈淋巴结清扫术的指征，对临床颈侧区淋巴结阳性的患者应根据颈淋巴结的状况行根治性、改良性、或功能性颈淋巴结清扫术，对临床颈淋巴结阴性的患者是否行选择性颈淋巴结清扫术目前意见尚不一致，坚持做选择性颈淋巴结清扫术者认为：①甲状腺癌，尤其是乳头状癌其颈淋巴结的转移率可高达 60%，故应行颈清扫术。②淋巴结转移是影响预后的主要因素之一。③功能性颈清扫术对患者破坏较小。而不做颈清扫术者认为：①滤泡样癌主要以血道转移为主，无须行颈清扫术。②乳头状癌虽然有较高的颈转移率，但真正有临床意义的仅 10%，可以长期观察，在随访期间，一旦出现颈淋巴结转移，再行颈清扫术，并不影响预后，也不增加手术危险性，复旦大学附属肿瘤医院的经验是：对临床颈淋巴结阴性的患者，不行选择性颈清扫术，可以长期随访，但在处理甲状腺原发病灶时应同时清扫中央区淋巴结。因甲状腺癌淋巴结转移第一站往往在中央区，所以中央区淋巴结清扫术对甲状腺癌的治疗显得尤为重要。该手术的特点是：既可保留颈部的功能与外形，又可达到根治疾病的目的。即使在随访期间出现了颈淋巴结转移，再实施手术，也可避免再次行中央区淋巴结清除术时因组织反应而致喉返神经损伤。由于甲状腺髓样癌属中度恶性肿瘤，颈淋巴结阴性的患者选择性颈清除术指征可以适度放宽，同时要注意对气管前，前上纵隔淋巴结的清扫。

3. 甲状腺癌的综合治疗　甲状腺癌对放、化疗均不敏感，故术后常规无须放疗或化疗，对术中有肿瘤残留的患者可行外放疗，仅对无法手术或未分化癌患者可行化疗，常用药物为阿霉素，5 - Fu 等，对有远处转移者可行同位素 ^{131}I 治疗。

（七）预后

大多数分化性甲状腺癌预后良好，10 年生存率可高达 92%，髓样癌的 10 年生存率为 60%，而未分化癌，一旦诊断明确绝大多数一年内死亡。

（八）术后随访

由于甲状腺癌术后大多能长期生存，术后定期随访非常重要，通过随访，可以了解患者术后有无复发，转移，药物使用剂量是否合适，以往认为术后甲状腺素的使用应达到临床轻度甲亢的标准，而现在我们认为由于甲状腺素对心脏有毒性作用，并且会造成脱钙现象，甲状腺癌大多发生在中青年，长期处于甲亢状况会影响患者的生存质量，故我们提倡甲状腺素服用的剂量使 TSH 值处于正常范围的下限即可，术后第一年，每3个月随访一次，术后第二年起可以每6个月随访一次，随访的主要内容是：体检、超声检查、甲状腺功能每6个月检查一次，每年应作一次 X 线胸部检查，必要时可行全身骨扫描，排除远处转移的可能。

（鲍华杰）

第五节　甲状旁腺功能亢进症

甲状旁腺功能亢进症（以下简称甲旁亢）可分为原发性、继发性和三发性3种。原发性甲旁亢是由于甲状旁腺本身病变引起的甲状旁腺素（PTH）合成、分泌过多。继发性甲旁亢是由于各种原因所致的低钙血症，刺激甲状旁腺增生肥大，分泌过多的PTH。三发性甲旁亢是在继发性甲旁亢的基础上，由于腺体受到持久和强烈的刺激，部分增生组织转变为腺瘤，自主地分泌过多的PTH。部分原发性甲旁亢为多发性内分泌肿瘤（MEN）-Ⅰ型或 MEN-Ⅱ型中的组成部分。原发性甲旁亢在欧美国家多见，是一种仅次于糖尿病和甲状腺功能亢进症的常见的内分泌疾病，自20世纪70年代以来，随着血钙水平筛查的普及，大多数患者被检出时无症状。在国内少见，我国的血钙水平筛查尚不十分普遍，大多数原发性甲旁亢患者有明显的临床表现。

（一）解剖和生理

甲状旁腺位于甲状腺左右两叶的背面，一般为上下两对4枚。少数人只有3枚，或可多于4枚甲状旁腺。上甲状旁腺的位置相对比较固定，多数位于甲状腺侧叶后缘上、中1/3交界处，相当于环状软骨下缘水平；下甲状旁腺靠近甲状腺下动脉与喉返神经相交处水平。上甲状旁腺与甲状腺共同起源于第4对咽囊，而下甲状旁腺与胸腺共同起源于第3对咽囊，在下降过程中，下甲状旁腺胚原基可中途停止或随胸腺胚原基继续下降至纵隔。即使发生位置变异，上甲状旁腺总是位于甲状腺的邻近，下甲状旁腺可位于甲状腺内、胸腺内、纵隔内、颈动脉分叉或甲状腺下极外侧的疏松组织内。正常的甲状旁腺可呈卵圆、盘状、叶片或球形，约 0.5cm × 0.3cm × 0.3cm（0.2cm × 0.2cm × 0.1cm ~ 1.2cm × 0.3cm × 0.3cm），重约 30 ~ 50mg，呈褐黄色或棕红色，质地柔软。

绝大多数甲状旁腺血供来自甲状腺下动脉，仅少数上甲状旁腺的血供来自甲状腺上动脉或甲状腺上、下动脉的吻合支，但下降至纵隔的下甲状旁腺可由乳内动脉或主动脉分支供血。

甲状旁腺分泌甲状旁腺素（PTH），其主要功能是调节人体钙的代谢和维持体内钙、磷的平衡：①促进近侧肾小管对钙的重吸收，减少尿钙而增加血钙；抑制近侧肾小管对磷的吸收，增加尿磷而减少血磷，使之钙、磷体内平衡。②促进破骨细胞的脱钙作用，使磷酸钙从骨质中脱出，提高血钙。③通过维生素 D 的羟化作用生成 1,25-二羟 D_3 而促进肠道对钙的吸收。PTH 与血钙之间呈负反馈关系，即血钙过低可刺激 PTH 的合成和释放，使血钙上升；血钙过高则抑制 PTH 的合成和释放，使血钙下降。

（二）病因

分原发性、继发性、三发性和多发性内分泌肿瘤甲旁亢几类，以原发性最多见。

1. 原发性甲旁亢　主要由甲状旁腺腺瘤（占80%）和增生（15%）引起，约0.5% ~3%可由甲状旁腺癌引起。可有自主性分泌 PTH 过多，后者不受血钙的反馈作用而致血钙持续升高。

2. 继发性甲旁亢　多由于体内存在刺激甲状旁腺的因素，特别是血钙、血镁过低和血磷过高，腺体受刺激后不断增生和肥大，由此分泌过多的 PTH。本症多见于慢性肾功能不全、维生素 D 缺乏（包括胃肠、肝胆胰系疾病的维生素吸收不良）、骨软化症、长期低磷血症等。慢性肾功能衰竭是继发性甲旁亢的主要原因，尿毒症患者肾脏排泌磷障碍导致的高磷血症，合成障碍引起的 1, 25 - 二羟 D_3 减少和低钙血症是引起肾性继发性甲旁亢发病的三个主要因素。目前我国慢性肾功能衰竭患者只有极少数人能进行肾移植手术，绝大多数患者只能依赖透析进行肾替代治疗。随着血液透析技术的不断发展及其广泛应用，这些患者的生存期明显延长，继发性甲旁亢的发病率也随之升高。

3. 三发性甲旁亢　是在继发性甲旁亢的基础上发展起来的，甲状旁腺对各种刺激因素反应过度或受到持续刺激而不断增生肥大，其中一、二个腺体可由增生转变为腺瘤，出现自主性分泌，当刺激因素消除后，甲旁亢现象仍存在。主要见于肾功能衰竭者。

4. 多发性内分泌肿瘤　少见病，属家族性常染色体显性遗传疾病，其中 MEN - Ⅰ 型主要累及甲状旁腺、垂体前叶和胰腺内分泌系统，MEN - Ⅱ 型累及甲状腺 C 细胞、肾上腺嗜铬细胞和甲状旁腺。约 90% MEN - Ⅰ 型病例有甲旁亢症状，且常是首发表现，患者多属 20 ~ 40 岁，其表现与散发的原发性甲旁亢相似。MEN - Ⅱ 型中甲旁亢的发病率较低，症状也轻，发病年龄较 MEN - Ⅰ 型为晚。其病理多为甲状旁腺增生，少数为腺瘤。

（三）病理

正常的甲状旁腺组织含有主细胞、嗜酸细胞和透明细胞。主细胞呈圆形或多边形，直径 6 ~ 8 μm，细胞质多含有脂肪，正常时仅 20% 处于活动状态。PTH 由主细胞合成分泌。嗜酸细胞存在于主细胞之间，胞体较大，细胞质中含有大量的嗜酸性颗粒，嗜酸细胞从青春期前后开始逐渐增加。透明细胞的细胞质多，不着色，由于含过量的糖原，正常时数量少，增生时增多。在主细胞发生代谢改变时出现形态变异，主细胞的细胞质内充满嗜酸颗粒时便成为嗜酸细胞，含过量糖原时即成为透明细胞。

1. 甲状旁腺腺瘤　一般为单个，仅 10% 为多个，多位于下位甲状旁腺。Hodback 分析 896 例甲状旁腺腺瘤，平均重 1.30g（0.075 ~ 18.3g），腺瘤的重量与患者的病死率呈正相关（P < 0.001）。腺瘤有完整包膜，包膜外一圈有正常的甲状旁腺组织，这是与增生的主要区别。肿瘤较大时，可见出血、囊性变、坏死、纤维化或钙化；肿瘤较小时，周围绕有一层棕黄色的正常组织，此时需与增生仔细鉴别。镜下分成主细胞型、透明细胞型和嗜酸细胞型，后者少见，多属无功能性腺瘤。Rasbach 将肿瘤直径 < 6mm 的定为微小腺瘤，细胞活跃，一旦漏诊，是顽固性高钙血症的原因。由于胚胎发育异常，腺瘤偶可见于纵隔、甲状腺内或食管后的异位甲状旁腺，约占全部病例的 4%。

2. 甲状旁腺增生　常累及 4 个腺体，病变弥漫，无包膜。有的腺体仅比正常略大，有时 1 个增生特别明显。外形不规则，重达 150mg ~ 20g。由于增生区周围有压缩的组织而形成假包膜，勿误为腺瘤。镜下以主细胞增生居多，透明细胞增生罕见。

3. 其他罕见病变　甲旁亢中甲状旁腺癌仅占 0.5% ~ 5%，甲状旁腺癌的病理特点为：侵犯包膜或血管，与周围组织粘连，有纤维包膜并可伸入肿瘤内形成小梁，核分裂象较多，以及玫瑰花样细胞结构的特点。甲状旁腺癌的症状一般较重，1/3 患者有颈淋巴结或远处转移。甲状旁腺囊肿（伴甲旁亢时囊液呈血性）、脂肪腺瘤（又名错构瘤）更为少见。

（四）临床表现和初步诊断

甲旁亢包括症状型及无症状型两类。我国目前以有明显症状的甲旁亢为多见。但欧美患者以无症状为多，常在普查时因血清钙增高而被确诊。

症状型甲旁亢的临床表现又可分为骨骼系统、泌尿系统症状和高血钙综合征三大类，可单独出现或并发存在。骨骼系统主要表现为骨关节的疼痛，伴明显压痛。起初为腰腿痛，逐渐发展为全身骨及关节难以忍受的疼痛，严重时活动受限，不能触碰。易发生病理性骨折和骨畸形。可表现为纤维囊性骨炎、囊肿形成，囊样改变的骨骼常呈局限性膨隆并有压痛，好发于颌骨、肋骨、锁骨外 1/3 端及长骨。泌尿系统主要表现为烦渴、多饮、多尿，可反复发生尿路结石，表现为肾绞痛、尿路感染、血尿乃至肾功能衰竭。高血钙综合征由血钙增高引起，可影响多个系统。常见的症状有淡漠、烦躁、消沉、疲劳、衰弱、无力、抑郁、反应迟钝、记忆丧失、性格改变，食欲丧失、腹胀、恶心、呕吐、便秘、腹痛和瘙痒，胃十二指肠溃疡、胰腺炎，心悸、心律失常、心力衰竭和高血压等。按症状可将甲旁亢分为三型：Ⅰ型以骨病为主，Ⅱ型以肾结石为主，Ⅲ型为两者兼有。

甲亢临床表现呈多样性，早期常被误诊而延误治疗。对凡有高钙血症伴肾绞痛、骨痛、关节痛或溃疡病等胃肠道症状者，要考虑甲旁亢的可能，对慢性肾功能不全患者尤要注意。应作血清钙、无机磷和甲状旁腺激素（PTH）测定。血清钙正常值为 $2.20 \sim 2.58$ mmol/L，重复 3 次均高于 2.60mmol/L 方有诊断价值。PTH 只影响游离钙，临床测定值还包括蛋白结合钙部分，应同时测定血浆蛋白，只有后者在正常的情况下，血清钙水平升高才有诊断意义，但血清游离钙的测定较血清总钙测定更可靠。血清无机磷正常值为 $0.80 \sim 1.60$ mmol/L，原发性甲旁亢时血清无机磷降低，在持续低于 0.80mmol/L 时才有诊断意义，当然还可看血钙水平。血清无机磷浓度还受血糖的影响，故应同时测定血糖。慢性肾功能不全继发甲旁亢时血清无机磷值升高或在正常范围。血清 PTH 正常值为（全端包被法）<55pg/mL，甲旁亢时可升高。上述测定符合甲旁亢可能时再作进一步定位检查。

（五）定位诊断

术前均需作定位诊断，其方法包括 B 超检查、核素扫描和 CT 检查等。

B 超扫描定位诊断的正确性、特异性和敏感性均在 95% 左右，但是还有一定的阴性率和误诊率。术前手术医师和超声医师共同参与 B 超扫描定位诊断，对指导手术有很大帮助。放射性核素甲状旁腺显像定位诊断的阳性率和敏感性均较高，^{99m}Tc - MIBI 检查可发现最小为 80mg 的腺瘤，定位诊断准确率可达 90% 以上，尤其对异位甲状旁腺病变有良好的定位诊断价值。B 超检查和核素扫描联合应用，是甲旁亢定位诊断常规的检查方法，可提高定位诊断准确率。

CT 检查片上，腺瘤表现为卵圆形、圆形或类三角形肿块。平扫 CT 图像示腺瘤密度均一，增强 CT 图像示腺瘤血供丰富，其强化程度仍低于颈部大血管。凡发现病灶内有钙化者要高度怀疑甲状旁腺癌。CT 检查对鉴别良恶性肿瘤和增生有一定困难，但不影响其定位价值，尤其 CT 检查对纵隔等处的异位甲状旁腺病变有良好的显示。

术中 PTH 监测可作为甲状旁腺切除术的辅助检查，改良的 PTH 测定方法，使整个测定时间缩短为 15min，更适于术中应用，如切除了病灶，术中 PTH 测定可下降 50% 以上。

（六）治疗

1. 原发性甲旁亢　不论是肿瘤或增生引起的原发性甲旁亢均以手术切除为主。甲状旁腺腺瘤切除后效果良好。原发性甲旁亢中单发腺瘤约占 90%，且术前 B 超检查、核素扫描定位诊断准确率高，目前多数主张采用单侧探查术，由于少数腺瘤可以是多发的，仍有主张以双侧探查为宜，以免遗漏病变，但过多的盲目探查，可能造成甲状旁腺血供受损，加重术后甲状旁腺功能不足造成的低钙血症。甲状旁腺增生者应切除 3 个半甲状旁腺，留下半个甲状旁腺以防功能低下（甲旁减症），留多了易致症状复发。也可将增生甲状旁腺全切除，同时取部分甲状旁腺组织切成小薄片作自体移植，可移植于胸锁乳突肌或前臂肌肉内。

近年来随着微创外科技术的发展，微创甲状旁腺切除术已逐渐进入了临床应用。1996 年，Gagner 成功地进行了第一例内镜下甲状旁腺切除术。目前甲状旁腺微创手术可分为放射性引导小切口甲状旁腺切除术和内镜下微创甲状旁腺切除术两类。现主要适用于术前有 B 超、核素扫描准确定位的单个甲状旁腺腺瘤。手术成功率接近常规开放性手术，疗效满意。放射性引导小切口甲状旁腺切除术就是在将开始手术时静脉内注射放射性同位素，术中利用一个同位素探测器定位病变腺体，直接在病变所在部位作一小切口，就能切除腺瘤。有条件单位可同时应用术中快速 PTH 测定，若下降 50% 以上，可进一步保证肿瘤切除的彻底性。手术可在局部麻醉下进行，创伤小，并发症少。随着内镜技术逐渐成熟，在不少国家内镜下微创甲状旁腺切除术占甲状旁腺单发腺瘤手术的比例在逐渐增加。相信甲状旁腺微创手术将逐渐成为治疗甲状旁腺单发腺瘤的主要手术方式。

如患者一般情况不好而无法立即进行手术者，可试用药物治疗以暂时缓解症状，鼓励患者多饮水，以利于钙排出体外。口服磷盐可以降低血钙。雌激素可以拮抗 PTH 介导的骨吸收，尤对绝经后妇女患者更为理想。二磷酸盐可用于控制甲旁亢危象，活性维生素 D-1，25（OH）$_2$D$_3$ 可抑制甲状旁腺功能。以上治疗均有暂时治疗作用。

甲状旁腺癌早期可作整块切除，伴淋巴结转移者加作根治性淋巴结清扫术。切除范围应包括患侧甲状腺、颈前肌群、气管前和同侧动静脉鞘附近淋巴结。如肿瘤难以切净，化疗药物又不能阻止肿瘤生长，可用抑制骨骼释放钙以及增加尿钙排出的方法治疗。光辉霉素有抑制破骨细胞作用，可用于治疗有远处转移的晚期甲状旁腺癌的高钙血症。

2. 继发性甲旁亢　若早期患者能及时去除血钙、血镁过低和血磷过高等原发因素后，病情多可控制。慢性肾功能衰竭引起磷排泄减少，导致高磷血症和血钙浓度下降，虽经口服磷结合剂以及补充维生素 D$_3$ 等措施，仍有 5%～10% 患者的甲旁亢症状持续存在，内科治疗无效，需外科手术治疗。严重的慢性肾功能衰竭继发甲旁亢符合下列指征者，应及时进行手术治疗：①严重的高 PTH 血症，血全段 PTH（iPTH）>800pg/mL；②临床症状严重，如严重的骨痛、行走困难、身材变矮及皮肤瘙痒等；③影像学检查 B 超或核素扫描显示有肿大的甲状旁腺；④内科治疗无效。

手术方式有三种：①甲状旁腺次全切除术，此方法较早被采用，但究竟保留多少甲状旁腺组织的量为合适，较难掌握，要确保残留甲状旁腺组织的良好血供也有一定的难度，该术式术后复发率较高，且复发后在颈部再次手术难度较大，现已较少采用。②甲状旁腺全切加前臂自体移植术，此手术方法安全、有效，复发率低，若复发后在前臂作二次手术切除，手术也较简便。是采用较多的术式。③甲状旁腺全切除术，此方法起初提出时，担心术后会发生严重的低钙血症、代谢性骨病而未被采用。近来研究发现，在甲状旁腺全切除术后的部分患者血中还能检测到微量的 PTH，有学者推测可能是由于手术中脱落的甲状旁腺细胞种植所致。而且术后需进行常规血透，通过透析液的调整，术后低钙血症可以纠正，也无代谢性骨病等严重并发症发生，且复发率低，故现也有学者主张选用此术式。

对药物治疗失败，又不能耐受甲状旁腺切除手术者，可采用超声引导下甲状旁腺内酒精或 1，25-二羟 D$_3$ 溶液注射治疗，也能取得一定的疗效。

随着糖尿病、高血压患病率的增高，继发于糖尿病、高血压的慢性肾功能衰竭病例的增多，慢性肾功能衰竭的发病率也逐渐增高。目前我国慢性肾功能衰竭患者只有极少数人能进行肾移植手术，绝大多数患者只能依赖透析进行肾替代治疗。而随着血液透析技术的进步，尿毒症患者的生存期明显延长，肾性继发性甲旁亢的发病率也随之升高，同时需要外科手术治疗的患者也逐渐增多。近 10 多年来，对符合上述手术指征的肾性继发性甲旁亢患者进行了外科手术治疗，采用的手术方式是甲状旁腺全切除加前臂自体移植术。有人认为此术式比较合理，甲状旁腺全切除能避免术后颈部复发，自体移植成活，能避免甲状旁腺功能低下，若前臂移植物过度增生复发，在前臂作二次手术也较简便。据文献，甲状旁腺全切除加前臂自体移植术治疗肾性继发性甲旁亢，患者术后临床症状得到明显改善，血钙维持在正常范围，术后复发率低，疗效满意，手术安全，无喉返神经损伤等严重并发症发生。通过这项临床工作实践，有以下几点体会：①有部分肾性继发性甲旁亢患者到外科就诊时，临床症状已非常严重，早期未能得到及时的诊断和治疗。因此，需要广大临床医师对该疾病有充分的认识和足够的重视。②甲状旁腺残留是造成复发的主要原因之一，做到甲状旁腺全切除是减少术后复发的关键之一。如何做到甲状旁腺全切除，术前定位诊断非常重要。B 超检查和核素扫描联合应用，可提高定位诊断准确率。文献报道核素扫描有较高的应用价值，但主要是针对甲状旁腺腺瘤，而对增生性病变优势不明显。而有文献报道的病例资料显示 B 超检查也有较高的检出率，可达 96.2%，手术医师术前参与 B 超检查定位，能使术中寻找病灶更为简便、准确。术中仔细探查也非常重要，能检出定位诊断遗漏的病灶。有条件单位可同时用术中快速 PTH 测定，可进一步保证做到甲状旁腺全切除。③对内科治疗无效，临床症状严重，定位诊断又只能发现少于四枚甲状旁腺的肾性继发性甲旁亢患者，手术的时机较难确定。此类患者手术很难做到甲状旁腺全切除，从而导致术后复发。④术后复发的另一个重要原因是由移植物过度增生引起的。结节状增生的组织更易致功能亢进，应选取弥漫性增生的组织作为移植物。⑤甲状旁腺全切除术后可发生"骨饥饿"综合征，表现为严重的低钙血症和抽搐，术中、术后要严密监测血钙并及时补钙，以避免该综合征的发生。术中应每切除一枚甲状旁腺组织后检测一次血钙，若手术顺利，手术时间不是很长，术中血钙一般不会低于正常值，术中不需要常规补钙。术后应常规静脉补钙，术后每天的补钙量根据切除的甲状旁腺组织的总重量推算，每1g甲状旁腺组织约补1g元素钙，1g元素钙相当于补葡萄糖酸钙11g。术后每4h监测一次血钙，根据血钙水平，调整补钙用量。血钙水平稳定可延长监测间隔，并可逐渐过渡到口服补钙。

3. 三发性甲旁亢　肾功能恢复或肾移植后甲状旁腺增生不见复旧，甲旁亢症状依然存在，Goar称此为三发性甲旁亢，治疗以手术为主。施行甲状旁腺全切除和自身腺体移植，移植重量为80～100mg，一般置于胸锁乳突肌或前臂肌肉内，自身移植至前臂皮下组织或肌肉对肾性甲旁亢的治疗是同样有效的。

4. MEN中的甲旁亢　术式有保留半个腺体的甲状旁腺次全切除或甲状旁腺全切除加自体腺体移植术。在MEN－Ⅱ型的嗜铬细胞瘤所致的高血压症状严重甚或出现危象者，以先行肾上腺手术为宜。

（鲍华杰）

第六节　甲状旁腺手术

一、甲状旁腺腺瘤切除术

（一）适应证
经检查确定诊断为甲状旁腺腺瘤者。

（二）麻醉和体位
1. 麻醉　气管内插管全身麻醉。
2. 体位　甲状腺手术常规体位。

（三）手术步骤
根据术前的影像学定位，可采用单侧探查法：

（1）切口：依甲状腺手术常规。

（2）显露双叶甲状腺后，先对甲状腺进行探查，了解有无甲状腺病变。

（3）根据术前定位，对甲状旁腺腺瘤进行探查。切断相应侧甲状腺中静脉或下极血管，将患侧叶甲状腺向前内侧牵开，或向上内侧牵开，显露出甲状旁腺腺瘤。甲状旁腺腺瘤多呈红褐色。将甲状旁腺腺瘤周围组织进行钝、锐性分离，找到蒂部，紧贴瘤体，切断、结扎进入甲状旁腺腺瘤的血管束，完整摘除甲状旁腺腺瘤（图5-1）。

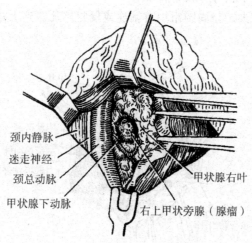

颈内静脉
迷走神经
颈总动脉
甲状腺下动脉
甲状腺右叶
右上甲状旁腺（腺瘤）

图5-1　切除右上甲状旁腺腺瘤

（4）将切下的甲状旁腺腺瘤送快速切片病理学检查确诊，如快速切片证实为甲状旁腺腺瘤，则可结束探查。分离面止血、冲洗，可不放置引流管，按甲状腺手术常规缝合切口各层。

（5）如术中探查，发现有甲状腺结节，则应将甲状腺结节切除，送快速切片病理学检查，根据快速切片结果予以相应的处理。

（四）手术经验和探讨

随着医学影像学的发展，术前对甲状旁腺腺瘤的定位比较准确，故甲状旁腺腺瘤手术现多采用单侧探查、切除腺瘤。手术操作较为简单、易行。如要手术获得满意疗效，术前影像学检查定位便显得十分重要。值得注意的是甲状旁腺微小腺瘤，有作者报道过甲状旁腺微小腺瘤引起的甲状旁腺功能亢进。一般将直径＜6mm，外表看来无明显变形甲状旁腺腺瘤定为微小腺瘤。遇到此种情况，往往会使术者产生困惑，常常需要探查全部甲状旁腺。

二、甲状旁腺癌切除术

（一）适应证

（1）同侧患甲状旁腺腺瘤，曾做过2次以上甲状旁腺腺瘤切除术者。

（2）术中探查发现甲状旁腺腺瘤可疑有恶变者。

（3）经快速切片病理学检查确诊为甲状旁腺癌者。

（二）手术步骤

（1）除了按甲状旁腺手术操作外，要适当扩大切除范围，应将同侧甲状腺叶、峡部和颈总动脉前的疏松结缔组织、气管周围脂肪组织及淋巴结一并切除，在切除过程中以勿损伤气管、食管、颈内静脉和喉返神经为原则。

（2）如颈淋巴结受累则做颈淋巴结清扫术。

（3）术中如发现癌灶包膜未破，没有侵犯喉返神经，则应保留喉返神经（图5-2）；如果癌灶破溃，且与喉返神经有粘连、浸润，则应切除受累的喉返神经（图5-3），同时对喉返神经进行缝接修复或同时行自体静脉移植桥接，一期修复喉返神经缺损。

（三）手术经验和探讨

有下列情况者应高度疑为甲状腺癌：

（1）术前血清钙、磷检测值差异特别大。

（2）甲状旁腺肿块于颈部易于触及者。

（3）同部位曾做过1次以上甲状旁腺腺瘤摘除术。

（4）术中见甲状旁腺肿块较大，与周围组织有粘连或侵犯。凡遇到上述4种情况，手术应按甲状旁腺癌操作原则进行。

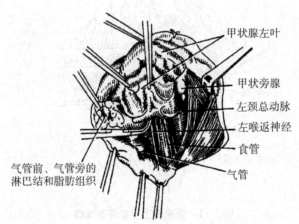

图5-2　甲状旁腺癌肿被膜未破，保留喉返神经

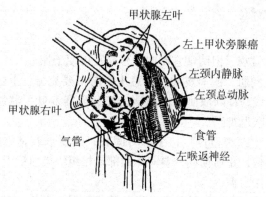

图5-3 甲状旁腺癌癌肿溃破、粘连，切除受累段喉返神经

三、无功能性甲状旁腺囊肿切除术

（一）适应证

（1）本病几乎100%误诊为甲状腺腺瘤而施术，而在术中才发现为无功能性甲状旁腺囊肿。

（2）术中探查时发现：囊肿系自甲状腺上极、下极或外侧的甲状腺后方伸出，大小为1~10cm，为孤立单房薄壁型，内含水样或淡黄色澄清液体（少数可呈乳汁样或褐色或呈血性，后2种则提示有囊内出血），囊肿与甲状腺之间并无明确的解剖联系，囊内液体的甲状旁腺激素（PTH）高于患者血清中PTH含量100倍。遇到此种情况，则应疑及无功能性甲状旁腺囊肿之可能。

（二）麻醉和体位

1. 麻醉　气管内插管全身麻醉。
2. 体位　甲状腺手术常规体位。

（三）手术步骤

（1）按甲状腺手术常规切口逐层进入，显露双叶甲状腺。

（2）探查：如发现囊肿如前所述，则沿囊肿壁进行小心分离，直达甲状腺后方、囊肿的底部，于钳夹间切断、结扎蒂部，完整摘除囊肿。将囊肿送快速切片病理学检查。

（3）如快速切片病理学检查证实为无功能性甲状旁腺囊肿，则结束手术。甲状腺不必做处理。注意缝合切口前，冲洗创面。

（4）按甲状腺手术常规关闭切口，可不放置引流管。

（四）术后处理

按甲状腺腺瘤手术后处理常规进行。

（五）手术经验和探讨

甲状旁腺囊肿分为功能性和无功能性两种。功能性者按甲状旁腺腺瘤原则处理；而无功能性者则多以"甲状腺肿块"收入院手术，而在术中才疑及。凡术中见囊肿来自甲状腺后方，且与甲状腺无明显解剖联系者，则应疑及此病。如有条件，则术中可抽取囊液进行PTH测定，但主要由病理切片确诊。

四、甲状旁腺次全切除术

（一）适应证

适应于原发性甲状旁腺功能亢进症系由甲状旁腺增生所致的病例。

（二）麻醉和体位

1. 麻醉　宜选用气管内插管全身麻醉。

2. 体位 甲状腺手术常规体位。

（三）手术步骤

（1）切口：同甲状腺手术常规，但两端宜略向上延长，以便于探查。

（2）切开皮肤、皮下、颈阔肌，游离皮瓣。注意皮瓣游离要充分，上达甲状软骨水平，下抵胸骨凹，缝扎颈浅血管，切开颈白线，横断双侧颈前肌群，充分显露双叶甲状腺，特别是甲状腺上极、下极，气管食管沟，颈动脉鞘及喉返神经。

（3）探查甲状旁腺：本手术探查范围广，手术时间长，故要求有良好的麻醉。探查总的要求是：显露充分，解剖仔细，层次清楚，止血彻底，要避免颈部疏松组织染血后不易辨认甲状旁腺。手术操作要求轻巧，最好使用眼科钳、镊、剪。

探查一般从右叶甲状腺开始。切断、结扎右叶甲状腺中静脉，用牵引线将右叶甲状腺拉向前内侧，分离出甲状腺的外侧面及背面，探查右甲状旁腺。同法分离左叶甲状腺及探查左侧甲状旁腺，找出4个甲状旁腺，一般是左、右各2个，上、下各1个。

（4）4个甲状旁腺均已找到，选择其中1个，将其切除1/2，用天平称其质量后，送切片病理学检查。切除时以小血管钳垫于甲状旁腺下，用尖刀片迅速切下约一半，创面用生理盐水纱布轻压止血。

（5）如快速切片报告为甲状旁腺增生，则将另外3个甲状旁腺切除，即切除4个甲状旁腺的3.5个。应使甲状旁腺总质量保留约40mg，所切下的甲状旁腺均应标明部位，一一送快速病理切片确诊。

术中应注意对甲状旁腺的识别：正常甲状旁腺本色为褐色，实际上因被有脂肪组织而呈黄褐色。如有增生性病变，则因充血而呈红色或像牛肉样色，呈卵圆形、扁平，质地柔软易碎，每颗约5mm×2mm×2mm大小。如有增生，则显增大。

（6）如果切下的3.5个甲状旁腺均有增生性改变，表明术前诊断明确，手术即可结束，彻底冲洗创面、止血，按层缝合切口，一般应放置引流管，结束手术。

（7）如果某个部位取下之组织，经快速切片证实不是甲状旁腺，则应继续探查。探查方法为依次先后探查右、左叶背面甲状腺下动脉分支处，再探查右叶背面后方近甲状腺上极处，然后再探查甲状腺上极上方甲状腺上动脉周围，最后探查甲状腺下极下方前上纵隔，直到胸骨处（图5-4）。值得注意的是，甲状旁腺异位较多，如果仔细探查颈部甲状腺区、胸骨后区、上纵隔区域均未找到，则应劈开胸骨探查结束后终止手术，关闭切口。留待术后对原发性甲状旁腺功能亢进症的诊断予以重新评价后再作是否再次手术的决定。

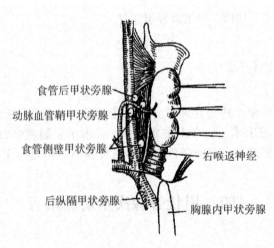

食管后甲状旁腺
动脉血管鞘甲状旁腺
食管侧壁甲状旁腺
右喉返神经
后纵隔甲状旁腺
胸腺内甲状旁腺

A.常见异常位置的上甲状旁腺

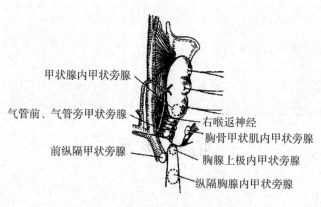

甲状腺内甲状旁腺

气管前、气管旁甲状旁腺

右喉返神经

胸骨甲状肌内甲状旁腺

前纵隔甲状旁腺

胸腺上极内甲状旁腺

纵隔胸腺内甲状旁腺

B.常见异常位置的下甲状旁腺

图 5 - 4　常见甲状旁腺异位情况

（四）术后处理

（1）按甲状腺术后护理常规进行护理。

（2）术后第 1 天起空腹抽血，每隔 2~3 天复查 1 次，并监测血清淀粉酶。

（3）警惕和及时发现并处理甲状旁腺术后可能发生的一些并发症，如低钙血症、低镁血症、少尿、无尿等，特别注意及时补充钙剂。

（五）手术经验和探讨

对甲状旁腺增生的手术，应慎之又慎，术前一定要通过多种检查排除继发性甲状旁腺功能亢进之可能，对确诊为原发性甲状旁腺增生者方可试行探查术。

（陈　涛）

第六章

乳腺疾病

第一节　乳腺炎性疾病

乳腺炎性疾病种类很多，包括乳头炎、乳晕炎和乳腺炎。其中乳腺炎可分为非特殊性乳腺炎和特殊性乳腺炎。非特殊性乳腺炎包括急性乳腺炎、慢性乳腺炎和乳腺皮脂腺囊肿，而特殊性乳腺炎包括乳腺结核、乳腺结节病、乳腺寄生虫病、乳腺真菌病、乳腺传染性软疣、乳腺硬皮病及乳房湿疹等。绝大多数乳腺特殊性炎症病例是全身性疾病在乳腺的局部表现。

一、乳头炎

乳头炎（Thelitis）一般见于哺乳期妇女，由于乳头皲裂而使致病菌经上皮破损处侵入所致。有时糖尿病患者也可发生乳头炎。早期表现主要为乳头皲裂，多为放射状小裂口，裂口可宽可窄，深时可有出血，自觉疼痛。当感染后疼痛加重，并有肿胀，因乳头色黑充血不易发现，由于疼痛往往影响授乳。患者多无全身感染中毒症状，但极易发展成乳腺炎而使病情加重。

治疗上首先要预防和治疗乳头皲裂，经常清洗乳头、乳腺（不用碱性大的肥皂），保持乳房清洁；停止授乳，减少刺激，局部外用油质软膏；当发展为乳头炎后，应局部热敷，外用抗生素软膏，全身应用有效抗生素。

二、乳晕炎

乳晕炎（Areolitis）多为乳晕腺炎。正常乳晕有三种腺体，即汗腺、副乳腺、特殊皮脂腺即乳晕腺，又称 Montgomery 腺。乳晕腺有 12~15 个，在乳头附近呈环状排列，位置比较浅在，往往在乳晕处形成小结节样凸起，单独开口于乳晕上。乳晕腺发炎即为乳晕腺炎，在妊娠期间乳晕腺体显著增大，导管扩张，皮质分泌明显增加，这时乳晕腺导管容易发生堵塞和继发感染，可累计一个或多个腺体，形成脓包样感染，最后出现白色脓头形成脓肿，细菌多为金黄色葡萄球菌。如感染继续发展也可形成浅层脓肿。炎症多限于局部，很少有全身反应。

在妊娠和哺乳期应随时注意乳头及乳晕处的清洁，经常以肥皂水和清水清洗局部，以预防感染。避免穿着过紧的乳罩，产后初期乳汁不多时，勿过分用力挤乳。如已发生感染，早期可用碘附消毒乳晕处皮肤，涂以抗生素软膏，并结合热敷、电疗等物理疗法。如出现白色脓头，可在无菌条件下，用针头刺破，排出脓性分泌物，以后用碘附消毒局部皮肤，数天即可痊愈。如已形成脓肿，则必须切开引流。

三、急性乳腺炎

（一）病因

1. 乳汁淤积和细菌感染　患者多见于产后哺乳的妇女，其中尤以初产妇为多。大都是金黄色葡萄球菌感染，链球菌少见。往往发生在产后第 3~4 周，也可以见于产后 4 个月，甚至 1 年以上，最长可达两年，这可能与延长哺乳期限有关。江氏认为初产妇缺乏哺乳经验，易致乳汁淤积，而且乳头皮肤娇嫩，易因乳儿吮吸而破裂，病菌乘隙而入。由于病菌感染最多见于产后哺乳期，因而称为产褥期乳腺炎。由于近年计划生育一胎率增高，刘金波认为初产妇占90%。急性乳腺炎的感染途径是沿着输乳管先至乳汁淤积处，引起乳管炎，再至乳腺实质引起实质性乳腺炎。另外，从乳头皲裂的上皮缺损处沿着淋巴管到乳腺间质内，引起间质性乳腺炎。很少是血性感染，而从临近的皮肤丹毒和肋骨骨髓炎蔓延所致的乳腺炎更为少见。长期哺乳，母亲个人卫生较差，乳汁淤积，压迫血管和淋巴管，影响正常循环，对细菌生长繁殖有利，也为发病提供了条件。患者感染后由于致病菌的抗药性，炎症依然存在时，偶可发展成哺乳期乳腺脓肿，依其扩散程度和部位可分为皮下、乳晕下、乳腺内和乳腺后脓肿等类型。

2. 乳房外伤　乳房受创伤后，可导致脂肪坏死和乳房血肿，为细菌繁殖提供了场所。创伤后1周至数月可出现感染表现，病理表现为炎性细胞浸润。此类病因导致的乳腺炎有增加的趋势，应引起重视。

3. 乳房整形美容　随着注射隆乳术在临床应用的逐渐增多，注射隆乳术后哺乳期急性乳腺炎也时有发生。这与普通乳腺炎在临床表现、B超所见以及治疗上均有不同。隆乳术后由于乳房高压、乳管损伤等导致乳管阻塞或扭曲更加严重，引起的感染较普通哺乳期乳腺炎更为严重。

（二）病理

急性乳腺炎有以下不同程度的病理变化，从单纯炎症开始，到严重的乳腺蜂窝组织炎，最后形成乳腺脓肿。必须注意乳腺脓肿可能不止一个。感染可以从不同乳管或皲裂进入乳腺，引起两个或两个以上不同部位的脓肿，或者脓肿先在一个叶内形成，以后穿破叶间的纤维隔而累及邻近的腺叶，两个脓肿之间仅有一小孔相通，形成哑铃样脓肿。如手术时仅切开了浅在的或较大的脓肿，忽视了深部的较小的脓肿，则手术后病情仍然不能好转，必须再次手术；否则坏死组织和脓液引流不畅，病变有变成慢性乳腺脓瘘的可能。

急性乳腺炎可伴有同侧腋窝的急性淋巴结炎，后者有时也可能有化脓现象。患者并发败血症的机会则不多见。

（三）临床表现

发病前可有乳头皲裂现象或有乳汁淤积现象，继而在乳腺的某一部位有胀痛和硬节，全身感觉不适，疲乏无力，食欲差，头痛发热，甚至寒战高热。部分患者往往以发热就诊查体时才发现乳腺稍有胀痛和硬结。此时如未适当治疗，病变进一步加重，表现患侧乳腺肿大，有波动性疼痛。发炎部位多在乳腺外下象限，并有持续性寒战高热，检查可见局部充血肿胀，皮温增高，触痛明显，可有界限不清之肿块。炎症常在短期内有蜂窝组织炎形成脓肿。患侧淋巴结可肿大，白细胞计数增高。脓肿可位于乳腺的不同部位（图6-1）。

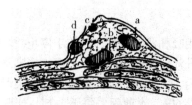

图6-1　各种乳腺脓肿的位置
a. 乳腺内脓肿；b. 乳腺后脓肿；c. 乳晕皮
下脓肿；d. 乳腺皮下脓肿

脓肿位置越深，局部表现越不明显（如波动感）。脓肿可向外破溃，亦可传入乳管，自乳头排出脓液。有时脓肿可破入乳腺和胸大肌间的疏松组织中，形成乳腺后脓肿。

（四）诊断

1. 临床表现　患者感觉乳腺疼痛，局部红肿、发热，可有寒战、高热，脉搏快，患者腋窝淋巴结肿大、压痛。脓肿形成后有波动感。发生在哺乳期的急性乳腺炎诊断比较容易，所以应做到早期诊断，使炎症在初期就得到控制。隆乳术后出现乳房红肿疼痛者也应注意检查是否并发感染。

2. 实验室检查 血常规检查白细胞计数增高。

3. 乳腺 B 超 较表浅的脓肿可触及局部波动感，深部脓肿往往发现困难，需要辅助检查证实。B 超检查简便易行、诊断准确率高、无创，为首选方法。

4. 穿刺检查 疑有脓肿形成时可用粗针穿刺证实，是传统的切实可靠的方法。

（五）鉴别诊断

1. 炎性乳腺癌 本病是一种特殊类型的乳腺癌。多发生于年轻妇女，尤其在妊娠或哺乳时期。由于癌细胞迅速浸润整个乳腺，迅速在皮肤淋巴结内扩散，因而引起炎症样改变。然而炎性乳腺癌的病变范围广泛，往往累及整个乳腺 1/3 ~ 1/2 以上，尤其下半部为甚。其皮肤颜色为一种特殊的暗红或紫红色。皮肤肿胀，呈橘皮样。患者的乳腺一般并无明显的疼痛和压痛，全身炎症反应如体温升高，白细胞计数增加及感染中毒症状也较轻，或完全缺如。相反，在乳腺内有时可触及不具压痛的肿块，特别是同侧腋窝淋巴结常有转移性肿大。但是，早期的炎性乳腺癌往往被误诊为乳腺炎，对应用抗生素无效的乳腺炎应及时进行进一步检查，以明确诊断。

2. 晚期乳腺癌 浅表的乳腺癌因皮下淋巴管被癌细胞阻塞可有皮肤水肿现象，癌组织坏死后将近破溃时，其表面皮肤也常有红肿现象，有时可被误诊为低度感染的乳腺脓肿。然而晚期乳腺癌一般并不发生在哺乳期，除了皮肤红肿和皮下硬结以外别无其他局部炎症表现，尤其没有乳腺炎的全身表现。相反晚期乳腺癌的局部表现往往非常突出，如皮肤粘连、乳头凹陷、乳头方向改变等，都不是急性乳腺炎的表现。腋窝淋巴结的转移性肿大也较乳腺炎的淋巴结肿大更为明显。

不管是炎性乳腺癌还是晚期乳腺癌，鉴别诊断主要在于病理诊断。为了避免治疗上的原则性错误，可切取小块组织或脓肿壁做病理检查即可明确诊断。

（六）预防

减少急性乳腺炎发病率重在预防。妊娠期至哺乳期的乳房保健非常重要，特别对那些乳头凹陷妇女，要特别关照她们的孕、产期乳房保健。保持乳头清洁，经常用温水清洗乳房，并涂以润肤霜；但不宜用酒精、刺激性强的肥皂及其他清洁剂，否则，可导致乳头、乳晕皮肤变脆，发生皲裂，为细菌侵入提供可乘之机。乳头平坦、凹陷孕妇更应注意，在妊娠期反复轻柔挤捏、提拉乳头，使其隆起，个别需手术矫正。哺乳时应养成良好的哺乳习惯，定时哺乳，每次应吸净乳汁；不能吸净时用吸乳器吸出。另外，不应让婴儿含着乳头睡觉。有乳头破损或皲裂时应停止授乳，并用吸乳器吸出乳汁，局部涂抗生素软膏，待伤口愈合后再哺乳。另外，乳房外伤、乳房的整形美容手术等引起急性乳腺炎病例有增加趋势，应引起注意。

（七）治疗

患侧乳腺应立即停止授乳，并用吸乳器吸净乳汁。关于停止授乳曾有不同意见，有人认为，这样不仅影响婴儿的营养，且提供了一个乳汁淤积的机会。但是停止授乳不一定要终止乳汁分泌，可应用吸奶器将乳汁吸净，使其不至于淤积乳内，而加重感染。而只是在感染严重或脓肿引流后并发乳瘘时才终止乳汁分泌。终止乳汁分泌可用炒麦芽 60g，水煎服，每天 1 剂，连服 2 ~ 3d；或口服己烯雌酚 1 ~ 2mg/次，3 次/d，2 ~ 3d；肌内注射 E_2，2mg/d，不超过 3d 后减量或改小量口服药至收乳为止。

乳房以乳罩托起，应当努力设法使乳管再通，可用吸乳器或细针探通，排空乳腺内的积乳，并全身给予有效、足量抗生素，这样往往可使炎症及早消退，不至于发展到化脓阶段。值得注意的是注射式隆乳术后，哺乳期急性乳腺炎，因乳腺后间隙形成一纤维包膜及假体牵拉、损伤血管等原因，血供受到影响，抗生素很难足量达到病变部位，控制感染效果不佳，使大部分患者均需切开引流。同时进行脓液细菌培养及药敏试验，根据试验结果选用合适的抗生素。

在炎症早期，注射含有 100 万 U 青霉素的 0.9% 氯化钠注射液 10 ~ 20ml 于炎症周围组织，每 4 ~ 6h 重复，能促使炎症消退。

已有脓肿形成，应及时切开引流。乳腺脓肿切开引流的方法主要根据脓肿的位置而定：①乳晕范围内的脓肿大多比较表浅，在局部麻醉下沿乳晕与皮肤的交界线做弧状切口，可不伤及乳头下的大导管。②较深的乳腺脓肿，最好在浅度的全身麻醉下，于波动感和压痛明显处，以乳头为中心、乳晕以外做放射状切口，可不伤及其他正常组织。同时注意切口应有适当的长度，保证引流通畅。通常在脓肿切开脓液排出以后，最好再用手指探查脓腔，如脓腔内有坏死组织阻塞，应将坏死组织挖出，以利引流；如发现脓腔壁上有可疑的洞孔，应特别注意邻近的组织内有无其他脓肿存在；必要时可将腺叶间的纤维间隔用食指予以挖通或扩大，使两个腔合为一个腔，可避免另做一皮肤切口；但如脓腔间的纤维间隔较坚实者，则不易用强力做钝性分离，只可做另一个皮肤切口，以便于做对口引流。③脓腔在乳腺深面，特别是在乳腺下部，则切口最好做在乳腺和胸壁所形成的皱襞上，然后沿着胸大肌筋膜面向上、向前探查，极易到达脓腔部位；此种切开引流即通畅，愈合后也无明显的瘢痕，但对肥大而悬垂的乳房不适用。

另外有人报道应用粗针穿刺抽脓的方法治疗乳腺脓肿，其方法为：确定脓肿部位，用 16 号针头刺入脓腔尽力吸尽脓汁。脓腔分房或几个脓腔者可改变进针方向不断抽吸。此后每天抽吸 1 次。70% 患者经 3～5 次穿刺即可治愈。3%～5% 的患者并发乳瘘。此方法简便易行，可在不具备手术条件的卫生所或家庭医生均可施行。

乳腺炎是理疗的适应证之一。所用的物理因子品种繁多，有超短波、直流电离子导入法、红外线、超生磁疗等。和春报道应用超短波和超声外加手法挤奶治疗急性乳腺炎 201 例有效率（Response rate）99.5%，他们认为发病后炎性包块不大且无波动时，及时进行理疗，一般均可促使其炎症吸收，关键在于解除炎症局部的乳汁淤积问题。采用超短波、超声波或两者同时应用，可使肿胀消退，闭塞的乳管通畅，排除感染的乳汁，使炎症逐渐消失。

急性乳腺炎，我国传统医学称其为"乳痈"，在治疗方面积累了丰富的经验，清淡饮食加以清热解毒之中药有较好的作用。应使用有效、足量的抗生素，同时以中药辅助治疗可促进病情好转。可应用方剂：蒲公英 30g，紫花 30g，地丁 30g，黄芩 10g，皂角刺 10g，柴胡 10g，青皮 10g，全瓜蒌 15g，远志 12g。热盛者加连翘 15g，气虚者加黄芪 15g。祖国医学博大精深，有效方剂众多，不再赘述。

中西医结合治疗急性乳腺炎是最好的治疗方法。

四、慢性乳腺炎

慢性乳腺炎（Chronic mastitis）临床表现多不典型，红、肿、热、痛等较急性乳腺炎轻，多数表现有局部肿块。病程较长，有的经久不愈，甚至时好时坏，时轻时重。临床表现为慢性乳腺炎症性疾病者，其病理诊断可分为慢性乳腺炎、乳房脂肪坏死、肉芽肿性乳腺炎、淋巴细胞性乳腺炎、血管性乳腺炎、非特异性乳腺炎等，这些疾病在临床是难以鉴别的。病理类型的不同表示炎症发展过程中的组织学改变不同，也预示着其病因不同。因此，其治疗方法亦不同，在有条件情况下应早期进行病理学诊断。感染性慢性乳腺炎由急性乳腺炎治疗不当或不充分转变而来，也有一开始发病就为慢性乳腺炎，但不多见。

其治疗主要是抗生素结合物理疗法配以中药治疗效果好。应尽可能对病原菌及其对抗生素的敏感性做出鉴定，选择敏感药物治疗，并应用两种或两种以上抗生素联合应用。对以肿块为主要表现者，应手术切除病变，并进行病理组织学检查。

五、乳房皮脂腺囊肿

乳房皮脂腺囊肿（Sebaceous cyst）即乳腺皮肤区皮脂腺囊肿，当其继发感染时可误认为是乳腺脓肿，也可由于患处发红、变硬而疑为炎症样乳腺癌。乳房皮脂腺囊肿主要是在发病部位有一缓慢增大的局限性肿物，体积一般不大，自皮肤隆起，质韧、硬如橡皮，呈圆形，与表面皮肤粘连为其特点。仔细检查可见隆起中央部位被堵塞的腺口呈一小黑点。周围与正常组织分界明显，无压痛，无波动，与深层组织无粘连，故可被推动。皮脂腺囊肿内含有丰富的皮脂等营养物质易继发感染；继发感染后囊肿迅速肿大，伴红、肿、热、痛，触之有波动感。继续发展可化脓破溃，形成溃疡或窦道。

乳房皮脂腺囊肿应手术切除，以避免发生感染，尤其在哺乳期发生感染，可能引起急性乳腺炎或影响喂奶。手术必须将囊壁完全切除，以免复发。皮脂腺囊肿的微创摘除术在疾病治疗的同时缩小了局部疤痕。继发感染者先行切开引流，并尽量搔刮囊肿壁，减少复发机会。有时囊壁经感染后已被破坏，囊肿不再复发。对囊肿复发者仍应手术切除。

六、乳腺结核

在我国，乳腺结核约占乳腺疾病的1%。南非和印度多见，约占2.8%。本病可见于任何年龄，最年轻者为6个月婴儿，最老者为73岁，但以20～40岁、婚后已生育妇女多见，平均年龄为31.5岁。男性乳腺结核更为少见，占4%～5%。

（一）病因

乳腺结核可分为原发性和继发性两类，原发性乳腺结核除乳腺病变外，体内别无结核病灶，近年报道的乳腺结核病例原发性占多数。继发性乳腺结核，患者有其他慢性结核病灶存在，然后在出现腋窝淋巴结结核或胸壁结核之后出现乳腺结核。

有关乳腺结核的感染途径各家意见不一，归纳起来有几种可能：①直接接触感染，结核菌经乳房皮肤破损处或经乳头，沿着乳管到达乳房。②血行感染，其原发病灶多在肺或淋巴结等处。③邻近组织、器官结核病灶的蔓延，最常来自肋骨、胸骨、胸膜、胸腔脏器或肩关节等处。④淋巴系统感染，绝大多数乳房结核病例，都伴有同侧腋窝淋巴结结核。故来自该处的可能性最大，也可从颈、锁骨上、胸腔内结核病灶沿着淋巴管逆行至乳房。

在上述几种感染途径中，以后两种，特别是逆行淋巴结感染途径最为常见。此外，乳房外伤、感染、妊娠和哺乳，也与诱发本病有关。

（二）病理

乳腺结核的早期病变比较局限，常呈结节型；继而病变向周围扩散，成为融合型，有邻近结节融合成为干酪样液化肿块，乳腺组织从而遭到广泛破坏，有相互沟通的多发脓肿形成，最终破溃皮肤，构成持久不愈的瘘管。有的病例特别是中年妇女患者，则以增殖性结核病变居多，成为硬化型病变，其周围显示明显的纤维组织增生，其中心部显示干酪样液化物不多；有时候由于增殖性病变邻近乳晕，故可导致乳头内缩或偏斜。镜下可见乳腺内有典型结核结节形成。

（三）临床表现

病变初起时，大多表现为乳腺内的硬结，1个或数个，触之不甚疼痛，与周围正常组织分界不清，逐渐与皮肤粘连。最常见于乳腺外上象限，常为单侧性，右侧略多见，双侧性少见。位于乳晕附近的病变，尚可导致乳头内陷或偏斜。发病数月后肿块可软化形成寒性脓肿。脓肿破溃后发生1个或数个窦道或溃疡，排出混有豆渣样碎屑的稀薄脓液。若结核病破坏乳管，可从乳头溢出脓液。可继发细菌感染。多数患者患侧腋窝淋巴结肿大。乳腺结核不伴有肺等其他部位结核患者，缺乏如低热、乏力、盗汗及消瘦等全身结核中毒症状的表现。

（四）诊断

早期乳腺结核不易诊断，常误诊为乳腺癌，术中病理活组织检查时才能确诊。晚期有窦道或溃疡形成后，诊断不难。窦道口或溃疡面呈暗红色，潜行性皮肤边缘和松脆、苍白的肉芽组织，镜检脓液中见坏死组织碎屑而无脓细胞，脓液染色后有时可找到结核杆菌，这些都有助于乳腺结核的诊断。李晓阳报道：仅以临床表现诊断乳腺结核其误诊率高达80%，多数在肿块切除后，病理检查证实。

（五）鉴别诊断

乳腺结核除要注意与结节病、真菌性肉芽肿、丝虫病性肉芽肿、脂肪坏死和浆细胞性乳腺炎等鉴别外，首要的问题是应与乳腺癌相鉴别，其鉴别点为：①乳腺结核发病年龄较轻，较乳腺癌患者年轻10～20岁。②乳腺结核肿块发展较快，由于炎症性反应肿块常与皮肤粘连，但很少引起橘皮样变，病情继续发展可形成局部溃疡，并有窦道深入到肿块中心，有时可深入5cm以上。③乳腺肿块以外，乳腺结核患者常可见其他的结核病灶，最常见的是肋骨结核、胸膜结核、肺门淋巴结结核，此外颈部和腋窝的淋巴结结核也属常见，身体其他部位的结核如肺、骨、肾结核亦非罕见。④除窦道中有干酪样分泌物以外，乳腺结核乳头有异常分泌之机会亦较乳腺癌为多。⑤乳腺结核即使已经溃破并有多量渗液，也不像乳腺癌那样有异常恶臭。⑥要想到乳腺结核可并发乳腺癌，据统计，约5%乳腺结核可同时并发乳腺癌，两者可能是巧合的。重要的可靠的诊断是结核菌和活体组织检查。另外，乳腺结核也要注意与其他表现为乳腺肿块的疾病鉴别，如结节病、真菌性肉芽肿、脂肪坏死和浆细胞性乳腺炎等炎症鉴别。

（六）治疗

合理丰富的营养，适当的休息。全身应用足量全疗程抗结核药物。对局限于一处的乳腺结核可行病灶切除。若病变范围较大，则最好将整个乳腺连同病变的淋巴结一并切除，手术效果与原发结核病灶的情况有关，多数患者恢复良好。术后应进行正规、足疗程抗结核治疗，以防复发。

七、乳腺结节病

乳腺结节病（Sarcoid of breast）十分少见，一般继发于全身结节病。结节病为原因不明的多系统肉芽肿病变，多见于年轻人。我国结节病过去发病率低，但近年来有增多趋势，所以日益受到重视。

结节病的病理特征为非干酪性肉芽肿，肉芽肿中心为巨噬细胞、上皮细胞和巨细胞，后者由两个或两个以上巨噬细胞融合而成。肉芽肿周围部分为淋巴细胞或少数浆细胞。

临床上乳腺结节病主要表现为乳腺的肉芽肿性肿块，但无特异性。乳腺结节病的确诊常依赖于病理活组织检查。另外，Kveim试验有助于诊断，本试验系应用结节病患者的结节组织的提取物注射至其他结节患者的皮内，阳性者在4~6周后于注射局部可发生小结节，活检为肉芽肿改变，Kveim试验阳性率与应用的结节组织有关，用标准方法制备的结节组织在结节病的患者中平均阳性率可达80%，其结果也与病变结节的活动性有关。本病还可有免疫障碍，表现为延缓型变态反应的抑制及免疫球蛋白的增高或异常。

在治疗上应该指出的是，并非所有的结节病患者均需治疗，一些患者常在两年内缓解。但乳腺结节病由于不易与其他病鉴别，常需行病变局部切除，手术后常规活组织检查。全身治疗首选药物为肾上腺皮质激素，当激素无效或禁忌时，其他可供选择的药物为苯丁酸氮芥，氨甲嘌呤、硫唑嘌呤及氯喹。

八、乳腺寄生虫病

乳腺寄生虫病（Parasitosis of breast）临床上很少见，国内报道仅430余例。由于人们认识不足，临床上常被误诊误治。

（一）乳腺丝虫病（Filariasis of breast）

丝虫病多流行于我国东南沿海以及长江流域湖泊地区，经蚊虫叮咬传染。研究发现，在丝虫病流行区乳腺为丝虫感染的常见部位。乳腺丝虫病到2000年国内报道419例患者，以成年女性多见，发病年龄16~70岁，以30~49岁多见。

本病的基本病理变化，是丝虫成虫寄生于乳腺淋巴管内引起的肉芽肿性淋巴管炎，表现为淋巴管内外膜炎，形成嗜酸性肉芽肿，最后发展成闭塞性淋巴管炎。进行病理学检查时，在病变的淋巴管内常可见到丝虫成虫的横切面，有时见到数量不等的微丝蚴。

临床表现为单发性结节或硬结，但亦有2~3个结节者。结节多位于乳腺的外上象限皮下或浅表乳腺组织，其次为中央区或外下象限，右侧较左侧多见。结节从黄豆大到鸡蛋大，一般约蚕豆大小，生长速度较慢。多数患者结节表面皮肤无改变，少数患者有橘皮样变、湿疹或水泡，多数患者无压痛，少数患者表现轻压痛、活动受到一定限制，位置较浅的结节与皮肤粘连。部分患者伴有同侧腋窝淋巴结肿大，个别者可并发急性化脓性乳腺炎。

本病可误诊为乳腺炎性肿块、乳腺小叶增生、乳腺结核、乳腺囊肿或纤维囊性乳腺病等，尤其是局部皮肤有橘皮样变和同侧腋窝淋巴结肿大时，更易被误诊为乳腺癌。因此，在丝虫病流行区对成年妇女进行乳房检查时如触到皮下结节，应想到丝虫病的可能。对乳腺肿块用小细针穿刺涂片或乳汁涂片可查到微丝蚴。

乳腺丝虫病形成乳腺结节、肿块者首选切除肿块，术后再进行药物治疗，预防复发。乳腺丝虫病一般对枸橼酸乙胺嗪治疗反应良好，多数患者服用枸橼酸乙胺嗪后肿块消失。所以，对乳腺丝虫病结节的患者首选枸橼酸乙胺嗪、卡巴胂联合治疗。术前应用枸橼酸乙胺嗪治疗可避免术后形成新的结节。术后应将标本送病理检查，因极少数患者可存在乳腺肿瘤。

（二）乳腺包虫病（Echinococcosis of breast）

包虫病是棘球绦虫的幼虫（棘球蚴）在人体内寄生引起的疾病，又称棘球蚴病。乳腺包虫病很少见。占人体包虫病的 0.27% ~1%。

患者在临床上多无自觉症状，常因乳腺包块而就诊。肿块生长缓慢，但在妊娠后期和哺乳期加快生长，肿块为囊性，活动度大，包膜完整，不与皮肤粘连。如果肿块位置表浅可压迫乳房皮下静脉而引起静脉曲张。

超声波检查显示回声不均的圆形肿块，内有多个大小不等的囊，可见典型的液平。乳腺钼靶片可见圆形或椭圆形、边界整齐光滑的包壳状影像。如进行包虫病免疫学试验阳性者，则具有较大的诊断价值。对疑诊患者切忌穿刺，以防棘球蚴液外流引起种植复发以及严重的甚至致死的变态反应。

本病主要是手术治疗。将囊肿及囊壁完整地切除，术中应保护周围皮肤及乳腺组织，避免内囊破裂。如不慎刺破内囊应将囊液吸净，取出内囊，并用 10% 甲醛溶液反复涂擦外囊的内壁以破坏囊壁的生发层。如已误行穿刺，则应将穿刺经过之皮肤与乳腺组织连同囊肿一并切除。

（三）乳腺裂头蚴病（Sparganosis of breast）

人体感染裂头蚴有以下 3 种方式：局部贴敷生蛙肉；吞噬生的或未熟的蛙肉；饮用生水如湖塘水。

乳腺裂头蚴病主要表现为乳腺肿块，肿块多为圆形，核桃或鸡蛋样大小，少数为条索样或不规则形，质硬、边界不清，常与周围组织粘连，多无明显压痛。有时可伴有腋窝或锁骨上淋巴结肿大。在病变早期，肿块常具有迁移性局部瘙痒或具有虫爬感。本病在临床上易被误诊为乳腺肿瘤或炎性包块。

治疗方法以手术为主。必须将整个虫体特别是头节取出，方能根治。在找不到虫体时要注意是否有虫体迁移的隧道。有时沿隧道切开可找到虫体。

（四）乳腺肺吸虫病（Paragonimiasis of breast）

肺吸虫也可寄生在乳腺引起乳腺肺吸虫病。患者均有生食或半生食蟹史。

主要表现为乳房皮下肿块，肿块多具有游走性，常为单个，偶可多个成串。肿块表面皮肤正常，初期时质软，后期稍硬。局部可有微痒或微痛等症状。部分患者伴有全身症状，如低热、咳嗽、厌食、乏力及盗汗等。周围血嗜酸性粒细胞多明显升高，常在 10% 以上。对疑诊患者应进行肺吸虫抗原皮内试验，若为阳性，则具有较大的价值。

治疗本病的首选药物是硫氯酚 50 ~60mg/（kg·d），3 次/d，每日或隔日给药，20d 为 1 个疗程。多数患者的肿块可在用药 1~2 个疗程后消失。

（五）乳腺血吸虫病（Schistosomiasis of breast）

乳腺血吸虫病多有血吸虫病史或疫水接触史，常无自觉症状，主要表现为乳腺肿块，对疑诊患者进行粪检、毛蚴软化试验或免疫学试验，有助于诊断。然而由于血吸虫病的刺激，患者可伴发乳腺癌，已报道的两例乳腺血吸虫病均并发乳腺癌。因此，对疑诊患者应尽早行手术切除。

（六）乳腺蜱感染

蜱属昆虫，以各种脊椎动物为宿主，暂时体外寄生，是自然疫源性疾病的重要媒介，危害人类的主要方式是传播病原体引起疾病。人被蜱叮咬多发生于暴露部位，寄生于乳腺实属罕见。被蜱叮咬部位充血、水肿、炎性细胞浸润等，形成界限不清的肿块，如局部红肿不明显，易忽视其瘙痒症状，而与乳腺癌相混淆。

九、乳腺真菌病

凡侵犯乳房皮肤、皮下组织及乳腺组织的各种真菌所引起的疾病为乳腺真菌病（Mycotic disease of breast）。乳腺真菌病通常属于深部真菌病。

（一）病因

深部真菌病常在人体免疫功能有相当缺陷的全身性疾病如各种严重感染、恶性肿瘤、血液病、糖尿病、肝硬化等的基础上发生，因此，多见于老年人。

近年来由于肾上腺皮质激素、免疫抑制剂、抗肿瘤药物、放疗等的广泛采用，使人体免疫力进一步受到抑制，因而给真菌的入侵创造了更多的有利条件。有些真菌也可在体内寄生，在一般情况下不足为害，但当广谱抗生素的应用而导致菌群失调时，则这些真菌又乘机繁殖而造成二重感染。

（二）病理

乳腺真菌病的病理变化并无特异性。早期一般呈急性或慢性炎症改变，晚期多为肉芽肿病变。镜检可见真菌菌丝及孢子以及脓肿间的炎症渗出，病灶中血管充血和出血，并有浆液，纤维蛋白渗出物与大量中性粒细胞、单核细胞浸润。

（三）临床表现

1. 乳腺念珠菌病（Moniliasis of breast） 念珠菌性糜烂可发生于乳房下皱襞处，另外，可发生在身体其他皮肤皱褶部位。可表现为潮红糜烂及有浸渍发白的皮屑，边界常较清楚，有膜状鳞屑。极少数可表现为念珠菌性肉芽肿，难与其他肿物鉴别。

2. 乳腺隐球菌病（Cryptococcosis of breast） 乳房皮下可有丘疹、结节等改变，可随病损扩大而出现小脓肿或溃疡；自觉症状并不严重，但病程漫长。

3. 乳腺放线菌病（Actinomycosis of breast） 放线菌病是一种慢性化脓性和肉芽肿性疾病，以多发生瘘管，排出含硫黄颗粒的脓液为特点。初时为一皮下结节，逐渐增大，继而形成脓肿，伴局部热、痛。脓肿破溃后流出稀薄脓液，周围又有新结节及脓肿产生。脓肿间相互沟通，形成窦道及瘘管、愈合后留下紫红色瘢痕。

4. 乳腺组织胞浆菌病（Histoplasmosis of breast） 表现为溃疡、肉芽肿、结节、坏死性丘疹或脓肿。局部淋巴结明显肿大，并有液化性坏死。一般无全身症状。

（四）实验室检查

1. 直接检查 本法最为简便。取相应标本如脓液、分泌物等做成悬浊液或涂片，加 10% 氢氧化钾液，或用革兰染色；置于显微镜检查，可见到不同形态的孢子或菌丝。根据孢子的大小、形态、数目、出芽情况，位于细胞内外等，以及菌丝的排列、数目、宽度、分隔分支等情况，可以鉴别各种真菌。

2. 培养 可采用不同种类的培养基在不同条件下培养出真菌。

3. 病理活组织检查 对乳腺真菌病的早期确诊和进行积极的治疗有重要意义。真菌病的组织反映并无特异性，因此，仍需凭真菌在组织内的形态而做出诊断。

4. 免疫学试验 包括皮肤试验、补体结合试验、凝集试验、间接荧光抗体试验、琼脂弥散试验等，可有助于诊断。

（五）诊断

对乳腺真菌病的确诊除临床表现外，更有赖于实验室检查的结果。

（六）治疗

1. 一般治疗 加强营养，给予适量 B 族维生素和维生素 C，慎用皮质激素以及免疫抑制剂，增强抵抗力，避免二重感染。积极治疗全身性疾病。

2. 病原治疗 根据不同真菌可选用青霉素、四环素、磺胺药、两性霉素 B、球红霉素、5－氟尿嘧啶、克霉唑、大蒜素、曲古霉素等。

3. 手术切除　对界限清楚的真菌性肉芽肿可手术切除。

十、乳房传染性软疣

乳房传染性软疣（Molluscum of contagiosum of breast）是由传染性软疣病毒引起，传染性软疣病毒属于痘疮病毒组，大小在 230～330μm，为椭圆形或砖形，系感染人体的大型病毒。不能在鸡胚中生长，将皮损内容物挤出，涂于玻片镜检，可见软疣小体，芦戈染色为暗褐色，用亮结晶蓝染色为青褐色。本病潜伏期 2～3 周。可自体接种或传染他人。流行病学证实，该病的传播与温暖潮湿的气候有关。除乳房外还好发于躯干、四肢、阴囊及睑缘处。

本病好发于青年。近年来该病已成为人类免疫缺陷病毒感染者中常见的一种感染疾病。初起为粟粒大半球形丘疹，可增至绿豆大，呈灰白、乳白、微红或正常皮肤色。表面有蜡样光泽，中心有脐窝，可以从中挑出或挤出白色物质，为受病毒侵犯的变性上皮细胞所构成。损害数目多少不定，散在分布，自觉微痒，经过缓慢，抓后基底红肿，疣部有脓及结痂。潜伏期 2～6 个月。

治疗：避免搔抓，防止扩散。对于免疫力正常的人，乳房传染性软疣是一种自限性疾病，典型的单个皮损多在 2 个月内消退。对长期不愈，或自身传染者，主要清除局部病灶为主，包括电烧灼、冷冻、刮除等，并辅以药物治疗，提高全身免疫力。

十一、乳房硬皮病

硬皮病是以皮肤及胶原纤维硬化为特征的慢性疾病。病程缓慢，可分为局限性和系统性硬皮病两型。两型之间的关系密切。乳房硬皮病（Scleroderam of breast）是全身疾病的局部表现。女性多见。乳房硬皮病属局限性硬皮病，预后较好。本病病因不十分清楚。有人认为与自身免疫有关。本病的病理变化具有特征性，主要表现为胶原纤维硬化变性与多数小血管壁增厚硬化，因而管腔狭窄或闭塞。

（一）临床表现

病变的特点是皮肤有局限性硬化，可呈点滴状、片状。除乳房外硬皮病还好发于颈部、面部、腹部、背部及臀部。皮损初发时为淡红色或紫红色片状，可为一两块或多块。边缘清楚，可略高于皮肤，逐渐扩大，数周后皮损从中心逐渐变硬，呈黄色或象牙色，有的则较凹陷，光滑发亮，无皱纹，与皮下组织紧紧相连，触之硬韧，表面干燥，无汗，毫毛脱落。周围留有红色或淡红色晕环，此种晕环的出现，表示病变正在扩张活动，当病情稳定或趋向愈痊时，晕环即逐渐消失。本病病程缓慢，经 1～2 年后皮损萎缩变薄，并常发生色素沉着。患部一般没有自觉症状，有时有轻微痒感或刺痛感，有些病例可自行缓解，但偶可转化为系统性硬皮病。对局限性硬皮病患者应检查是否同时存在系统性硬皮病。

（二）诊断

此病多见于女性。病程长，一般无自觉症状。乳房皮肤局限性发硬、紧绷感，颜色黄白并有蜡样光泽，周围有一淡红色晕环等特点，不难诊断。必要时可做皮肤活检。

（三）治疗

口服维生素 E，每天 30～50mg，亦可用氯喹、胎盘组织液、丹参注射液、毛冬青注射液肌内注射。局部可用碘离子透入疗法，或用透明质酸酶150U注入皮损中，每日 1 次，共 10 次，亦可用皮质类固醇激素混浊液皮损内注射。蜡疗、热浴、按摩亦可试用，音频电疗有一定效果。

中医治则为祛风除湿，温经通络，和营活血，健脾软坚，应根据各个患者情况进行辨证施治。

十二、乳房湿疹

乳房湿疹（Eczema mammae）是乳房皮肤的一种过敏性炎性疾病，通常以红斑、渗液、结痂和并发皲裂为主要特征，是哺乳期妇女较常见的疾病。

（一）病因

湿疹的发病原因是很复杂的，它的发生一般认为和变态反应有关。由于致敏因子比较多，往往不易查清，但致敏因子不是在每个人身上都引起湿疹，所以，有人认为发生湿疹的患者具有一定的湿疹素质，这种素质可能与遗传因素有关。精神因素对于湿疹的发病有密切关系，如精神紧张、失眠、劳累、情感变化等，都可使湿疹的病变加重和痒感加剧。

（二）临床表现

男女都可以发生乳房湿疹，但以哺乳期妇女最为多见。病变通常是两侧对称性分布。皮肤损害可累及乳头、乳晕和乳房皮肤。湿疹按发病过程，可分为急性、亚急性和慢性3种。

1. 急性湿疹　乳房皮肤上先出现多数密集的粟粒大小红斑、丘疹，基底潮红，轻度水肿，湿疹很快变成球疱疹或小水疱，可糜烂形成点状渗出结痂等，损害呈多样性。病变中心部较重，边缘轻，易向周围扩大蔓延，因此，外围常有散在小丘疹、丘疱疹等而使境界不清。

自觉症状有瘙痒和疼痛等，瘙痒的程度以病期、病情轻重、病变部位及患者的耐受性而有所不同。

热水洗烫、用力搔抓、不适当的外用药等，均可使本病恶化及痒感加剧。急性湿疹若处理适当可渐消退。但常易移行为亚急性或慢性湿疹。

2. 亚急性湿疹　当急性湿疹的红肿、渗出等急性炎症减轻后，病变以小丘疹为主，或尚残留少数丘疱疹，小水疱及糜烂面，并有结痂及鳞屑，此时痒感仍甚剧烈。病程可达数周，易慢性化，若处理不当可再呈急性病变。

3. 慢性湿疹　湿疹长期反复发作，但炎症逐渐减轻，患部皮肤变厚浸润，粗糙，色素沉着，部分呈苔藓化。这时皮损多比较局限，有搔痕、点状渗出、血痂及鳞屑。瘙痒呈阵发性，遇热或入睡时加重。慢性病程常达数月或更久，处理适当可逐渐好转及痊愈，若再受刺激可急性化。

（三）诊断

湿疹的皮肤损害为多形性，分布对称，急性时有渗出，易反复发作，常呈慢性经过，瘙痒剧烈，一般不难诊断。

（四）鉴别诊断

急性湿疹需和接触性皮炎相鉴别。慢性皮疹需和神经性皮炎鉴别。当病变为一侧性尤其是久治不愈的患者，则需与 Paget's 病鉴别，必要时应切取少许全厚皮肤做病理检查。

（五）治疗

应去除一切可疑的致病因素，避免各种外伤刺激，如热水烫洗、用力搔抓，过多使用肥皂、不适当的外用药等。应避免过劳及精神紧张，避免辛、辣、腥、膻等食物。保持皮肤清洁，避免继发感染。

1. 内用疗法　可给抗组织胺药物和镇静剂。对乳房急性或亚急性湿疹可选用静脉注射钙剂，硫代硫酸钠等。皮质类固醇激素对严重或顽固疾病可以缩短应用。但应严格选择病例。有继发感染时，可并用有效的抗生素治疗。

2. 外用疗法　如下所述。

（1）急性湿疹：无渗出的可用炉甘石洗剂等，也可用3%硼酸溶液或3%马齿苋煎液做冷湿敷。有渗出时，也可采用上述溶液湿敷，当渗液减少后，可外用20%～40%氧化锌油。

（2）亚急性湿疹：有少量渗出的可继续湿敷，干燥结痂后，选用乳剂、油剂或糊膏等。如3%～5%的黑豆馏油糊膏、糠馏油糊膏、皮质类固醇激素乳剂等。有感染时可在上述药物中加入新霉素或氯霉素。

（3）慢性湿疹：可食用焦油类药物，黑豆馏油、煤焦油等软膏。含有抗生素的皮质类固醇软膏也可应用。

十三、乳腺的其他炎性疾病

（一）乳晕下慢性复发性脓肿

本病是一种与哺乳无关的特殊型慢性低度感染。常在乳晕或其皮下形成一个小脓肿，往往自行破溃后炎症即行消退，但几个月之内又同样复发；或小脓肿破溃后形成一个窦道，窦口封闭时炎症又再复发。本病主要是发生于青年或中年妇女，但其发病原因与哺乳无关。病菌一般是经由乳晕的汗腺或皮质腺深入到皮下，化脓以后蚀破了乳头根部的一两个大导管，因此，即使在脓肿引流以后炎症能够暂时消退，但由于细菌可从乳管的乳头开口处重新进入原先所在部位的纤维组织中，感染又可重新急性发作，对于此种病变，单纯切开引流不能取得永久疗效，必须在炎症静止期中将皮下的纤维组织连同与之相通的有关导管一并切除，方能有效。

（二）乳房皮肤的类肉瘤

本病非常罕见，即使在类肉瘤比较多见的北欧地区，也少有报道。病变初起时表现为小块皮肤的湿疹样变，然后范围逐渐扩大，有时可累及整个乳腺。皮肤增厚而硬韧，颜色潮红，表面粗糙，有微小的浅表溃疡，有臭味的分泌物和痂皮。病理切片主要为炎性肉芽肿，往往形成结节，其中可见巨细胞，但与结核结节无关。类肉瘤病变有时可累及淋巴结和肝、脾、肺等内脏组织。

（陈 涛）

第二节 乳腺增生症

乳腺增生症（Mazoplasia）又称乳腺结构不良症（Mammary dysplasia），是妇女常见的一组既非炎症亦非肿瘤的乳腺疾病。常有以下特点：在临床上表现为乳房周期性或非周期性疼痛及不同表现的乳房肿块。组织学表现为乳腺组织实质成分的细胞在数量上的增多，在组织形态上，诸结构出现不同程度的紊乱为病理改变。本病好发于 30~45 岁的中年妇女，而且有一定的恶变率。

本病与内分泌失衡有着密切关系。多数学者同意称本病为乳腺结构不良症，也是世界卫生组织（WHO）所提倡的名称。从临床习惯上，一些学者称"乳腺增生症"或"纤维性囊性乳腺病"。文献中名称繁多，很不统一，造成临床诊断标准的不一致，临床医师对恶变尚缺乏统一诊断标准。尤其是临床表现，尚没有一个明确指征为诊断依据。因此，在治疗中所用方法也较混乱，治疗效果也欠满意，故对预防早期癌变，尚没一个可靠的措施。因本病的不同发展阶段有一定癌变率，如何预防癌变或早期发现癌变而进行早期治疗，尚待进一步研究。

一、发病率

Haagen Sen 报道，本病占乳腺各种疾病的首位。Frantz 等（1951）在 225 例生前无乳腺病史的女尸中取材检查，镜下 53% 有囊性病。蚌埠医学院（1979）报道 2 581 例乳房肿块的病理学检查，发现该病 636 例，占全部的 25.85%。北京中医学院（1980）报道 519 例乳腺病中，该病有 249 例，占 48%。河南医学院附一院（1981）门诊活检 1 100 例各种乳房疾病中，乳腺结构不良症 260 例，占 26%。栾同芳等（1997）报道的 3 361 例乳房病中，乳腺增生及囊性乳房病 600 例，分别占全部病例的 17% 和 9%。足以证明，该病是妇女乳房疾病中的常见病。因本病有一定癌变率，因此应引起医师的注意。近些年来，随着人们的物质及文化生活水平的提高，患者逐年增多，且发病年龄有向年轻化发展趋势。有人称其为妇女的"现代病"，是中年妇女最常见的乳腺疾病，30~50 岁达最高峰，青春期及绝经后则少见。欧美等西方国家，有 1/4~1/3 的妇女一生中曾患此病。从文献报告的尸检中，有乳腺增生的妇女占 58%~89%。在乳腺病变的活检中，乳腺增生症占 60%。我国报道的患病率因资料的来源不同，>30 岁妇女的发生率为 30%~50%。有临床症状者占 50%。河南医科大学附一院近 5 年间（1991—1996），从门诊 248 例乳痛及乳房肿块患者中（仅占乳房疾病就诊者的 1/20）做病理学检查，其中 151 例有乳腺不同程度的增生，有 12 例不典型增生至癌变。发病率为 58%，较 16 年前（1981）有明显的上升，是原来的 2 倍左右。尽管这种诊断方法是全部乳腺疾病患者的一部分，但也说明了一个问题，从病理学检查中已有半数患者患此病。城市妇女的发病率较农村高，可能与文化知识及对疾病的重视程度乃至耐受程度有关。这些也引起医师对该病的重视。

二、病因和发病机制

本病的病因虽不完全明了，但目前从一些临床现象的解析认为与内分泌的失衡有密切关系，或者说有着直接关系。

1. 内分泌失衡　尽管乳腺增生症的病因尚未完全探明，但可以肯定，与卵巢内分泌激素水平失衡有关是个事实，其原因是：

（1）乳房的症状同步于乳腺组织变化，即随月经周期（卵巢功能）的变化而变化。也即随体内雌激素、孕激素水平的周期变化，发生周而复始的增生与复旧。乳腺增生症的主要组织学变化就是乳腺本质的增生过度和复原不全。这种现象必然是由于雌激素、孕激素比例失衡的结果。

（2）从发病年龄看，患者多系性激素分泌旺盛期，该病在青春前期少见，绝经后下降，与卵巢功能的兴衰相一致。

（3）从乳腺病变在乳房上不规律的表现，也说明是受内分泌影响引起。乳腺组织内的激素受体分布不均衡，而乳腺增生在同一侧乳房上的不同部位可表现为程度上的不一致，病变位置每人也不相同。主要表现了激素水平的波动后乳腺组织对激素敏感性的差异，决定着增生结节的状态及疼痛的程度。生理性反应和病理性结构不良的分界，取决于临床上的结节范围、严重性和体征的相对固定程度。然而两者往往很难鉴别，也往往要靠活检来鉴别。

（4）切除实验动物的卵巢，乳房发育停止，而给动物注射雌激素可诱发乳腺增生，目前无可靠依据来说明乳腺增生症患者体内雌、孕激素的绝对值或相对值比正常女性为高。

性激素对引起本病的生理机制主要表现在性激素对乳腺发育及病理变化均起主导作用。雌激素促进乳管及管周纤维组织生长，黄体酮促进乳腺小叶及腺泡组织发育。正常的乳腺组织结构，随着月经周期激素水平变化，而发生着生理性增生－复旧这种周期性的变化。如雌激素水平正常或过高而黄体酮分泌过少或两者之间不平衡，便可引起乳腺的复旧不完全，组织结构发生紊乱，乳腺导管上皮和纤维组织不同程度的增生和末梢腺管或腺泡形成囊肿。也有人认为，雌激素分泌过高而孕激素相对减少时，不仅刺激乳腺实质增生，而且使末梢导管不规则出芽，上皮增生，引起小管扩张和囊肿形成。也因失去孕激素对雌激素的抑制性影响而导致间质结缔组织过度增生与胶原化及淋巴细胞浸润，并认为这种增生与复旧的紊乱，就是该病的基础。另外，近年来许多学者注意到催乳素、甲基嘌呤物与乳腺增生症的关系。因此，目前认为这种组织形态上的变化，并非一种激素的效应所为而是多种内分泌激素的不平衡所引起。

2. 与妊娠和哺乳的关系　如下所述。

（1）多数乳腺增生症患者发生在未哺乳侧，或不哺乳侧症状偏重。

（2）未婚未育患者的乳腺增生症（尤其是乳痛症），在怀孕、分娩、哺乳后，病症多可缓解或自愈。

3. 精神因素　此类患者往往以性格抑郁内向或偏激者为多。部分患者诉说，每遇生气乳房就痛且有硬块出现，心情好时症状减轻，局部肿块变软。这也说明本症与精神情绪改变有关。

三、病理

由于本病组织形态改变较为复杂，病理分类意见纷纭，迄今尚未统一。

正常时，乳腺组织随卵巢周期性活动而有周期性变化，经前期表现为乳腺上皮增生，小管或腺泡形成、增多或管腔扩张，有些上皮呈空泡状，小叶间质水肿、疏松。月经期表现为管泡上皮细胞萎缩脱落，小管变小乃至消失，间质致密化并伴有淋巴细胞浸润。月经结束后，乳腺组织又进入新的周期性变化。如果雌激素分泌过多或孕激素水平低下而使其相对过多时，则刺激乳腺实质过度增生，表现为导管不规则出芽，上皮增生，引起小导管扩张而囊肿形成，同时间质结缔组织增生、胶原化和炎性细胞浸润等。上述病理变化常同时存在，但由于在不同个体、不同病期，这些病变的构成比例不同而有不同的病理阶段和不同的病理改变。

乳腺增生症是有着不同组织学表现的一组病变，尽管其病理分型不同，病因都与卵巢功能失调有关，各型都存在着管泡及间质的不同程度的增生为病理特点。各型之间都有不同程度的移行性病理改变，此点亦被多数医师认为是癌前病变。为了临床分类及诊断有一明确概念，按王德修分类意见，使临床与病理更为密切结合，可将本病分为乳腺腺病期和乳腺囊肿期2期，对临床诊治实属有利。

1. 乳腺腺病（Adenosis）　是乳腺增生症的早期，本期主要改变是乳腺的腺泡和小导管明显的局灶性增生，并有不同程度的结缔组织增生，小叶结构基本失去正常形态，甚者腺泡上皮细胞散居于纤维基质中。Foote、Urball 和 Dawson 称"硬化性腺病"，Bonser 等称"小叶硬化病"。根据病变的发展可分3期：即小叶增生、纤维腺病和硬化性腺病。有文献报道，除小叶增生未发现癌变外，后2期均有癌变存在，该现象有重要临床意义。

（1）乳腺小叶增生：小叶增生（或乳腺组织增生）是腺病的早期。该期与内分泌有密切关系，是增生症的早期表现。主要表现为小叶增生，小叶内腺管数目增多，因而体积增大，但小叶间质变化不明显。镜下所见：主要表现为小叶数目增多（每低倍视野包括5个以上小叶），小叶变大，腺泡数目增多（每小叶含腺泡30个以上）。小导管可见扩张。小叶境界仍保持，小叶不规则，互相靠近。小叶内纤维组织细胞活跃，为成纤维细胞所构成。小叶内或周围可见少数淋巴细胞浸润，使乳房变硬或呈结节状。临床特点是乳腺周期性疼痛，病变部触之有弥漫性颗粒状感，但无明显硬结。此是由于在月经周期中，乳腺结缔组织水肿，周期性乳腺小叶的发育与轻度增生所引起，是乳腺组织在月经期、受雌激素的影响而出现的增生与复旧的一个生理过程，纯属功能性，也可称生理性，可恢复正常。因此，临床上肿块不明显，仅表现为周期性乳痛。甚者，随月经周期的出没，乳房内的结节出现或消失。本期无发生恶变者，但仍有少数发展为纤维腺病。

（2）乳腺纤维腺病（乳腺病的中期变化）：小叶内腺管和间质纤维组织皆增生，并有不同程度的淋巴细胞浸润，当腺管和纤维组织进一步灶性增生时，可有形成纤维瘤的倾向。早期小管上皮增生，层次增多呈2~3层细胞甚至呈实性增生。同时伴随不同程度的纤维化。小管继续增多而使小叶增大，结构形态不整，以致小叶结构紊乱。在管泡增生过程中，由于纤维组织增生，小管彼此分开，不向小叶内管泡的正常形态分化。形成似囊样圆腔盲端者，称"盲管腺病"（Blunt ductal adenosis）。此期的后期表现是以小叶内结缔组织增生为主，小管受压变形分散。管泡萎缩，甚至消失，称"硬化性腺病"。在纤维组织增生的同时，伴有管泡上皮增生活跃，形成旺炽性硬化性腺病（Norjd schemsing adenosis）。另有一种硬化性腺病是由增生的管泡和纤维化共同组成界线稍分明的实性肿块，称"乳腺腺瘤"（Adenositumor of breast）。发病率低，约占所有乳腺病变的2%。因此，临床上常见此型腺病同时伴发纤维腺瘤存在。

（3）硬化性腺病（又称纤维化期）：乳腺腺病的晚期变化，由于纤维组织增生超过腺管增生，使腺管上皮受挤压而扭曲变形，管泡萎缩消失，小叶轮廓逐渐缩小，乃至结构消失。而仅残留萎缩的导管，上皮细胞体积变小，深染严重者细胞彼此分离，很似硬癌，尤其冷冻切片时，不易与癌区分。本病早期有些经过一定时期可以消失，有些可发展成纤维化，某些则伴有上皮明显乳头状增生的该病理改变尤其值得注意，多数医师正视此为癌前期病变。

纤维腺病与纤维腺瘤病理上的区别点是：后者有包膜，小叶结构消失，呈瘤样增生。与硬癌的区别点是：硬癌表现小叶结构消失，癌细胞体积较大，形态不规则，有间变核分裂易见，两者较易区别。有学者（1998）从176例乳腺结构不良中发现，乳腺腺病期的中期（纤维性腺病）及晚期（硬化性腺病），均有不同程度癌变（其癌变率为17%）。该两期应视为癌前病变，临床上已引起足够重视。

2. 乳腺囊性增生病（Cystic hyperplasia）　与前述的乳腺组织增生在性质有所不同，前者是生理性改变，后者是病理性而且是一种癌前状态。根据 Stout 的1 000例材料总结，本病的基本病变和诊断标准是：导管或腺泡上皮增生扩张成大小不等的囊或有上皮化生。本期可见肿瘤切面为边界不清或不整的硬结区。硬结区质硬韧，稍固定，切面呈灰白色伴不规则条索状区。突出的特点是囊肿形成。囊肿小者直径在2mm 以下，大者1~4cm 不等，有光滑而薄的囊壁，囊内充满透明液体或暗蓝色、棕色黏稠的液体。后者称为蓝顶囊肿（所谓 Bloodgood cyst 蓝顶盖囊肿），镜下可见囊肿由中小导管扩张而来。上皮增生发生于扩张的小囊内，也可发生于一般的导管内。为实体性增生（乳头状增生），导管或扩张的小囊上皮细胞可化生。显微镜下，囊性上皮增生的病理表现如下：

（1）囊肿的形成：主要是由末梢导管高度扩张而成。仅是小导管囊性扩张，而囊壁内衬上皮无增生者，称"单纯性囊肿"。巨大囊肿因其囊内压力升高而使内衬上皮变扁，甚至全部萎缩消失，以致囊壁仅由拉长的肌上皮和胶原纤维构成。若囊肿内衬上皮显示乳头状增生，称乳头状囊肿。增生的乳头可无间质，有时乳头上皮可呈大汗腺样化生，末端小腺管和腺泡形成囊状的原因可能有以下2种说法：①因管腔发炎，致管周围结缔组织增生，管腔上皮脱落阻塞乳管所致。②乳管及腺泡本身在孕激素作用下上皮增生而未复原所致。但多数认为囊性病变可能是乳管和腺泡上皮细胞增生的结果。作者有同样看法。

（2）导管扩张：小导管上皮异常增生，囊壁上皮细胞通常增生成多层，也可从管壁多处作乳头状突向腔内，形成乳头状瘤病（Papiuomatosis），也可从管壁一处呈蕈状增生。

（3）上皮瘤样增生：扩张导管或囊肿上皮可有不同程度的增生，但其上皮细胞均无间变现象，同时伴有肌上皮增生。上皮增生有以下表现：

1）轻度增生者上皮细胞层次增多，较大导管和囊肿内衬上皮都有乳头状增生时，称"乳头状瘤"。

2）若囊腔内充满多分支的乳头状瘤，称"腺瘤样乳头状瘤"。

3）复杂多分支乳头的顶部相互吻合后，形成大小不一的网状间隙，称"网状增生"或"桥接状增生"。

4）若上皮细胞进一步增生，拥挤于囊腔内致无囊腔可见时，称"腺瘤样增生"。

5）增生上皮围成孔状时，称"筛状增生"。

6）上皮细胞再进一步增生而成实体状时，称"实性增生"。

上皮瘤样增生的病理生理变化：雌激素异常刺激→乳腺末梢导管和腺泡增生成囊肿→囊内液体因流通不畅→淤滞于囊肿内，囊液中的刺激物→先引起上皮的脱落性增生→再促使增生的上皮发生瘤化→进一步可演变为管内型乳癌（原位癌）→癌由管内浸及管周围组织→浸润性癌。

乳头状瘤可分为：①带蒂型（细胞多为柱状，排列整齐），多系良性，但也有可能恶变。②无蒂型（细胞分化较差，排列不整齐），多有恶变倾向。

有人认为小囊肿易恶变，而大囊肿却不易。可能是因为大囊肿内压力较高，上皮细胞常挤压而萎缩，再生力较差之故。但事实上在大囊肿周围常伴有小囊肿。故除临床上不能触及的小囊肿以外，一切能触及的乳腺囊性增生病，都有恶变可能，对可疑的病变应行活检。

（4）大汗腺样化生：大汗腺细胞样的化生，也是囊性病的一种特征。一般末端导管的上皮是低立方状，一旦化生为汗腺核细胞，其上皮呈高柱状，胞体大，小而规则的圆形核位于基底部，细胞质丰富，嗜酸性，伴有小球形隆出物的游离缘（Knobby free margins），称"粉红细胞"（Dink cell），这些细胞有强烈的氧化酶活性和大量的线粒体，是由正常乳腺上皮衍生的，而且具有分泌增生能力。不同于大汗腺细胞。大汗腺细胞核化生的原因不明，生化的意义也不了解。Speet（1942）动物实验研究认为此种化生似与癌变无关。乳腺囊性增生病中的乳头状增生与管内乳头状瘤的增生不同之处是，前者发生于中小导管内，而后者则是发生在大导管内，且多为单发性。

根据王德修的病理分类，我们将分类、病理、临床表现作对照分析（表6-1）。

表6-1 乳腺增生症分类、病理与临床特点

分类分期	主要病理改变	主要临床表现	与恶变关系
（一）乳腺病早期 乳腺小叶增生	1. 小叶数目增多，小叶管泡增生，小叶增大，小叶形状稍不规则 2. 小叶内结缔组织不增多或只有轻度增多 3. 小叶内或小叶周围淋巴细胞浸润	平均年龄为33.6岁，主要以27岁以前，周期性乳痛，肿块随月经周期出没，软，非固定性，痛为主诉，双侧乳房	目前无见恶变报道

分类分期	主要病理改变	主要临床表现	与恶变关系
乳腺腺病期 — 纤维腺病期（腺病中期）	1. 在小叶增生基础上，小叶管泡继续增生，以结缔组织增生最明显 2. 小叶增大，形态不规则，小叶轮廓不清 3. 纤维腺病的晚期阶段，小叶内的结缔组织增生更为明显 4. 小叶内的淋巴细胞的浸润程度不一	平均年龄为 37.2 岁，乳痛存在，为周期性肿块，中硬，有立体感，条索状，双侧乳房或一侧，表现轻重不一，多在外上象限，月经后肿块软而小，但仍在	有不同程度的恶变（在作者 1998 年报道的 176 例中，中期和晚期各 1 例恶变）
纤维化期（腺病晚期）	此期由纤维病变发展而来，其主要形态是纤维化管泡萎缩，小叶的轮廓有时存在，有时消失，管及管泡大部分消失或完全消失，仅残存一些萎缩的导管	平均年龄 40.1 岁，乳痛不显著，周期性乳房变化不明显，肿块较硬，为三角形、条索状的片状或颗粒结节，常为一侧，有较硬结节位于肿块之中	
乳腺囊肿期	1. 主要病在小导管，尤其靠近小叶的末梢导管，来自大导管的极少见 2. 也有管泡形成囊肿 3. 也有来自大汗腺化生的导管形成囊肿（又称盲端导管） 4. 囊肿的上皮可呈增生萎缩、大汗腺样化生或泡沫状改变，囊肿周围的小导管可呈各种类型的上皮增生，有的甚至发展成癌	以肿块为主，病史长，肿块硬、突出、界清、有孤立灶性结节，多在外上象限，年龄多在 40 岁以上	作者 1998 年总结 176 例乳腺结构不良中，囊增生病 9 例，由增生间变过渡为癌，占 5.1% （9/176）

阚秀等对乳腺增生症的病理组织形态及其分类进行长期研究认为：乳腺增生症是乳腺组织多种既有联系又各具特征的一组病变。有学者根据 300 例乳腺增生症的病史及病理切片的复习结果，将乳腺增生症分为单纯性增生和非典型增生两大类。

1. 单纯性增生病变 又分为 4 组病变，即囊肿病、腺病、一般性增生及高度增生。

（1）囊肿病：囊肿病不包括乳头下大中型导管扩张及积乳囊肿。仅指肉眼囊肿，囊肿肉眼可见，直径 >0.3cm。显微囊肿，指在小叶内发生的腺泡导管化并扩张形成的微小囊肿，囊壁被覆低立方上皮，囊内充以淡粉色蛋白液体。有的形成大汗腺囊肿或乳头囊肿。还有的囊内充以大量泡沫细胞或脂性物质为脂性囊肿。

（2）腺病：分 5 种形式。

1）旺炽型腺病：小叶在高度增生的基础上，相互融合，界限不清，形态不一。肌上皮细胞增生明显。

2）硬化型腺病：在旺炽型腺病的基础上，纤维组织增生，腺体变硬。

3）纤维硬化病：在硬化型腺病的基础上进一步发展，腺体萎缩变小，甚或大部分消失。肌上皮细胞可残存甚或增生。纤维组织高度增生玻璃样变，也可形成一团局限性硬结。

4）结节性腺病：在增生扩大的小叶基础上，腺上皮及肌上皮细胞明显增生，纤维间质明显减少，形成一团细胞密集结节。主要成分为肌上皮细胞，腺体可完整或残缺不全。

5）腺管腺病（又称盲管腺病）：小叶腺泡导管化、扩大、增生，形成一团小导管。被覆的立方上皮、肌上皮细胞明显增生。常有向囊肿或纤维腺瘤转化的趋势。有的高度增生呈现搭桥倾向。

（3）一般性增生：包括下列病变。

1）小导管扩张或轻度增生，多为老年人，乳腺萎缩，仅表现为小导管轻度增生及扩张，细胞层次增多。

2）小叶增生症：小叶变大，每一小叶腺泡数目可 >30 个；小叶数目增多，有时数目不多，但腺上皮细胞增生活跃，细胞变大，数目增多，核深染。此类病变最为多见。

3）大汗腺样化生：多是数个小导管或腺泡大汗腺样化生。细胞大，细胞质呈红色颗粒状。细胞质游离面可见顶浆分泌小突起。

4）肌上皮增生症：大部分腺泡或导管肌上皮细胞增生明显。增生的肌上皮细胞体积大。细胞质透明，核小、染色深。

5）泌乳腺结节：腺体呈哺乳期或妊娠期形态。腺体增生扩大，间质极少，腺体呈背靠背状。上皮细胞立方状，细胞质富于脂性分泌物呈泡沫状或透明。

6）纤维腺瘤变：在小叶增生或腺病的基础上，局部小叶增生、伸长、分支及出现分节现象。似管内纤维腺瘤的表现。

（4）高度增生：包括下列两种形式。

1）搭桥现象：小导管或腺泡导管化生，上皮增生，部分上皮层次增多向管腔内乳头状伸出，互相连接形成搭桥状，致使导管腔隙变小变窄，但不形成真正的实性及筛孔。

2）导管内乳头状瘤病：多数小叶内导管上皮增生蜷曲、弯折，间质伸入，形成典型的导管内乳头状瘤（但上皮层次不增多）。

2. 非典型增生　分轻（Ⅰ级）、中（Ⅱ级）、重（Ⅲ级）3级。表现为4种形式，4种病变，出现2种特殊细胞。

（1）4种形式：实性、筛状、乳头状、腺管样。

（2）4种病变

1）导管扩张变大。

2）细胞增大可有一定的异型性。

3）细胞极性紊乱但仍可辨认出排列秩序。

4）肌上皮细胞显示减少但总会有残留。

（3）2种细胞

1）淡细胞：体积大，细胞质呈粉红色，核圆，核膜清楚染色质细，染色淡，可见核仁。

2）暗细胞：体积小，细胞质较窄，核小圆形，染色质粗，染色深，核仁分明显。

关于非典型增生的处理原则：可看出非典型增生Ⅰ级实为单纯性向非典型增生的过渡形式，无明显临床意义，良性增生症中发生率亦达16%，因此切除活检后，无须临床再做特殊处理。Ⅱ级为临界性病变，需密切随访，可3~6个月检查1次，必要时行X线摄片，超声波断层及针吸细胞学等进一步检查。Ⅲ级与原位癌有移行。不可避免会包括一部分原位癌，尽管有人主张，以往所谓原位癌不是癌，是一种良性小叶新生的增生病变。我们认为，仍以乳腺单纯切除较为稳妥。以癌前病变的观点，慎重地对待非典型增生患者，尤其高危人群更应慎重。

四、乳腺组织增生症

乳腺组织增生症（Mazoplasia）又称乳痛症（Mastodynia），是乳腺结构不良症的早期阶段，是一种因内分泌失衡引起的乳腺组织增生与复旧不良的生理性改变。临床表现以乳痛为主，病理改变主要是末端乳管和腺泡上皮的增生与脱落，目前未发现有癌变的报道。

（一）发病率

本病为妇女常见病，发病年龄多为30~50岁，青少年及绝经后妇女少见。男性极少见。近期文献报道有乳腺增生的妇女为58%~89%。城市患病率高于农村。

（二）临床表现

本病系乳腺结构不良症的早期阶段，主要是乳腺组织增生，如小叶间质中度增生，如小叶发育不规则、腺泡或末端乳管上皮轻度增生。

1. 好发年龄　多见于中年妇女（30~40岁），少数在20~30岁之间，并伴有乳房发育不全现象。

青春期前和闭经期少见。发病缓慢，多在发病1~2年后开始就医。

2. 本病与月经和生育的关系　此类患者月经多不规则，经潮期短，月经量少或经间期短等。多发生于未婚或未育及生育而从未哺乳者。

3. 周期性乳痛　周期性乳痛及乳胀是本病的特点。

（1）疼痛出现的时间：乳痛为本病的主要症状，常随月经周期而出现经前明显乳痛，经潮至症状锐减或消失，少数患者也有不规律的疼痛。乳痛多在月经来潮前1周左右出现且渐加重，月经来潮后渐缓解至消失，此乃本病的特点。

（2）疼痛的性质：多为间歇性、弥漫性钝痛或针刺样痛，亦有表现为串痛或隐痛，甚者有刀割样痛，多数为胀痛或钝痛。有些表现为自觉痛，亦有表现为触痛或走路衣服摩擦时疼痛。乳房也可以有压痛，或上肢过劳后疼痛加重现象。

（3）乳痛的部位：位于一侧乳房的上部外侧或乳尾部位，甚至全乳痛。单侧或双侧，以双侧为多见，有时也可仅有乳房的部分疼痛，也可伴患侧胸部疼痛且疼痛常放射到同侧上肢、颈部、背部及腋窝处。其疼痛程度不一致，多发生在乳房外上象限及乳尾区。疼痛发生前乳房无肿块及结节。

（4）乳痛的原因：在月经周期中，乳腺小叶受性激素影响，在月经前乳腺小叶的发育和轻度增生，乳腺结缔组织水肿，腺泡上皮的脱落导致乳腺管扩张而引起，纯属生理性，可以恢复正常。此种现象在哺乳期、妊娠期或绝经后减轻或消失。

4. 乳痛与情绪改变的关系　本病的症状及乳房肿块，多随月经周期、精神情绪改变而改变。如随愁怒、忧思、工作过度疲劳，甚至刮风、下雨、天阴、暑湿等气候改变而加重；经期或心情舒畅以及风和日暖气候则症状减轻或消失。此乃本病的特点。

与乳痛症的相关特点：

（1）疼痛原因：与性激素有直接关系。

（2）好发年龄：30~40岁妇女。

（3）疼痛出现时间：月经前7天左右。

（4）疼痛性质：慢性钝痛及刺痛。

（5）疼痛部位：乳房上部或外侧，一侧或双侧。

（6）疼痛、触痛及可变的乳房结节为本病三大主要表现。

5. 乳房检查　如下所述。

（1）乳头溢液：有些患者偶尔可见乳头溢出浆液性或牙膏样分泌物。

（2）乳房的检查：乳房外形无特殊变化，在不同部位可触及乳腺组织增厚，呈颗粒状，多个不平滑的结节，质韧软，周界不清，触不到具体肿块。增厚组织呈条索状、三角形或片状非实性。月经来前7天以内胀硬较明显，月经后渐软而触摸不清。多为触痛，有时月经来前出现疼痛时，多伴有乳房肿胀而较前坚挺，触诊乳房皮温可略高。乳房触痛明显，乳腺内密布颗粒状结节，以触痛明显区（多为外上象限）最为典型，但无明显的肿块可触及，故有人称"肿胀颗粒状乳腺"（Swollien granular breast）、"小颗粒状乳腺"（Sinail granula reast）。月经来潮后，症状逐渐消失，待月经结束后，多数患者症状完全消失，乳房触诊为原样。

（三）诊断

1. 症状和体征　周期变化的疼痛、触痛及结节性肿块。

2. 物理检查　如下所述。

（1）B超检查：乳痛症者多无明显改变。

（2）X线检查：乳痛症乳腺钼靶摄片常无明显改变，在腺病期、囊性增生症期，增生的乳腺组织呈现边缘分界不清的棉絮状或毛玻璃状改变的密度增高影。伴有囊肿时。可见不规则增强阴影中有圆形透亮阴影。也可行B超定位下的囊内注气造影。乳腺钼靶摄片检查的诊断正确率达80%~90%。

（3）红外线透照检查：由于乳腺组织对红外光的吸收程度不同，透照时可见黄、橙、红、棕和黑各种颜色。乳腺腺病一般情况下透光无异常，增生严重者可有透光度减低，但血管正常，无局限性暗影。

（4）液晶热图检查：该检查操作简便、直观、无创伤性，诊断符合率可达到80%～95%，尤适用于进行乳腺疾病的普查工作。

（5）乳腺导管造影：主要适用于乳头溢液患者的病因诊断。

（6）细胞学检查：细针穿刺细胞学检查对病变性质的鉴别诊断有较大的价值，诊断符合率可达80%～90%。对有乳头溢液的病例，行乳头溢液涂片细胞学检查有助于确定溢液的性质。

（7）切取或切除活体组织检查：对于经上述检查仍诊断不清的病例，可做病变切取或切除行组织学检查。乳腺增生症大体标本中：质韧感，体积较小，切面常呈棕色，肿块无包膜亦无浸润性生长及坏死出血。

有下列情况者应行病变切取或切除活体组织检查，以确定疾病性质：①35岁以上，属乳腺癌高危人群者。②乳腺内已形成边界清的片块肿物者。③细胞学检查（穿刺物、乳头溢液等）查见不典型增生的细胞。

此外，CT、MRI等方法可用于乳腺增生症的检查，有些因为可靠性未肯定，尤其CT价值不大，以B超及红外线透照作为乳腺增生症的首选检查方法为妥。除少数怀疑有恶性倾向的病例外，35岁以下的病例钼靶摄影一般不做常规应用。对临床诊断为乳腺增生症的患者，应嘱患者2～3个月复查1次，最好教会患者自我检查乳房的方法。

（四）治疗

1. 内科治疗　迄今为止，对本病仍没有一种特别有效的治疗方法。根据性激素紊乱的病因学理论，国外一直采用抑制雌激素类药物的治疗方案。目前对本病的治疗方法都只是缓解或改善症状，很难使乳腺增生后的组织学改变得到复原。

（1）性激素类：以往对乳腺增生症多采用内分泌药物治疗，尽管激素治疗开始阶段多会有较好的效果，但由于乳腺增生症患者多有内分泌激素水平失衡因素，现投入激素，应用时间及剂量很难恰如其分适合本病需要，往往有矫枉过正之弊。应用不当，势必会更加重这种业已失衡的状态，效果必然不甚满意。同时乳腺癌的发生与女性激素有肯定关系，甚至增加乳腺癌发生机会。因此，目前应用激素类药物作为治疗本病的已很少作为常规用药。此类药物应用主要机制是利用雄激素或孕激素对抗增高了的雌激素。

以调节体内的激素维持平衡减轻疼痛，软化结节。该类药物早在1939年Spence就试用雄性激素（睾酮），Atkins也报道了本药作用。因恐导致乳腺癌的发生，临床应用应谨慎。下面介绍常用药物：

1）黄体酮：一般在月经前2周用，每周注射2次，5mg/次，总量20～40mg。疗程不少于6个月。然而目前有报道，认为此药对本病治疗无效且不能过量治疗，否则会引起乳房发育不良，甚至引起乳腺上皮恶变。

2）雌激素：在月经期间，每周口服2次小剂量己烯雌酚（1mg），共服3周。在第2次月经期间，依据病情好转程度而适当减量，改为每周给药1次或0.2mg/d，连用5天。如此治疗6～8个月。亦可用0.5%己烯雌酚油膏局部涂抹，每晚抹乳腺皮肤，连用半年。

雌激素应用的不良反应可见恶心、呕吐、胃痛、头痛、眩晕等，停药后消失。

3）甲睾酮（甲睾素）：甲睾酮5mg或10mg，1次/d，肌内注射，月经来潮前第14天开始用，月经来潮停用。每次月经期间用药总量不超100mg。

4）丙酸睾酮：丙酸睾酮25mg，月经前1周肌内注射，1次/d。连用3～4天。睾丸素药膏局部涂抹亦有一定作用。

以上2种雄激素的不良反应，有女性男性化多毛、阴蒂肥大、音变、痤疮、肝脏损害、黄疸、头晕和恶心。

5）达那唑（Danazol）：是17-己炔睾（Elhisterone）衍生来的合成激素，其作用机制是抑制促性腺激素，从而减少了雌激素对乳腺组织的刺激。Creenbiall等在治疗子宫内膜异位症时，发现该药治疗的病例所伴有的良性乳腺疾病同时得到缓解。达那唑不能改变绝经前妇女的促性腺激素水平，其机制可能是抑制卵巢合成激素所需要的酶，从而调整激素水平，此药治疗效果显著。症状消失及结节消失较为明显，有效率达到90%～98%。但不良反应大，尤其月经紊乱发生率高，因此仅用其他药物治疗无效、症状严重、结节多者，才选用此药。用药剂量越大，不良反应出现的也越多，且有停药复发问题。用法为：达那唑100～200mg，1次/d，月经来后第2天开始服用，3～6个月为1个疗程。

6) 他莫昔芬（Tamoxifen）：本品主要是与雌激素竞争结合靶细胞的雌激素受体，直接封闭雌激素受体。阻断雌激素效应是一种雌激素拮抗药。1980年有人开始用本品治疗本病，国内报道治疗本病的缓解率为96.3%，乳腺结节缩小率为97.8%，停药后有反跳作用。不良反应主要为月经推迟或停经，以及白带增多等。且前Femtinen认为治疗乳痛效果好。用法10mg，2次/d，持续2～3个月。但也有报道长年服用可引起子宫内膜癌的危险。

（2）维生素类药物：维生素A、维生素B、维生素C、维生素E等能改善肝功能、调节性激素的代谢，同时还能改善自主神经的功能，可作为乳腺增生症的辅助用药。Abrams（1965）首先报道用维生素E治疗本病，随后的研究发现其有效率为75%～85%。机制系血中维生素E值上升，可使血清黄体酮/雌二醇比值上升；另一方面可使脂质代谢改善，总胆固醇-脂蛋白胆固醇的比值下降，α-脂蛋白-游离胆固醇上升。维生素E可使乳房在月经前疼痛减轻或缓解，部分病例可使乳房结节缩小、消散，又可调节卵巢功能，防治流产和不孕症，维生素E是一种氧化剂还可抑制细胞的间变，可以降低低密度脂蛋白（LDL）增加孕激素，故鼓励患者用维生素E以弥补孕激素治疗的不足。其优点是无不良反应，服药方便，价格低廉，易于推广使用，但疼痛复发率高。维生素B₆与维生素A对调节性激素的平衡有一定的意义，维生素A可促进无活性的雄烯酮及孕炔酮转变为活性的雄烯酮及孕酮，后两者均有拮抗雌激素作用。可以试用。具体用法为：维生素B₆ 20mg，3次/d。维生素E 100mg，3次/d，维生素A₁ 500万U，3次/d，每次月经结束后连用2周。

（3）5%碘化钾溶液：小量碘剂可刺激腺垂体产生促黄体素（LH），促进卵巢滤泡黄体化，从而使雌激素水平降低，恢复卵巢的正常功能，并有软坚散结和缓解疼痛的作用。有效率为65%～70%。碘制剂的治疗效果往往也是暂时的，有停药后反跳现象。由于可影响甲状腺功能，因此应慎重应用。常用的是复方碘溶液（卢戈液每100mL含碘50g、碘化钾100g），0.1～0.5mL/次（3～5滴），口服，3次/d。可将药滴在固体型食物上，以防止药物对口腔黏膜的刺激。5%碘化钾溶液10mL，口服，3次/d。碘化钾片0.5g，3次/d，口服。

（4）甲状腺素片：由于近年来认为本病可能与甲状腺功能失调有关，因此有人试用甲状腺素片治疗乳腺增生症获得一定的效果。用甲状腺浸出物或左甲状腺素（Syntthroid）治疗，0.1mg/d，2个月为1个疗程。

（5）溴隐亭（bromocripine）：本品属于多巴胺受体的长效激活剂，它通过作用在垂体催乳细胞上多巴胺受体，释放多巴胺来直接抑制催乳腺细胞对催乳素的合成和释放。同时也减少了催乳素对促卵泡成熟激素的拮抗，促进排卵及月经的恢复，调整激素的平衡，使临床症状得以好转，有效率达75%～98%。本品的不良反应是头晕困倦、胃肠道刺激（恶心甚至腹痛、腹泻）、面部瘙痒、幻觉、运动障碍等。具体用法为：溴隐亭5mg/d，3个月为1个疗程。连续应用不宜超过6个月。

（6）其他

1) 夜樱草油：本品是一种前列腺受体拮抗药，用药后可致某些前列腺素（PGE）增加并降低催乳素活性，3g/d。效果不肯定，临床不常应用。

2) 催乳素类药物：正处于临床试验阶段，其效果尚难肯定。

3) 利尿药：有作者认为乳房疼痛与乳房的充血水肿有关，用利尿药可以缓解症状。常用螺内酯（安体舒通）和氢氯噻嗪短期应用。

2. 手术治疗　如下所述。

（1）适应证：乳腺增生症本身无手术治疗的指征，手术治疗的主要目的是避免误诊，漏诊乳腺癌。因此，手术治疗必须具备下列适应证：①有肿块存在。重度增生伴有局限性单个或多个纤维瘤样增生结节，有明显片块状肿块，乳头溢液，其他检查不能排除乳腺癌的病例。②药物治疗观察的病例，在弥漫性结节状乳腺或片块状乳腺腺体增厚区的某一局部，出现与周围结节质地不一致的肿块者，长期用药无效而且症状又加重者。③年龄在 40~60 岁患者，又具有乳腺癌高危因素者。④长期药物治疗无效，思想负担过于沉重，有严重的精神压力（恐癌症），影响生活和工作的患者。

（2）手术目的和治疗原则：①手术的主要目的是明确诊断，避免乳腺癌的漏诊及延诊。因此，全乳房切除是不可取的也是禁忌的，如果围绝经期患者必须如此，须谨慎应用（仅行保留乳房外形的腺体切除），绝不宜草率进行。②局限性病变范围较小，肿块直径不超过 2.5cm，行包括一部分正常组织在内的肿块切除。③全乳弥漫性病变者，以切取增生的典型部位做病理学检查为宜。④年龄在 50 岁以上，病理证实为乳腺导管及腺泡的高度非典型增生患者可行单纯乳房切除（仅行腺体切除，保留乳房外形）。

总之，没有绝对适应证而轻举扩大乳腺切除范围是十分错误的。用防止癌变的借口切除女性（尤其是青、中年女性）的乳房也是绝对不允许的。

3. 其他治疗　如下所述。

（1）中医治疗：中医药在治疗乳腺增生症方面有其独到之处，为目前治疗本病的主要手段（详见乳腺囊性增生病）。

中医治疗时，除口服药物外，不主张在乳房局部针刺治疗（俗称扎火针）且必须强调的是：在诊断不甚明确而又不能除外癌时，局部治疗属于禁忌。在临床实践中，有多例因中药外敷、扎火针而致使误为乳腺增生症实为乳腺癌的患者病情迅速恶化的病例，应引以为戒。

（2）饮食治疗：据某些学者认为，此病的发生也与脂肪代谢率紊乱有关，因此应适当减少饮食中的脂肪的摄入量，增加糖类的摄入。

（3）心理治疗：乳腺增生症的发生和症状的轻重常与情绪变化有关，多数患者在遇心情不舒畅的情况下及劳累过度时，很快出现症状或使症状加重。因此，给予患者必要的心理护理，对疾病的恢复是有益的，尤其是对乳痛症患者。如果能够帮助患者消除心理障碍，保持良好的心理状态，可完全替代药物治疗。消除恐惧和紧张情绪是心理治疗的关键。必要时可给予地西泮（安定）等镇静药以及维生素类药。

五、乳腺囊性增生病

乳腺囊性增生病（Cystic hyperplasia of breast）属于乳腺结构不良的一个晚期阶段，是一种完全性的病理性变化。临床表现主要是以乳房肿块为特点，同时伴有轻微的乳痛。病理改变除了有小叶增生外，多数中小乳管扩张形成囊状为本病特点。乳管上皮及腺泡上皮的增生，与癌的发生有着一定关系。Warren 等追踪病理证实的乳腺囊性增生病，其后发生癌变者较一般妇女高 4.5 倍，并且乳腺囊性增生病在乳腺癌患者的发生率远高于一般的同龄妇女。本病在临床上极为多见，大约 20 个成年妇女在绝经期前就有 1 个患本病，发病率较乳腺癌高，在尸检资料中如将小叶囊肿一并统计在内，其发病率更明显增高。

本病属于中医的"乳癖"范围，中医学认为"乳癖及乳中结核……随喜怒消长，多由思虑伤脾，恼怒伤肝，气血瘀结而生"。

（一）发病率

乳腺囊性增生病是乳腺各种病变中最常见的一个阶段。即使仅以临床能觉察的较大囊肿为限，乳腺囊性增生病的发病率也较乳腺其他病变的发病率为高。据纽约长老会医院1941—1950 年间共有临床表现明显的乳腺囊性增生病 1 196 例，同时期内的乳腺癌有 991 例、腺纤维瘤有 440 例，可见乳腺囊性增生病之多见。又据 Bmhardt and Jaffe（1932）曾报道 100 个 40 岁以上女尸的尸检资料统计，其乳腺囊性增生病的发生率高达 93%。Franas（1936）曾报道 100 个 19~80 岁的女尸，其乳腺中有显微观的小囊肿者占 55%，双侧病变也有 25%。Frantz 等（1951）研究过 225 例并无临床乳腺瘤的女尸，发现 19% 有肉眼可见的乳腺囊性增生病（囊肿大 1~2mm 以上），半数为两侧性。此外。在显微镜下还发现34% 有各种囊性病变（包括小囊肿、管内上皮增生等），总计半数以上（53%）具有各种表现的乳腺囊性增生病。总之，以这样的估计，一般城市妇女中每 20 个就有 1 个在绝经前可能在临床上发现乳腺囊性增生病，其发病率远较乳癌的发病率高。

乳腺囊性增生病通常最早发生在 30~39 岁之间，至 40~49 岁之间其发病率到达高峰，而在绝经后本病即渐减少。据美国纽约长老会医院统计的 454 例临床可见的乳腺囊性增生病也说明了是中年妇女常见病。其发病年龄如以初诊时为准，20~29 岁占 5.2%，30~39 岁占 33.2%，40~49 岁占 49.6%，50~59 岁占 9.4%，60 岁以上的共占 2.6%，其平均发病年龄为 41 岁。我国王德修、胡予（1965）报道的 46 例乳腺囊性增生病，平均年龄为 39.8 岁，天津市人民医院（1974）报道的乳腺囊性增生病 80 例，患者就诊年龄为 14~74 岁，平均为 38.7 岁，可见乳腺囊性增生病主要为中年妇女的疾病。

（二）临床表现

1. 患病年龄　患病年龄多在 40 岁左右的中年妇女，青年及绝经后妇女少见。自发病到就诊时间平均 3 年（数天至 10 余年）。

2. 乳痛　多不显著，与月经周期关系不甚密切，偶尔有同乳腺增生症一样的疼痛，此点可与小叶增生相区别。疼痛可以有多种表现，如隐痛、钝痛或针刺样痛，一侧或双侧，同时伴患侧胸、背及上肢的疼痛。疼痛可以是持续性，也可以是周期性，但不规律的乳痛是本病的特点。乳痛多因早期乳管开始扩张时出现，囊肿发展完全时疼痛消失，疼痛也可能与囊内压力迅速增加有关。

3. 乳头溢液　多为草黄色浆液、棕色、浆液血性甚至纯血液。一般为单侧，未经按压而自行排出。也有经挤压而出。溢液主要是病变与大导管相通之故。有文章报道，762 例乳房肿块病患者，发生排液者 41 例，占 5.4%，其中 63.5% 为乳腺囊性增生病。

4. 乳房肿块　是本病主要诊断依据。但检查该病时，最好在月经前后 7~10 天之内。先取坐位后取平卧位，按顺序仔细检查乳房各个象限，检查肥大型或下垂型乳房时，可采用斜卧位，并将上肢高举过头，以便检查乳腺的外上象限。常见肿块有以下几种表现：

（1）单一肿块状：呈厚薄不等的团块状，数目不定，长圆形或不规则形，有立体囊样感，中等硬度有韧性，可自由推动，不粘连，边缘多数清楚，表面光滑或呈颗粒状，软硬不一，是单纯囊肿的特点。有些囊肿较大，一般呈圆球形，表面光滑，边界清楚；囊肿的硬度随囊内容物的张力大小而有差别，张力小的触诊时感觉较软，甚至有波动感，张力大的显得较硬，有时与实质性的腺纤维瘤很难区别。此外，在月经来潮前因囊内张力较大，肿块也会变得较硬。由于囊内容物一般多为澄清的液体，所以大的囊肿大多透光明亮。

如囊肿有外伤出血或感染，则透光试验时囊肿显出暗淡的阴影，在感染的情况下因囊肿与周围组织常有粘连，还可见皮肤或乳头的粘连退缩现象。囊内乳头状瘤存在时，囊液每呈血性或浆液血性，此时透光试验也能显出境界清楚的阴影。

（2）乳腺区段型结节肿块即多数肿块出现：结节的形态按乳管系统分布，近似三角形，底位于乳房边缘，尖朝向乳头，或为不规则团块，或为中心部盘状团块，或为沿乳管走向的条索状，囊肿表现形式可以是单个或多个，呈囊状感，也有为颗粒状边界清楚，活动度大，大小多在 0.5~3cm 之间。大者甚至可达 8cm 左右。文献上有人将直径在 0.5cm 以下，称"沙粒结节"。

（3）肿块分布弥漫型：肿块分布的范围超过 3 个象限或分散于整个或双侧乳腺内。

（4）多形状肿块：同乳腺内，有几种不同形态的肿块（片状、结节、条索、颗粒等），在同一部位或不同部位，甚至散在全乳房。

（5）肿块变化与精神情绪的关系：多数人于月经前愁闷、忧伤、心情不畅以及劳累、天气不好而加重，使肿块变大、变硬，疼痛加重。当月经来潮后或情绪好、心情舒畅时，肿块变软、变小。同时疼痛可减轻或消失。这种因精神、情绪的变化而改变的肿块，是本病的特点，而且多为良性经过。有人认为，这种表现多在乳腺结构不良的早期，而囊肿期则表现不甚明显，仅表现为肿块的突出特点。各型肿块，与皮肤和深部筋膜不粘连，乳头不内陷。乳房外形不变，同侧腋窝淋巴结不肿大。切开肿块，内有大小不等的囊肿（为扩张的乳管），大如栗子，小如樱桃，多散在乳房深部。

（三）辅助检查

1. X 线检查 可见多数大小不一的囊腔阴影，为蜂巢状，部分互相融合或重叠，囊腔呈圆形，大囊腔为卵圆形，边缘平滑，周围大或伴有透亮带。牵引乳头摄片，则发现弧形之透亮区易变形，而由于皮下脂肪层变薄，由于位于边缘的囊腔而呈皱襞状。文献报道钼靶 X 线的诊断正确率达 80% ~ 90%。随着 X 线技术的改进，如与定位穿刺活检相结合，其诊断正确率可进一步提高。近年来磁共振的应用，对诊断本病有一定参考价值，典型的 MRI 表现为乳腺导管扩张，形状不规整，边界不清，但本病 MRI 表现是多种多样。因此法不太经济，故临床应用目前未推广。

2. B 超检查 Wild（1951）首先应用超声波检查乳腺的肿块，近年来 B 超发展很快，诊断正确率高达 90% 左右。超声波显示增生部位不均匀的低回声区，以及无回声的囊肿。它的诊断在某些方面优于 X 线摄片。X 线片不易将乳腺周围纤维增生明显的孤立性囊肿和边界清楚的癌相鉴别，而 B 超则很容易鉴别。B 超对乳腺增生症患者随访很方便，也无创伤。临床检查应作为首选方法。B 超对囊肿型的乳腺病表现为，光滑完整的乳腺边界，内皮质稍紊乱，回声分布不均，呈粗大光点及光斑。囊肿区可表现出大小不等的无声回区，其后壁回声稍强。

3. 肿块或囊肿穿刺 在乳房肿块上面，行多处细针穿刺并做细胞学检查，对诊断乳腺上皮增生症有较大价值。结合 X 线透视下定位穿刺活检，其诊断正确率较高。需注意的是对怀疑癌变的病例，最后确诊仍有赖于组织切片检查。

4. 透照摄影 乳腺透照法首先由 Curler（1929）提出，Cros 等（1972）作了改进。其生物学基础是短波电磁辐射（蓝光）比长波（红光）更容易透入活组织，短波光在组织内广泛散布，长波光可被部分吸收，并产生热。乳腺各区域的不同吸收质量用黄光透照能更好地显示。Gros 等使用非常强的光源，在半暗环境中进行透照，并用普通彩色胶卷摄影，观察其图谱的变化。有一定的诊断价值，最适宜大面积的普查。由于乳腺组织囊性增生和纤维性变，在浅灰色背影下，可见近圆形深灰色均匀的阴影，周围无特殊血管变化，乳腺浅静脉边界模糊不清。由于含的液体不同，影纹表现各异。清液的囊肿为孤立的中心造光区，形态规则，含浊液则表现为均匀深灰色的阴影，边界清楚。也是鉴别良恶性一种方法。

5. 囊内注气或用造影剂摄像检查 这些方法仅可说明有囊肿，并不能确定其性质，最终还需依靠病理组织学检查。

6. 活检 对诊断不清，特别是难与恶性肿瘤相鉴别者，可行活检，但是应注意：

（1）如果肿块小而局限者，可行包括一部分正常组织在内的全部肿物切除，送病理学检查。

（2）如果肿块大，范围广泛，可在肿块最硬处或肿块中心处取组织做病理学检查。

（四）鉴别诊断

鉴别诊断目的主要在于：①为排除癌变的存在。②了解病变增生程度，以便采取相应措施。③预测疾病的发展与转归。④对一些肿物局限者切除，达治疗目的。

根据病史、体征及一些辅助检查，基本能提示本病存在的可能，但最终仍需病理组织学来确诊，确诊后方可采取治疗措施。

乳腺增生症尚需与乳房内脂肪瘤、乳腺导管内或囊内乳头状瘤、慢性纤维性乳腺炎、导管癌等鉴别。

1. 乳房内脂肪瘤 为局限性肿块，质软有假性波动，无疼痛及乳头溢液，也无随月经周期的变化而出现的乳房疼痛及肿块增大现象。

2. 乳痛症 以乳房疼痛为主，与月经周期有明显关系，每经潮开始后，痛即减轻或消失。乳腺触诊阴性，仅疼痛区，乳腺腺体增厚，无明显肿块感，仅有小颗粒状感觉。很少有乳头溢液。

3. 乳腺管内或囊内乳头状瘤 有乳头溢液及乳房肿块，但与乳腺结构不良的乳头溢液及肿块不同。前者为自溢性从乳头排出血性液体，呈粉红色或棕褐色；后者多为挤压而出，非自溢性，且为淡黄色的浆液性液体。前者乳房肿块较小，位居乳晕外，挤压肿块可见有血性分泌物从乳头排出，肿块随之变小或消失；而乳房结构不良症的肿块，常占乳房大部分或布满全乳，一侧或双侧乳房肿块随月经周期而出现疼痛及增大为特点。

4. **慢性纤维性乳腺炎**　有乳房感染史及外伤史，往往因炎症的早期治疗不彻底而残留2～3个小的结节。在全身抵抗力降低时，再次发作。反复发作为其本病的特点。很易与乳房结构不良相鉴别。

5. **恶性肿瘤**　肿块局限、质较硬，无随月经周期变化而出现的乳房变化现象，多需病理协诊（表6-2）。

表6-2　乳腺增生症与乳房恶性肿瘤的临床鉴别

乳腺增生症	乳房恶性肿瘤
1. 肿块常是多数，可在双侧乳房出现	1. 常只有一个肿块，且常在一侧
2. 常伴随月经周期变化而出现乳房的肿胀及疼痛，月经过后而缓解	2. 肿块与月经变化无明显关系
3. 肿块质较软，大小不等，形状不一。有圆形、椭圆形、三角形等，小如樱桃，大如鸡蛋	3. 肿块质坚硬，表面不光滑，常为单发
4. 肿块与周围组织分界不清，与皮肤及胸肌筋膜不粘连，可呈一团块状活动	4. 肿块多与皮肤及胸肌筋膜粘连，表现为乳头抬高及凹陷，肿块不活动
5. 无乳房皮肤淋巴管堵塞表现——"橘皮征"	5. 肿瘤细胞常阻塞乳房表皮淋巴管而出现乳房皮肤的"橘皮征"改变
6. 同侧腋窝淋巴管不肿大	6. 同侧腋窝淋巴结多肿大质坚硬，晚期则呈团块状，不活动

（五）治疗

1. **手术治疗**　如下所述。

（1）**手术目的**：①明确诊断，排除乳房恶性疾病。②切除病变腺体，解除症状。③除去乳腺癌易患因素，预防乳腺癌发生。

（2）**手术指征**

1）肿块切除：增生病变仅局限乳房一处，经长时间药物治疗而症状不缓解，局部表现无改善或肿块明显增大、变硬和有血性分泌物外溢时，应包括肿块周围正常组织在内的肿块切除病检。如发现上皮细胞不典型增生而年龄>45岁，又有其他乳腺癌高危因素者，则以单纯乳房切除为妥。在做乳房肿块区段切除时，应做乳房皮肤的梭形（或弧形）切除，但不要损及乳晕，以便在缝合后保持乳房的正常外形。

2）单纯乳房切除：乳房小且增生病变遍及一侧全乳，在非手术治疗后症状不缓解，肿块继续增大，乳头溢血性分泌物，病理诊断为不典型增生，年龄在40岁以上者，有乳腺癌家族史或患侧乳房原有慢性病变存在，可行单纯乳房切除，并做病理学检查。如为恶性，可行根治。年龄<30岁一侧乳房内多发增生者，可行细胞学检查，也可进行活检（应在肿块最硬的部位取组织）。如为高度增生，也行乳房区段切除。术后可以药物治疗和严密观察。

3）病变弥漫及双侧乳房：经较长时间的药物治疗，症状不好转，肿块有继续长大，溢水样、浆液性或浆液血性及血性分泌物者，多次涂片未发现癌细胞，如年龄>45岁者，可在肿块最明显处做大区段乳房切除，并送病理学检查。年龄<35岁，有上述情况者，可将较重的一侧乳房行肿块小区段切除，较轻的一侧在肿块中心切取活体组织检查。如无癌细胞，乳管增生不甚活跃，无上皮细胞间变及化生的，可继续行药物治疗，定期复查。

4）凡为乳腺囊性增生病行肿块切除、区段切除或单纯乳房切除者，术前检查未发现癌细胞，术后一律常规再送病理学检查。发现癌细胞者，均应尽快在短时间内补加根治手术。对于仅行活检或单纯乳房肿块切除患者，术后应继续行中药治疗。

5）乳腺囊性增生病行单纯乳房切除的适应证：凡病理学检查为囊性增生、上皮细胞不典型增生或重度不典型增生，药物治疗效果不佳，年龄>40岁，可行保留乳头及乳晕的皮下纯乳房腺体切除。如年龄<30岁，可以肿块区段切除。如病理学检查为腺病晚期或囊肿增生期，无论年龄大小，均做肿块切除，并用药物治疗及定期复查。

总之，关于乳腺增生症的治疗问题不能一概而论，应根据年龄、症状、体征以及病理类型、病变进展速度及治疗反应而综合治疗，且不可长期按良性疾病处理，而忽略恶性病变存在的可能，以致贻误治疗时机。也不能因本病是癌前病变就不注意上皮增生情况、年龄大小及病史和治疗反应就一概而论地行区段乳房切除或单纯乳房切除，这些都是不妥的。

2. 化学药物治疗　同乳腺组织增生症。

3. 中医中药的应用　如下所述。

(1) 中医治疗的理论：中医认为本病属于乳"癖"，其产生原因系郁怒伤肝，思虑伤脾，气滞血瘀，痰凝成核而引起肿块。从辨证来看，似以肝郁气滞为多，因此在治疗时以疏肝解郁，活血化瘀，软坚散结以及调经通乳为主。

(2) 常用方剂及方解

1) 乳痛消结汤 (乳块消 1 号)：牡蛎 30g，昆布、海藻、鸡血藤、淫羊藿、菟丝子、王不留行、三棱、莪术、皂刺各 15g，柴胡、香附、鹿角各 9g，通草 6g，丹参 12g。水煎服，1 剂/d，除月经期外，可连续服用，或两次月经之间开始服用至下次月经来前止（此时患者体内雌激素水平最高，症状明显），可连续服用 3 个月经周期。以巩固疗效。因方中有淫羊藿，故孕妇不宜用。

昆布、海藻、丹参等均为含碘药物，有降低雌激素的作用。

淫羊藿、菟丝子、鹿角均为补肾助阳药，常用治阳痿、遗精，从临床效果来看，似有男性激素样作用，与用男性激素有类似功效。

淫羊藿、丹参等含维生素 E（生育酚），维生素 E 具有黄体素样作用。

柴胡、香附、王不留行、丹参、鸡血藤、赤芍等均有调理经血作用。

根据肝脏的功能，对性腺激素的活性化和失效有重要影响。尤其对正常的生殖生理现象极为重要。而在许多生殖器官（包括乳腺）的功能性疾病，常是由于慢性肝脏失常所引起。例如：肝炎、肝硬化患者因肝功能受损，正常雌激素在肝内的转化发生障碍，致体内雌激素水平相对升高，可使乳腺发育肥大，因此有人用大量维生素 B 或肝制剂等以改善肝脏功能，达到治疗目的。

根据中医经络学说，乳头属肝经，乳腺属胃经，亦认为本病与肝郁气滞有关。所以方中所选用的药多入肝胃两经。例如：柴胡有疏肝解郁功能；香附有理气疏肝功能；柴胡含有皂素、植物固醇等，有良好的镇痛作用；三棱、莪术、皂刺均有软坚的作用。

2) 乳块消 2 号：丹参、橘叶各 15g，王不留行、川楝子、土鳖虫（广地龙代）、皂刺各 10g。水煎服，1 剂/d。具有疏肝理气、活血化瘀之效。

上述药也可制成浓缩糖衣片 47 片，2.3g/片，含生药 1.5g，12 片/d，分 2 次服，3 个月为 1 个疗程。也可加大剂量，24 片/d。

3) 消乳汤：山楂、五味子各 9g，麦芽 30g。水煎服，1 剂/d。

4) 乳增平 1 号：广郁金、夏枯草、青皮、乳香、制香附各 6g，焦楂肉、牡蛎各 12g，海藻、昆布各 15g，柴胡、半夏、当归各 9g。水煎服，3 次/d。

5) "419" 丸：猪苦胆汁 1 500g，冰片 18g，土鳖虫、金银花各 1 000g，大枣、核桃仁各 500g，马钱子 200g。先将猪苦胆汁煮沸 1 小时后加入冰片，搅拌匀，然后把炙好的马钱子同其他药共研为细末，与胆汁混合，蜂蜜为丸。6g/丸，1 丸/次，2 次/d，早、晚温开水送服。1 个月为 1 个疗程。根据情况，可连服 2 个疗程。本方具有清热解毒、散郁火、通经、催乳作用。

6) 乳增平 2 号：柴胡、炙甲片、广郁金、三棱、莪术各 5g，当归、白芍、橘核、橘叶、制香附、川楝子、延胡索各 10g。水煎服，1 剂/d。

7) 乳康片：柴胡（或青皮）、丝瓜络、当归各 6g，郁金（亦可用三棱代）、橘核、山慈菇、香附、漏芦各 9g，夏枯草、茜草各 12g，赤芍 15g，甘草 3g。水煎服，1 剂/d。

8) 加味栝楼神效散：当归 12g，瓜蒌 30g，乳香、没药、甘草各 3g，橘核、荔核各 15g。水煎服，1 剂/d。1 个月为 1 个疗程。疗效不显著，可加昆布、海藻各 15g，经期暂停用。

9) 乳癖消：当归、丹参、赤芍、柴胡、郁金、青皮、陈皮、荔核、橘核各 9g，川芎、香附、薄荷各 6g，昆布、海藻各 15g，制没药 4.5g。水煎分 2 次服，1 剂/d。

（3）中成药：乳癖消、乳块消、小金丹、乳康片、乳增平、逍遥舒心丸等。

4. 治疗子宫和附件的慢性炎症　有人认为乳腺小叶增生病患者常伴随有子宫和附件的慢性炎症及神经系统的功能紊乱，因此，在治疗该病时，同时治疗妇科疾病，以调节神经系统功能，使该病的临床症状明显好转。

（陈　涛）

第三节　乳腺纤维腺瘤

乳腺纤维腺瘤（Fibroadenoma of breast）是青年女性常见的一种良性肿瘤。国外一些学者早在100多年前就开始对此病进行探讨，主要在发病率方面颇有争论。一般认为此种肿瘤含有增生的纤维组织和腺泡上皮及不典型的导管。本病进一步发展可形成叶状囊肉瘤，少数纤维腺瘤可恶变成纤维肉瘤，但恶变为癌者罕见。

一、发病率

乳腺纤维腺瘤较常见，发病率在乳腺良性肿瘤中居首位。在普查中此瘤并不少见，估计其发病率要高出乳腺癌几倍至几十倍。据报道本病在20～25岁发病率最高，年龄最小的11岁，最大的81岁。Demetrakopopulos报道，本病在成年女性中的发病率为9.3%。

二、病因

乳腺纤维腺瘤好发于青年女性，其发病机制不详。

一般认为乳腺组织对内分泌刺激的反应有关。内分泌功能不稳定，激素水平不协调，雌激素水平过高，过度刺激可诱发本病。雌激素过度刺激可导致乳腺导管上皮和间质的异常增生而形成肿瘤。王俊丽报道：女大学生乳腺纤维腺瘤患者血清皮质醇、孕激素水平较正常同龄女子明显增高，而睾酮、雌激素水平较正常同龄女子为低。这也证明激素紊乱与乳腺纤维腺瘤的发病有关。钱礼认为，其所以形成局部肿瘤的原因可能是先天性的局部解剖生理特性，即与乳腺局部组织对雌激素的敏感性有关。临床观察在妊娠期开始时小叶内腺泡、间质迅速生长，这是容易发生过度增生形成肿瘤的一个时期。原来存在的纤维腺瘤在此时也容易加快生长。妊娠中后期腺泡继续增多，间质逐渐减少，但已形成的肿瘤不会退化。动物试验证明反复注射雌激素可促使发病。这足以说明雌激素是促使发病的重要因素。

三、病理

乳腺纤维腺瘤属于良性间质与上皮的混合性瘤。如果肿瘤以腺管增生为主，纤维组织较少时称为纤维腺瘤；如果纤维组织在肿瘤中占主要成分，腺管数量较少，则称为腺纤维瘤；如果瘤组织由大量的小腺管和少量纤维组织构成，则称为腺瘤。从临床角度上，上述3种形态学上的差异，并没有治疗、预后等临床方面的差别。

（一）乳腺纤维腺瘤的大体形态

瘤体常呈圆形、椭圆形或扁圆形。直径一般在1～3cm，但有时可＞10cm，表面略呈结节状，边界清楚，较易与周围组织剥离，表面似有包膜，质地硬韧有弹性。切面质地均匀、实性，略向外翻，色淡粉白；若上皮细胞增生，其切面略呈棕红色。管内型及分叶型纤维腺瘤切面可见黏液样光泽和排列不整齐的裂隙；管周型纤维腺瘤切面上不甚光滑。少数肿瘤内可见小囊肿，偶见较大的囊肿，囊内为血清样液，棕色液或黏液。极少数肿瘤内除有囊腔外，囊内可见乳头样瘤样结构。

（二）光镜下所见

根据乳管腺泡和纤维组织结构的相互关系可分3型。

1. 管内型　亦称管型纤维腺瘤，为乳管和腺泡的上皮下纤维组织增生变厚所发生的肿瘤，可累及1

个或数个乳管系统，呈弥漫性的增生，增生组织逐渐向乳管组织突入充填挤压乳管，将乳管压扁，腺上皮呈密贴的两排，上皮下平滑肌组织也参与生长，无弹力纤维成分。病变早期上皮下纤维组织呈灶性生长，细胞呈梭形，间质常有黏液性变。成长的肿瘤纤维组织可变致密，发生透明性变，也可受压变扁，上皮萎缩甚至完全消失。

2. 围管型 亦称乳管及腺泡周围性纤维腺瘤。病变主要为乳管和腺泡周围的弹力纤维层外的纤维组织增生，其中有弹力纤维亦增生，但无平滑肌，亦不成黏液性变，乳腺小叶结构部分或全部消失。纤维组织由周围压挤乳管及腺泡时乳管或腺泡呈小管状。纤维组织致密，红染，亦可胶原性变或玻璃样变，甚至钙化，软骨样变或骨化等。腺上皮细胞正常，轻度增生或偶可囊性扩张及乳头状增生，唯一腺上皮增生不如纤维组织增生活跃，腺上皮细胞增生可呈梭形，形体较大，偶见多核细胞。

3. 混合型 以上两型结构同时存在。

四、纤维腺瘤与癌变

关于乳腺纤维瘤癌变问题也是一个需要探讨的问题，国外一些学者尚有不同的看法。有人认为二者无关系。但 Moskowitz 认为绝经期和绝经后发生纤维腺瘤者，患癌危险性增高。Hutchinson 指出，患乳腺纤维囊性病患者若同时患纤维腺瘤，则患癌危险性增加。纤维腺瘤是常见的良性肿瘤，其恶变倾向较小，少数乳腺纤维腺瘤可恶变。国内有些学者认为，叶状囊肉瘤虽然可以由纤维腺瘤经肉瘤变形而形成，但多数可开始时就是肉瘤，不一定经过纤维腺癌阶段。因此，虽然少数纤维腺瘤有肉瘤变，但纤维腺瘤不完全是叶状囊肉瘤的前期病变。纤维腺瘤发生肉瘤变的因素尚待认识。罕见上皮成分癌变为小叶原位癌或导管原位癌。若同时合并腺纤维囊性病，则倾向于发生浸润性导管癌。

五、临床表现

乳腺纤维腺瘤常见于 18~35 岁的青年女性，肿瘤往往无意中发现，大多因洗澡时被触及。肿瘤常为单发，或在双侧乳腺内同时或先后生长，以单发为多见。乳腺上方较下方多见，外侧较内侧多见，故以外上象限最多。瘤体初期较小，生长缓慢，肿瘤大小一般为 1~3cm，通常长到 5cm 直径时不再增大，但也有 >10cm 者。患者多无自觉症状，大多无疼痛及触痛，偶尔可有轻微触痛，肿瘤呈圆形或椭圆形，表面光滑，质地实韧，边界清楚，与周边组织无粘连，触及有滑动感，表面皮肤无改变。瘤体可在妊娠期或绝经期前后突然增大。腋窝淋巴结无肿大。乳腺纤维腺瘤临床可分 3 型。

1. 普通型纤维腺瘤 此型最多见，瘤体较小。一般 <3cm，很少 >5cm，生长缓慢。

2. 青春型纤维腺瘤 月经初潮前发生的纤维腺瘤，临床上较少见，其特点为生长较快，瘤体较大，病程在 1 年左右肿瘤可占满全乳腺，致使乳房皮肤高度紧张，甚至皮肤发红及表面静脉怒张。

3. 巨纤维腺瘤 亦称分叶型纤维腺瘤、分叶状囊肉瘤。此型肿瘤可生长较大，可 >10cm。多发生在 15~18 岁的青春期以及 40~50 岁的绝经前期的女性。前者是卵巢功能成熟时期，后者是逐步衰退时期，这两个时期体内激素水平不稳定，是促使肿瘤生长的重要因素。

六、特殊检查

（一）钼靶检查

钼靶检查可见圆形、椭圆形或分叶状、边缘光滑整齐，密度较周围组织略高且均匀的软组织影。肿瘤影与临床触及的相似，有时在肿瘤周围可见低密度晕环，为肿物周围脂肪组织影。月经期乳腺明显充血水肿可导致肿块边缘模糊，因此，乳腺钼靶检查时应避开月经期。

（二）超声波检查

B 型超声波检查为无损伤性检查，简便易行，可以重复检查。特征表现为椭圆形低回声肿块，内部回声均匀，边缘清晰光滑呈线状高回声，肿块长径与前后径比 >1.4；而乳腺癌多数表现为不规则肿块，内部回声不均匀，边缘不光滑呈带状高回声，肿块长径与前后径比 <1.4。

（三）液晶热图检查及透照检查

肿瘤为低热图像，皮肤血管无异常走行。

肿瘤与附近周围组织透光情况一致，瘤体较大者肿瘤边界清晰，无血管改变的暗影。

透照对乳腺纤维腺瘤的确诊率高于热图像。

（四）活组织检查

针吸活检或乳腺肿块经手术切除后送病理，此种检查是最确切的检查。对高度怀疑恶性者，不宜行针刺活检，以防穿刺道转移，整块切除活检为首选，也可在做好手术前准备后穿刺，一旦确认为恶性，及时手术。

七、诊断

乳腺纤维腺瘤一般不难诊断，但与乳腺囊性增生病或乳腺癌有时不易区别。临床诊断时应结合患者年龄，肿块大小、形状、活动度以及辅助检查情况综合判断。诊断困难时应行肿块切除，进行病理学检查。

（一）临床表现

乳腺内无痛性肿块，多为单发，少数多发，肿块呈卵圆形、圆形，质实而硬，表面光滑，活动度大。

（二）辅助检查

1. 钼靶检查　乳腺纤维腺瘤表现为卵圆形、圆形密度增强影，边缘清楚，少数有粗大钙化。
2. 红外透照检查　显示乳腺内有一边缘清楚肿块影，血管影正常。
3. B超检查　显示肿块形状为卵圆形、圆形，实质，边界清，内部回声均质，肿块后方回声增强。

八、鉴别诊断

（一）乳腺囊性增生病

本病好发于30～40岁，典型表现是单侧或双侧乳腺有界限不清的条索样肿块，或扁状增厚组织，呈结节状，质韧，有明显压痛，疼痛与月经周期有明显关系，月经前1周疼痛明显，月经来潮疼痛即缓解。

有些乳腺囊性增生为单一肿块，边界清楚，可自由推动，因肿块有一定的张力或肿块较深，触诊时有实质硬韧感，而有些纤维腺瘤边界不太清楚，或由很多小而多发纤维腺瘤生长一块，故两者易误诊，需病理进一步确诊。

（二）乳腺癌

乳腺癌临床表现可多种多样，尤其是肿瘤最大直径＜1cm且位于乳腺深处的乳腺癌，酷似纤维腺瘤。如轻轻推移肿瘤发现肿瘤与皮肤有粘连，即使是轻度粘连也要首先考虑到乳腺癌的诊断，可借助特殊检查有一定帮助，可疑恶性者，及时手术切除病灶，行病理检查。

（三）大导管内乳头状瘤

肿瘤多位于乳腺中间带或近乳晕部，肿瘤呈囊性，大多伴有血性乳头溢液。

极少数乳腺纤维腺瘤呈囊性感，触诊时与大导管内乳头状瘤很相似，个别乳腺纤维腺瘤因肿瘤生长突入大导管中伴乳头血性溢液，易误诊为乳头状瘤。

（四）乳房脂肪瘤

乳房脂肪瘤易与纤维腺瘤囊性变者相混淆，但乳房脂肪瘤极少见，多发生在脂肪丰富的乳房。超声或钼靶检查有助于区别。

九、治疗

乳腺纤维腺瘤的处理原则是手术切除，并送病理检查，这不仅因为乳腺纤维腺瘤不能自行消退，并可逐渐增大，而且可以防止恶变。纤维腺瘤切除后不再复发，但在乳腺其他部位仍可发生。近年从美容学角度出发可通过腔镜施行手术的报道逐渐增加。如高度怀疑肿瘤恶变或恶性肿瘤时，应行手术中冰冻切片病理检查，恶变者即按乳腺癌手术原则进行。如肿瘤平时生长缓慢，在没有任何促使肿瘤增长的因素下，如妊娠、外伤等肿瘤突然增长很快，应考虑肿瘤发生黏液性变，应立即手术切除。

十、预后

乳腺纤维腺瘤虽是良性肿瘤，但可发生恶变，是发生乳腺癌的危险因素之一，因此，需及时治疗。手术切除预后良好，手术完整切除后不再复发，但少数患者在乳腺他处或对侧乳腺内可新生纤维腺瘤，所以手术后亦应定期复查。

（陈　涛）

第四节　乳管内乳头状瘤

乳腺导管内乳头状瘤为妇女的一种良性肿瘤。病灶多位于乳晕下方较大的输乳管内，瘤体为多数细小分支的乳头状新生物构成，形似杨梅的肿物，蒂与扩张的导管壁相连。故此得名乳头状瘤。

一、发病率

乳腺的导管内乳头状瘤占所有乳腺疾病的 5.1%，多发生在 40~50 岁的妇女。根据各家的不同报道，年龄最小的为 19 岁，最大的为 82 岁，平均年龄为 45.3 岁。

二、病因

乳腺导管内或囊内乳头状瘤与乳腺囊性病变病因相同，并不十分明确。但多数学者认为是孕激素水平低下，雌激素水平增高所致。

黄朴厚对 1 669 例良性乳腺疾病患者血浆中 E_2 和孕酮的浓度与 569 例正常妇女作对照，结果表明：卵泡期血浆中 E_2 的浓度在良性乳腺疾病组远高于对照组（$P<0.010$）。这一结果提示良性乳腺疾病患者有垂体－卵巢轴分泌功能失调，血浆的 E_2 提早过高分泌，导致对靶器官的持续刺激，很可能是良性乳腺疾病的致病原因。但是关于这方面的文献报道并不一致，Manvais 观察到患有良性乳腺疾病患者在黄体期血浆孕酮的浓度低于正常，而且血浆中 E_2 的浓度与对照组相等。姜格宁报道 1 例避孕药间接引起乳腺导管内乳头状瘤，由于产后过早服用避孕药使抑制生乳素的激素过度抑制，生乳素分泌增加，形成高生乳素血症，从而引起闭经泌乳综合征。由于乳腺导管受到长期持续的高生乳素血症的不断刺激，导管扩张，上皮细胞增生，形成导管内乳头瘤。

三、病理

乳管内乳头状瘤可分 3 种类型：①大导管内乳头状瘤，指从乳管开口部至壶腹以下 1.5cm 左右的一段导管，罕见癌变，不属于癌前疾病；②中、小导管内乳头状瘤病，指发生于乳晕外乳腺周围区中、小导管的多发性乳头状病变；③发生在乳腺末梢导管的称乳头状瘤病；②和③分轻度、中度和重度。其中，中度和重度乳头状瘤病与乳腺癌关系密切，属于癌前病变。导管内上皮呈乳头状生长，瘤体很小，直径多为 0.5~1.0cm，偶尔>2cm。一般肉眼观察到多为单发性肿瘤，但是，也可以同时累积同一乳腺的几支大导管内，也可能先后累及对侧乳腺。质地柔软，可呈半流体状，有时可见肿瘤充满管腔，使分泌物充塞，而导管呈囊状扩张。乳头状瘤有的有蒂，有的无蒂，蒂的粗细不一。蒂包括有许多绒毛，富于薄壁血管，故易出血。

光镜下观察乳头状瘤的蒂在组织上包括两种类型：一种为上皮下结缔组织，无弹力纤维构成。这种多在大乳管内的乳头状瘤生长力较微弱，临床较少见；另一种为乳管周围和腺泡周围的结缔组织，包含有弹力纤维构成，这种多在小乳管内和腺泡内，生长旺盛，较为多见。乳头状瘤的瘤体组织有蒂的主要为柱状上皮，无蒂的多为立方形、多角形或圆形上皮。它们的细胞核小而细胞质内常含有嗜酸性颗粒。在瘤体的基底部或顶端可看到柱状上皮时有恶变的趋势。但是恶性的细胞核深染，核仁较大，而且有较多的分裂。3 型的乳头状瘤病，管内肿瘤多发、瘤体米粒大小、粉红色、颗粒状分布在乳腺组织之间，光镜下见导管上皮和间质增生，呈乳头状。此型恶变率较高，病变常累及 2 个腺叶以上，单纯切除后易复发。

四、临床表现

乳头状瘤的主要症状为不在月经期间乳头溢出血性液体，患者多无疼痛和其他病症，仅在内衣上见到棕黄色的血迹，但少数患者可能有乳腺疼痛和炎症的表现，并且可以与皮肤粘连皱缩等症状，有的患者在临床上可以没有乳头溢液，这样的肿瘤多位于乳腺的边缘部位的小乳管或腺泡内，较为坚实的乳头状瘤。而位于乳腺中心部的达到管内的乳头状瘤，增长较快，乳头分支较多、质地较脆的乳头状瘤，出血机会较多，临床表现为乳头溢出血性液。

据 Stout 对 108 例乳管内乳头状瘤的病例分析，其中位于中心部的 81 例，有乳头溢液的 70 例；而位于周围部位的 27 例中有 8 例有乳头溢液。但是各家的报道不一，Grey 报道乳头状瘤溢液者为 80%；Gesclickter 报道乳头状瘤溢液者为 4%；Dergihart 报道为 48%。在临床上常见的溢液较多者肿瘤较小或肿瘤位于中心部位的大乳管内。溢液较少者肿瘤就较大，或者是肿瘤位于乳腺的边缘部位，原因可能为乳腺导管堵塞液体排出不畅所致。

总之，乳头溢液与乳头状瘤的类型和部位有一定关系。在临床上能摸到肿块的大都位于大导管内，肿物多呈圆形，质较软，光滑活动。如继发感染，多与皮肤胸壁粘连，但可以推动。轻压肿块时可自乳头溢出血性液体。但是有的患者的肿块也不一定检查到，临床上大约有 1/3 的患者能摸到肿块。因小的肿物仅几毫米。如果患者乳头溢血性液体，并能扪到肿块，则约 95% 的患者可能为导管内乳头状瘤。

五、特殊检查

（一）超声

超声波检查具有无创伤、简便易行、可反复进行的特点，因此，近年在临床应用广泛，文献多有报道。乳管内乳头状瘤的特点：伴有或不伴有乳管扩张的乳管内肿块；囊内肿块；乳管内充满型的实体肿块影。

（二）乳腺导管造影

此为一种乳头溢液诊断的较为常用而且安全可靠的检查方法。对早期诊断乳管内病变与定位有较高的价值，尤其对扪及不到肿块的病例，可以诊断出肿块的部位与大小。造影后的钼靶片上可显示出单发或多发的砂粒大小的圆形或椭圆形的充盈缺损。一般多位于 1~2 级乳腺导管内而近端导管呈扩张状态，但无导管完全中断。肿块多为单发，也可为多发。有的病例还可以在钼靶片上显示为分叶状的充盈缺损。

（三）乳管镜

1991 年日本的 Makita 首先报道了将纤维内镜用于乳管疾病的诊断。通过反映在监视器上的肿块像，可直观看到肿块的大小、色泽、分叶情况，有无糜烂、坏死等。其诊断符合率远较乳管造影高。随着内镜技术的发展以及相关产品如摄像系统、活检钳以及细胞刷的开发，乳管镜检查已经取代乳管造影，成为乳头溢液病的首选诊断手段。随着技术改进以及器械发展，乳管镜治疗技术也在不断发展。

（四）钼靶照相

乳管内乳头状瘤平片上不易显示肿块影，如有肿块时，平片上可显示出规则的圆形肿物阴影，边界尚整齐。

（五）乳腺透照

清楚的红色或棕色病灶，衬以正常组织红色或黄色背影，完全透光与暗影之间有规则的清楚边界。

（六）脱落细胞学

此为一种简单易行的检查方法，将分泌物涂在玻璃片上，然后在光镜下找瘤细胞，以排除乳腺癌，但此项检查阳性率较低，而且并无决定性价值。

（七）针吸活检细胞学

对乳腺肿物已应用近10年，对乳腺癌的诊断率，有人报道在80%以上，但对乳头状瘤的诊断较差一些。

六、诊断

（一）临床表现

中年女性出现乳头溢液，可为鲜红色、暗红色血性。也可为淡黄色浆液性液体，多无疼痛感觉，常在更换内衣时发现有少许污迹。同时可伴有乳腺肿块，肿块 <1cm，常不能触及，多位于乳晕周围，质中等，边界清楚，按压肿块乳头即有液体溢出。

（二）辅助检查

1. 乳腺导管 X 线造影　可在乳头沿溢液的乳管开口，插入钝头细针，注射碘油或泛影葡胺，可在钼靶片上显示扩张的导管及其树状分支影，并可见芝麻或米粒大小的充盈缺损。

2. 乳头溢液细胞学检查　将乳头溢液进行涂片，光镜下观察，偶可见肿瘤细胞，但阳性率较低。

3. 乳管内镜检查　乳管内镜可见乳头状瘤，为黄色或充血样实体肿物，其表面呈颗粒状，突入腔内，质脆易出血。

七、鉴别诊断

（一）乳管内乳头状癌

此为一种原位癌，可发在乳腺内的大小导管内，在临床上与乳头状瘤难以区别，因为早期都为血性溢液。癌细胞可穿透厚的管壁浸润到周围间质内，导管造影可见导管中断或完全中断，管壁被破坏。

（二）导管癌（粉刺癌）

此为一种导管内的原位癌，较为罕见，可伴有乳头溢液，但为粉刺状，可继发导管内感染。肿瘤切面可见有粉刺样物质，自管口溢出，多发生在较小导管内，管壁可见钙化，细胞分化较差。

（三）乳腺增生

为乳腺的良性病变，临床上可出现乳腺疼痛，乳头溢液为透亮清白液。乳腺疼痛与乳头溢液也多为周期性的，与月经有关系。乳房内可触及增生的腺体。

（四）乳管扩张症

此为一种退行性病变，可出现乳头溢液，多为淡黄色液体，有时也为血性溢液，有时在乳晕下还可触及增粗的乳管。导管造影可见增粗的乳管，管壁光滑无肿物。

另外还有一些仅有乳头溢液，而无其他任何体征。对于此等病例，首先考虑病理性的，应及早通过手术探查，以明确诊断，才不至于使恶性病变延误治疗。

八、治疗

导管内乳头状瘤与导管内乳头状癌有时难以区别，即使冰冻切片检查也辨认不清，只有在石蜡切片中才能得到正确的诊断。因此，导管内的乳头状瘤应尽早手术切除。在手术时我们主张冰冻切片，如诊为恶性癌瘤可行根治性手术；如为良性可行区段切除；如果冰冻切片难以确定诊断，可先行肿块完整切除，待石蜡切片的病理结果汇报后再进行进一步治疗。因为不必要的乳腺切除，其危害远比对一个乳头状癌患者略为延迟几日手术的危害性大。

乳管内乳头状瘤的手术方法：①区段切除，首先确定并了解病变的准确位置与范围，可在乳头溢液的导管开口处，用一钝针头插入该乳管内，然后沿针做皮肤的放射状切口，切除该乳管及其周围的乳腺组织，注意切除范围要够，不要留下病变，以防复发；②保留乳头的乳腺单纯切除，适用于年龄较大的妇女，或多乳管溢液者；③追加治疗，对术后石蜡切片确诊为乳腺癌时根据其进展程度选择适当的治疗方法。

九、预后

乳管内乳头状瘤是一种良性病变，恶变率较低。临床上所见到的乳头状癌，多为原发，并非恶变而来。乳头状瘤只通过局部切除后均能获得满意效果。

Haagensen 报道 569 例乳头状瘤做了大导管单纯切除术后，对 72 例进行随访，其中除了 3 例手术后 5 年内死于其他疾病外，有 67 例存活 5~10 年以上无复发。

（陈　涛）

第五节　乳腺其他良性肿瘤

一、乳腺脂肪瘤

乳腺脂肪瘤（Lipoma of breast）是由脂肪细胞增生形成的体表最常见的一种良性肿瘤。脂肪瘤在身体的任何部位皆可发生，多见于肩、背部、四肢，但在乳腺也可见到。

乳腺脂肪瘤组织色泽较黄，且有一层薄的结缔组织包膜，内有许多正常脂肪细胞被结缔组织分割成分叶状。有的含有许多结缔组织或血管，有时在一个脂肪瘤的切面上可见到数个棕红色的腺上皮组织混在其中。病理切片上可见脂肪组织混有乳腺小叶的上皮结构。形成此种肿瘤的原因一般认为在脂肪组织中的腺泡结构未参与瘤化，在脂肪瘤的生长过程中，脂肪组织浸润在腺泡的周围所致。

本病好发于 >40 岁患者的脂肪较丰满的大乳腺内，其临床表现与一般的脂肪瘤无区别，往往无意中发现乳腺包块，无疼痛及任何不适，无乳头溢液。肿瘤一般为单发，圆形或扁圆形，质地柔软，边界较清楚，表面常呈分叶状，肿瘤不与皮肤粘连，但在瘤体表面的皮肤上常见有小凹陷，这是因为有纤维索带通过皮肤进入脂肪瘤的小叶间所致。肿瘤生长缓慢，可长期变化不大，与月经周期无任何关系，肿瘤大小不等，可 3~5cm，病程长者可 >10cm。

乳腺钼靶片为边界清楚、密度较低的肿块影，呈分叶状，边缘为薄层纤维脂肪包膜透亮带。

乳腺脂肪瘤需与分叶型纤维腺瘤鉴别：分叶型纤维腺瘤生长较快，瘤体较脂肪瘤为大，质地较脂肪瘤略硬，分叶状更为明显，为了正确诊断必要时可做活体组织检查。因分叶型纤维腺瘤的治疗与脂肪瘤不同，分叶型纤维腺瘤手术需将肿瘤连同周围组织一并切除，必要时做乳房单纯切除。

乳腺脂肪瘤属良性肿瘤，如生长缓慢无需治疗；如生长快需行脂肪瘤单纯切除，术后送病理。

本病预后良好，术后不再复发。

二、乳腺平滑肌瘤

乳腺平滑肌瘤（Leiomyoma of breast）是一种少见的良性肿瘤。肿瘤多位于皮下及真皮内，位于深部组织的称其为血管平滑肌瘤。乳腺的血管平滑肌瘤更为罕见。此瘤可来源于皮肤的立毛肌、汗腺周围的平滑肌、血管的平滑肌。乳腺的浅表平滑肌瘤可在乳晕区的皮肤上见到，因乳晕的真皮层内有发达的平滑肌层。

肿瘤切面呈白色或灰红色，有漩涡状结构，质地坚实，瘤细胞呈梭形，略大于正常的平滑肌细胞，两端钝圆，胞浆染伊红色，内有肌原纤维，胞浆清楚。细胞平行排列或呈束状交织排列。

出现于真皮的肿瘤呈略隆起的结节，表面皮肤略呈淡红色，肿瘤边缘不整，局部有阵发性疼痛或压痛，偶有瘙痒感。乳腺血管平滑肌瘤一般为单发，通常位于乳腺组织深部，肿瘤有明显的包膜，极易活动，故应与乳腺纤维腺瘤相鉴别。手术切除后通过病理切片才能确诊。

乳腺平滑肌瘤通常不发生恶变，手术将受累皮肤及肿块切除便可治愈。

三、乳腺海绵状血管瘤

乳腺海绵状血管瘤（Angiocavemoma）是由血管组织构成的一种良性血管畸形。本病极少见，仅在文献中偶有报道。

乳腺海绵状血管瘤多发生于乳房皮下组织内，由大量充满血液的扩张充血的腔隙或窦所组成，腔壁上有单层内皮细胞，腔隙之间由一层很薄的纤维组织条索状或少许平滑肌纤维分隔呈海绵状，主要是静脉血管延长，扩张呈海绵状，可有完整的包膜，有的界限不清。

本病可发生于任何年龄，其病因是由残余的胚胎或血管细胞形成脉管的错构瘤样新生物，所以在出生时即存在，有的因面积很小，生长很慢，局部症状不被表现出来，因病变发展可数十年才被发现。往往无意中发现乳腺肿块，生长缓慢，无任何不适感。肿瘤表面光滑，质地有囊性感，可活动，无触痛及波动感。肿瘤局部穿刺可抽出血性液体。

本病为良性，对较小的血管瘤可一期切除，较大者可行乳房单纯切除。

四、乳腺淋巴管瘤

乳腺淋巴管瘤（Lymphangioma）是由淋巴管和结缔组织组成的先天性良性肿瘤。本病极罕见，仅在文献中有报道。

在胚胎发育过程中，由于淋巴组织增生即可成为淋巴管瘤的基础，是由内皮细胞排列的管腔而构成，其中充满淋巴液。

乳腺淋巴管瘤是生长缓慢的良性肿瘤，肿瘤大小不等，小的可几厘米，大的可几十厘米，乳腺可呈葫芦状悬吊在胸腹壁。肿瘤无疼痛，呈囊性感，质软，有波动感。透光试验阳性，局部穿刺可抽出浅黄色清亮的淋巴液。

如果较小的淋巴管瘤可单纯将淋巴管瘤切除，巨大的淋巴管瘤行乳房单纯切除术。

本病预后良好。

五、乳腺错构瘤

错构瘤（Hamartoma）属于一种良性肿瘤，一般好发于肺，极罕见发生于乳腺内，仅在文献中偶有报道。

病因为胚芽迷走或异位，或胚芽期部分乳腺发育异常，造成乳腺正常结构成分比例紊乱。肉眼见：肿瘤呈分叶状，一般无包膜，肿瘤切面为淡黄色，间有灰红色，含脂肪组织及乳腺导管样结构。

本病在出生后即存在，多见于女性，一般不引起症状，可有隐痛，与月经周期无关。乳房皮肤无改变，触及肿瘤成分叶状，肿瘤以1～8cm不等，边界较清楚，囊性感，无触痛，与周围组织无粘连，肿瘤生长缓慢，肿瘤透光试验阳性，穿刺无任何液体。确诊需病理证实。

切除肿瘤后预后良好。

六、乳腺神经纤维瘤

乳腺神经纤维瘤（Neurofibroma）少见，好发于乳房皮肤和皮下的神经纤维，常为神经纤维瘤病的一部分。神经纤维瘤可从乳晕和乳头附近长出肿瘤，肿瘤可单发或多发。有时肿瘤带蒂，仅位于皮下组织中，1～2cm。此种肿瘤生长缓慢，一般不会恶变，无疼痛及其他不适感。

因其常为多发性，可导致乳头变形，如多发性肿瘤聚集在一起，可考虑将病变皮肤全部切除，做乳房整形手术；如单发者，可个别行肿瘤切除术，术后无复发。

七、乳腺良性间叶瘤

良性间叶瘤（Benign mesenchymoma）可发生于身体任何部位，偶可见于乳腺内，由多种分化成熟的间胚叶构成的间叶瘤。此瘤肉眼观近似脂肪瘤，但并非黄色，而是灰色。光镜下观，肿瘤由成熟脂肪组织等构成，可夹杂血管样区，故亦称为血管脂肪瘤。肿瘤质软，瘤体2~3cm，最大可长至6cm，边界清楚，与周围组织无粘连，可自由推动，无疼痛与其他不适。

本病属于良性，手术切除即可痊愈，但切除不彻底易复发。

八、乳腺颗粒细胞瘤

颗粒细胞瘤（Granular cell tumor）可发生于身体的任何部位及任何年龄，但多见于舌和皮肤等处。发生于乳腺者极少见。颗粒细胞瘤并非来源于乳腺本身，而是来源于乳腺软组织。

本病可见于女性，也可以见于男性。可发生于乳腺的任何部位，但多见于乳腺内上象限，其次为内下象限、外上象限及外下象限。肿瘤大小不等，一般在0.5~4cm。肿瘤呈结节状，边界不清，质硬，不活动，有时肿瘤相应处皮肤有下陷。故临床应与乳腺癌鉴别。但确诊需病理证实。

肿瘤手术切除后预后良好。

九、乳腺汗腺腺瘤

乳腺汗腺腺瘤（Hidroadenoma）较罕见。因乳房皮肤及乳晕上有汗腺存在，有时可能发生汗腺腺瘤，此为良性肿瘤。通常在真皮形成无数小囊性管，管腔内充满胶样物质，管壁的两层细胞被压扁平。这种汗腺腺瘤开始时仅在皮肤有病变，为透明而散在的小结节，类似小丘疹或粉刺样，软而有压缩性。结节位于真皮内，直径约2cm，有时可高出皮肤1cm，肿瘤可逐渐增大呈乳头状，最后发生破溃。

本病临床上并无重要性，也不会发生恶变。手术切除即可痊愈。

十、乳腺软骨瘤和骨瘤

乳腺软骨瘤（Chondroma）和骨瘤（Osteoma）极少见，一般可见于老年妇女的乳腺纤维瘤内。肉眼见肿瘤表面呈粒状突起，淡黄色，质硬无明显包膜，周围境界清楚。光镜下可见骨膜及断续的骨板，及不同粗细与长短不等排列紊乱的成熟骨小梁。小梁之间可见疏松纤维组织。患者一般无自觉症状。乳房皮肤无改变，肿瘤质硬，无触痛，可活动，与周围组织无粘连。将肿瘤全部切除可痊愈，术后无复发。

十一、乳房皮肤痣

皮肤色素痣（Cutaneous nevus）很常见，在乳房的皮肤上也可发生，有时含有色素或无色素。一般不需治疗。如果发现痣周围因炎症反应而出现浅红色晕，痣体增大，色素增加，痣的生长突然加快等现象，应考虑有恶变为黑色素瘤的可能，此时应及时手术切除。

（冯　涛）

第七章

胃、十二指肠疾病

第一节 胃扭转

一、概述

各种原因引起的胃沿其纵轴（贲门与幽门的连线）或横轴（胃大弯和小弯中点的连线）扭转，称胃扭转。胃扭转不常见，其急性型发展迅速，诊断不易，常延误治疗，而其慢性型的症状不典型，也不易及时发现。

（一）病因

新生儿胃扭转是一种先天性畸形，可能与小肠旋转不良有关，使胃脾韧带或胃结肠韧带松弛而致胃固定不良。多数可随婴儿生长发育而自行矫正。

成人胃扭转多数存在解剖学因素，在不同的诱因激发下而致病。胃的正常位置主要依靠食管下端和幽门部的固定，肝胃韧带、胃结肠韧带和胃脾韧带也对胃大、小弯起了一定的固定作用。较大的食管裂孔疝、膈疝、膈膨出以及十二指肠降段外侧腹膜过度松弛，使食管裂孔处的食管下端和幽门部不易固定。此外，胃下垂和胃大、小弯侧的韧带松弛或过长等，均是胃扭转发病的解剖学因素。

急性胃扩张、急性结肠胀气、暴饮暴食、剧烈呕吐和胃的逆蠕动等可以成为胃的位置突然改变的动力，故常是促发急性型胃扭转的诱因。胃周围的炎症和粘连可牵扯胃壁而使其固定于不正常位置而出现扭转，这些病变常是促发慢性型胃扭转的诱因。

（二）分型

1. 按起病的缓慢及其临床表现 可分为急性和慢性两型。急性胃扭转具有急腹症的临床表现，而慢性胃扭转的病程较长，症状反复发作。

2. 根据扭转的范围 可分为胃全部扭转和部分扭转。前者是指除与横膈相贴的胃底部分外整个胃向前向上的扭转。由于胃贲门部具有相对的固定性，胃全部扭转很少超过180°。部分胃扭转是指胃的一个部分发生扭转，通常是胃幽门部，偶可扭转360°。

3. 按扭转的轴心 胃扭转可分为下列两型。

（1）系膜轴扭转型：是最常见的类型，胃随着胃大、小弯中点连线的轴心（横轴）发生旋转。多数是幽门沿顺时针方向向上向前向左旋转，有时幽门可达贲门水平。胃的前壁自行折起而后壁则被扭向前。幽门管可因此发生阻塞，贲门也可以有梗阻。右侧结肠常被拉起扭转到左上腹，形成一个急性扭曲而发生梗阻。在少数情况下，胃底部沿逆时钟方向向下向右旋转。但较多的胃系膜轴扭转是慢性和部分型的。

（2）器官轴扭转：是少见的类型。胃体沿着贲门幽门连线的轴心（纵轴）发生旋转。多数是向前扭转，即胃大弯向上向前扭转，使胃的后壁由下向上翻转到前面，但偶也有相反方向的向后扭转。贲门和胃底部的位置基本上无变化。

二、诊断

（一）临床表现

急性胃扭转起病较突然，发展迅速，其临床表现与溃疡病急性穿孔、急性胰腺炎、急性肠梗阻等急腹症颇为相似，与急性胃扩张有时不易鉴别。起病时均有骤发的上腹部疼痛，程度剧烈，并牵涉至背部。常伴频繁呕吐和嗳气，呕吐物中不含胆汁。如为胃近端梗阻，则为干呕。此时拟放置胃肠减压管，常不能插入胃内。体检见上腹膨胀而下腹平坦，腹壁柔软，肠鸣音正常。如扭转程度完全，梗阻部位在胃近端，则有上述上腹局限性膨胀、干呕和胃管不能插入的典型表现。如扭转程度较轻，临床表现很不典型。腹部 X 线平片常可见扩大的胃泡阴影，内充满气体和液体。由于钡剂不能服下，胃肠 X 线检查在急性期一般帮助不大，急性胃扭转常在手术探查时才能明确诊断。

慢性胃扭转多系部分性质，若无梗阻，可无明显症状，或其症状较为轻微，类似溃疡病或慢性胆囊炎等慢性病变。腹胀、恶心、呕吐，进食后加重，服制酸药物疼痛不能缓解，以间断发作为特征。部分因贲门扭转而狭窄，患者可出现吞咽困难，或因扭转部位黏膜损伤而出现呕血及黑便等。部分患者可无任何症状，偶尔行胃镜、胃肠钡餐检查或腹部手术而发现。

（二）辅助检查

1. 放置胃管受阻　完全性胃扭转时，放置胃管受阻或无法置入胃内。

2. 上消化道内镜检查　纤维或电子胃镜进镜受阻，胃内解剖关系异常，胃体进镜途径扭曲，有时胃镜下充气可使胃扭转复位。

3. 腹部 X 线检查　完全性胃扭转时，腹部透视或平片可见左上腹有充满气体和液体的胃泡影，左侧膈肌抬高。胃肠钡餐检查是重要的诊断方法。系膜轴扭转型的 X 线表现为双峰形胃腔，即胃腔有两个液平面，幽门和贲门处在相近平面。器官轴扭转型的 X 线表现有胃大小弯倒置、胃底液平面不与胃体相连、胃体扭曲变形、大小弯方向倒置、大弯在小弯之上、幽门和十二指肠球部向下、胃黏膜纹理呈扭曲走行等。

（三）诊断

急性胃扭转依据 Brochardt 三联症（早期呕吐，随后干呕；上腹膨隆，下腹平坦；不能置入胃管）和 X 线钡剂造影可确诊。慢性胃扭转可依据临床表现、胃镜和 X 线钡剂造影确诊。

三、治疗

急性胃扭转必须施行手术治疗，否则胃壁血液循环可受到障碍而发生坏死。急性胃扭转患者一般病情重，多伴有休克、电解质紊乱或酸碱平衡失调，应及时进行全身支持治疗，纠正上述病理生理改变，待全身症状改善后，尽早手术；如能成功地插入胃管，吸出胃内气体和液体，待急性症状缓解和进一步检查后再考虑手术治疗。在剖开腹腔时，首先看到的大都是横结肠系膜及后面绷紧的胃后壁。由于解剖关系的紊乱以及膨胀的胃壁，外科医师常不易认清其病变情况。此时宜通过胃壁的穿刺将胃内积气和积液抽尽，缝合穿刺处，再进行探查。在胃体复位以后，根据所发现的病理变化，如膈疝、食管裂孔疝、肿瘤、粘连带等，予以切除或修补等处理。如未能找到有关的病因和病理机制者，可行胃固定术，即将脾下极至胃幽门处的胃结肠韧带和胃脾韧带致密地缝到前腹壁腹膜上，以防扭转再度复发。

部分胃扭转伴有溃疡或葫芦形胃等病变者，可行胃部分切除术，病因处理极为重要。

（冯　涛）

第二节　胃下垂

一、概述

胃下垂是指直立位时胃的大弯抵达盆腔，而小弯弧线的最低点降至髂嵴连线以下的位置，常为内脏下垂的一部分。

胃下垂可有先天性或后天性。先天性胃下垂常是内脏全部下垂的一个组成部分。腹腔脏器维持其正常位置主要依靠以下三个因素：①横膈的位置以及膈肌的正常活动力。②腹内压的维持，特别是腹肌力量和腹壁脂肪层厚度的作用。③连接脏器有关韧带的固定作用。胃的两端，即贲门和幽门是相对固定的，胃大、小弯侧的胃结肠韧带、胃脾韧带、肝胃韧带对胃体也起一定的固定作用。正常胃体可在一定的范围内向上下、左右或前后方向移动，如膈肌悬吊力不足，支持腹内脏器的韧带松弛，腹内压降低，则胃的移动度增大而发生下垂。

胃壁具有张力和蠕动两种运动性能，胃壁本身的弛缓也是一个重要的因素。按照胃壁的张力情况可将胃分为四个类型，即高张力、正常张力、低张力和无张力型。在正常胃张力型，幽门位于剑突和脐连线的中点，胃张力低下和无张力的极易发生胃下垂。

胃下垂常见于瘦长体型的女型、经产妇、多次腹部手术而伴腹肌张力消失者，尤多见于消耗性疾病和进行性消瘦者，这些都是继发胃下垂的先天性因素。

二、诊断

（一）临床表现

轻度下垂者可无症状。明显下垂者可伴有胃肠动力低下和分泌功能紊乱的表现，如上腹部不适、易饱胀、厌食、恶心、嗳气及便秘等。上腹部不适多于餐后、长期站立和劳累后加重。有时感深部隐痛，可能和肠系膜受牵拉有关。下垂的胃排空常较缓慢，故会出现胃潴留和继发性胃炎的症状。可出现眩晕、心悸、站立性低血压和昏厥等症状。

体检可见肋下角小于90°，多为瘦长体型。站立时上腹部可扪及明显的腹主动脉搏动。胃排空延缓时还可测得振水声。上腹部压痛点可因不同体位而变动。常可同时发现肾、肝和结肠等其他内脏下垂。

（二）诊断

胃下垂的诊断主要依靠 X 线检查。进钡餐后可见胃呈鱼钩形，张力减退，其上端细长，而下端则显著膨大，胃小弯弧线的最低点在髂嵴连线以下。胃排空缓慢，可伴有钡剂滞留现象。

三、治疗

胃固定术的效果不佳，如折叠缝合以缩短胃的小网膜，或将肝圆韧带穿过胃肌层而悬吊固定在前腹壁上，现多已废弃不用。主要采用内科对症治疗。少食多餐，食后平卧片刻，保证每日摄入足够的热量和营养品。加强腹部肌肉的锻炼，以增强腹肌张力。也可试用气功和太极拳疗法。症状明显者，可放置胃托。

（冯　涛）

第三节　消化性溃疡

一、概述

消化性溃疡（peptic ulcer）指穿透至黏膜肌层的胃十二指肠黏膜的局限性损伤，包括胃溃疡（gastric ulcer）与十二指肠溃疡（duodenal ulcer）。因溃疡的形成与胃酸、胃蛋白酶的消化作用有关而得名。其病因与发病机制尚未完全明了，一般认为与胃酸、胃蛋白酶、感染、遗传、体质、环境、饮食、神经精神因素等因素有关，近十余年来研究证明幽门螺杆菌（Hp）是消化性溃疡的主要病因。消化性溃疡是人类常见疾病，我国20世纪50年代发病率达到高峰，以男性十二指肠溃疡多见，20世纪70年代以后发病率有下降趋势。

二、诊断

（一）病史要点

（1）长期反复发作的上腹痛，病史可达数月至数年，多有发作与缓解交替的周期性，因溃疡与胃酸刺激有关，故疼痛可呈节律性。胃溃疡多在餐后半小时左右出现，持续1~2h。十二指肠溃疡疼痛多在餐后2~3h出现，进食后可缓解。胃溃疡的疼痛部位一般在上腹剑突下正中或偏左，十二指肠溃疡疼痛位于上腹正中或偏右。疼痛性质因个体差异不同可描述为饥饿不适、钝痛、烧灼样疼痛、刺痛等。

（2）可伴有其他消化道症状，如嗳气、反酸、胸骨后灼痛、恶心、呕吐。

（3）频繁的呕吐、腹胀、消瘦等提示球部或幽门部溃疡引起幽门梗阻；溃疡侵蚀基底血管可出现黑便或呕血。

（4）出现剧烈腹痛并有腹膜炎症状往往提示溃疡穿孔。

（二）查体要点

（1）本病在缓解期多无明显体征，溃疡活动期可在剑突下有固定而局限的压痛。

（2）当溃疡穿孔时大多可迅速引起弥漫性腹膜炎，腹壁呈板样硬，有压痛与反跳痛，肝浊音界消失。

（三）辅助检查

1. 常规检查　如下所述。

（1）幽门螺杆菌检测：Hp检测已成为消化性溃疡的常规检查项目，方法有二：侵入性方法为胃镜下取样做快速尿素酶试验，聚合酶链式反应（PCR）或涂片染色等；非侵入性方法为呼气采样检测，此方法方便、灵敏，常用的有^{14}C或^{13}C呼气试验。

（2）上消化道钡餐：溃疡在X线钡餐时的征象有直接与间接两种，直接征象为龛影，具有确诊价值；间接征象包括局部压痛、大弯侧痉挛切迹、十二指肠激惹、球部变形等，间接征象仅提示有溃疡。

（3）胃镜：胃镜检查可明确溃疡与分期，并可做组织活检与Hp检测。内镜下溃疡可分为活动期（A）、愈合期（H）和瘢痕期（S）三种类型。

2. 其他检查　如下所述。

（1）胃液分析：胃溃疡患者胃酸分泌正常或稍低于正常。十二指肠溃疡患者多增高，以夜间及空腹时更明显。但因其检查值与正常人波动范畴有互相重叠，故对诊断溃疡价值不高，目前仅用于促胃液素瘤的辅助诊断。

（2）促胃液素测定：溃疡时血清促胃液素可增高，但诊断意义不大，不列为常规，但可作为促胃液素瘤的诊断依据。

（四）诊断标准

1. 诊断要点　如下所述。

（1）典型的节律性、周期性上腹疼痛，呈慢性过程，少则数年，多则十几年或更长。

（2）大便隐血试验：溃疡活动时可为阳性。

（3）X线钡餐检查：龛影为X线诊断溃疡最直接征象，间接征象为压痛、激惹及大弯侧痉挛切迹。

（4）胃镜检查与黏膜活组织检查：可鉴别溃疡的良、恶性。胃镜下溃疡多呈圆形或椭圆形，一般小于2cm，边缘光滑，底平整，覆有白苔或灰白苔，周围黏膜充血水肿，有时可见皱襞向溃疡集中。

2. 诊断流程 见图 7 - 1。

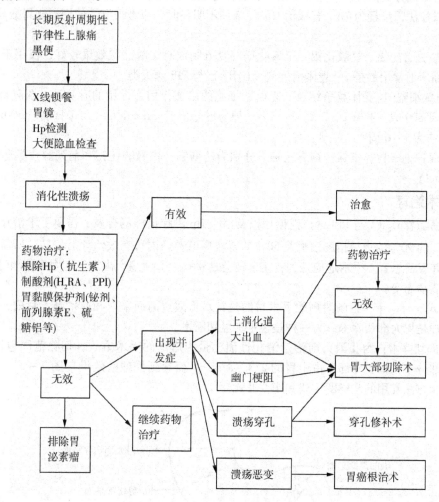

图 7 - 1 胃十二指肠溃疡诊治流程

（五）鉴别诊断

1. 慢性胆囊炎、胆石症 疼痛位于右上腹，常放射至右肩背部，可伴有发热、黄疸等，疼痛与进食油腻食物有关。B 超可以作出诊断。

2. 胃癌 胃溃疡在症状上难与胃癌作出鉴别，X 线钡餐检查胃癌的龛影在胃腔内，而胃溃疡的龛影在胃壁内，边缘不整，呈结节状；一般良性溃疡的龛影 <2cm。胃镜下组织活检是诊断的主要依据。

3. 功能性消化不良 症状酷似消化性溃疡，多见于年轻女性，X 线钡餐与胃镜无溃疡征象。

4. 促胃液素瘤 即 Zollinger - Ellison 综合征，为胰非 B 细胞瘤，可分泌大量促胃液素，使消化道处于高胃酸环境，产生顽固性多发溃疡或异位溃疡，胃大部切除后仍可复发。血清促胃液素测定 >200ng/L。

三、治 疗

消化性溃疡治疗的主要目的是消除症状、愈合溃疡、防止复发和避免并发症。

（一）一般治疗

饮食定时，避免过饱过饥、过热过冷及有刺激性食物；急性期症状严重时可进流汁或半流质。

（二）药物治疗

1. 根除 Hp 治疗 目前尚无单一药物能有效根治 Hp。根除方案一般分为质子泵抑制剂（PPI）为基础和胶体铋剂为基础方案两类。一种 PPI 或一种胶体铋加上克拉霉素、阿莫西林、甲硝唑 3 种抗生素中的 2 种组成三联疗法，疗程为 7d。若根治 Hp 1~2 周不明显时，应考虑继续使用抵制胃酸药物治疗 2~4 周。

2. 抑制胃酸分泌药物　氢氧化铝、氢氧化镁等复方制剂对缓解症状效果较好，仅用于止痛时的辅助治疗。目前临床上常用的是 H_2 受体拮抗剂（H_2RA）与 PPI 两大类。

H_2RA 能与壁细胞 H_2 受体竞争结合，阻断壁细胞的泌酸作用，常用的有两种：西咪替丁（cemitidine），每日剂量 800mg（400mg，2 次/d）；另一种为雷尼替丁（ranitidine），每日剂量 300mg（150mg，2 次/d），疗程均为 4~6 周。

3. 胃黏膜保护剂　胃黏膜保护剂有三种，分别为硫糖铝、枸橼酸铋钾和前列腺素类药物（米索前列醇，misoprostol）。

（三）手术治疗

消化性溃疡随着 H_2RA 与 PPI 的广泛使用以及根除 Hp 治疗措施的普及，需要手术治疗的溃疡病患者已越来越少，约 90% 的十二指肠溃疡及 50% 的胃溃疡患者经内科有效治疗后好转。所需手术干预的病例仅限少数并发症患者。手术适应证为：①溃疡急性穿孔。②溃疡大出血。③瘢痕性幽门梗阻。④顽固性溃疡。⑤溃疡癌变。

1. 手术方式　胃、十二指肠溃疡的手术目的是针对胃酸过高而采取相应措施，目前，手术方式主要有两种，一种是胃大部切除术，另一种是迷走神经切断术。

（1）胃大部切除术：为我国目前治疗消化性溃疡最为广泛的手术方式，切除范围包括胃体大部、胃窦、幽门和部分十二指肠球部，占全胃的 2/3~3/4，从而达到抑酸的效果（图 7-2）。切除胃大部后的胃肠道吻合方法常用的是毕罗 I 式和毕罗 II 式。

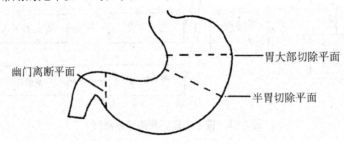

图 7-2　胃切除范围标志

1）毕罗 I 式：特点是胃大部切除以后将残胃与十二指肠断端进行吻合。这种吻合方式接近正常生理状态，术后并发症较少，且胆汁反流不多于幽门成形术，近年来多主张在条件允许时采用此种吻合方式（图 7-3）。

2）毕罗 II 式：特点是胃大部切除后将十二指肠残端关闭，将胃残端与空肠上端吻合。其优点是可切除足够体积的胃而不致吻合口张力过大。同时，即使十二指肠溃疡不能切除也可因溃疡旷置而愈合（图 7-4）。

（2）迷走神经切断术：迷走神经切断后胃酸的神经分泌相消失，体液相受到抵制，胃酸分泌减少，从而达到治愈溃疡的目的。

1）迷走神经干切断术：约在食管裂孔水平，将左右两支腹迷走神经干分离后切除 5~6cm，以免再生。根据情况，再行胃空肠吻合或幽门成形术。由于腹迷走神经干尚有管理肝、胆、胰、肠的分支，均遭到不必要的切断，造成上述器官功能紊乱。胃张力及蠕动随之减退，胃排空迟缓，胃内容物潴留，故需加做幽门成形术。此外可产生顽固性腹泻，可能和食物长期潴留，腐败引起肠炎有关。迷走神经干切断术因缺点多，目前临床上很少应用。

2）选择性迷走神经切断术：将胃左迷走神经分离清楚在肝支下切断，同样胃右迷走神经分离出腹腔支下，加以切断，从而避免了发生其他器官功能紊乱。为了解决胃潴留问题，则需加胃引流术，常用的引流术有幽门成形术、胃窦部或半胃切除，再行胃十二指肠或胃空肠吻合术。

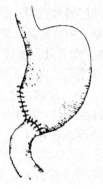

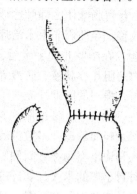

图7-3　毕罗Ⅰ式吻合　　　　　　图7-4　毕罗Ⅱ式吻合

　　3）选择性胃迷走神经切断术：是迷走神经切断术的一大改进，目前国内外广泛应用。但此法也还存在不少问题，如由于迷走神经解剖上的变异，切断迷走神经常不完善，有可能神经再生，仍有不少溃疡复发。加以胃窦部或半胃切除时，虽有着更加减少胃酸分泌的优点，但也带来了胃切除术后的各种并发症的缺点。因此该术式亦非理想。

　　4）高选择性胃迷走神经切断术：此法仅切断胃近端支配胃体、胃底的壁细胞的迷走神经，而保留胃窦部的迷走神经，因而也称为胃壁细胞迷走神经切断术或近端胃迷走神经切断术。手术时在距幽门5~7cm的胃小弯处，可以看到沿胃小弯下行的胃迷走神经前支入胃窦部的扇状终末支（鸦爪）作为定位标志，将食管下端5~7cm范围内进入胃底、胃体的迷走神经一一切断，保留进入胃窦部的扇状终末支。

　　高选择性胃迷走神经切断术的优点在于消除了神经性胃酸分泌，消除了溃疡病的复发的主要因素；保留胃窦部的张力和蠕动，无须附加引流术；保留了幽门括约肌的功能，减少胆汁反流和倾倒综合征的发生机会；保留了胃的正常容积，不影响进食量；手术简单安全。

　　2. 并发症　如下所述。

　　（1）术后胃出血：胃大部切除术后，一般在24h以内，从胃管引流出少量暗红色或咖啡色血性内容物，多为术中残留胃内的血液或胃肠吻合创伤面少量渗出的缘故。如短期内自胃管引流出较大量的血液，尤其是鲜血，甚至呕血、黑便、或出现出血性休克，是因切端或吻合口有小血管结扎、缝合不彻底所致。术后4~6d出血，多因缝合过紧吻合口黏膜坏死脱落引起；严重的早期出血，如量大，甚至发生休克，需要果断再次探查止血。

　　（2）十二指肠残端破裂：是胃大部切除术毕罗Ⅱ式中最严重的并发症，死亡率很高，约15%。多因处理十二指肠球部时损伤浆肌层或血液循环；或残端缝合过紧，过稀。输入空肠襻梗阻亦可致残端破裂。一般多发生在术后4~7d。表现为右上腹突然发生剧烈疼痛，局部或全腹明显压痛、反跳痛、腹肌紧张等腹膜炎症状。腹穿可抽出胆汁样液体。预防方法是：要妥善缝合十二指肠残端，残端缝合有困难者，可插管至十二指肠腔内做造瘘术，外覆盖大网膜。溃疡病灶切除困难者，选择病灶旷置胃大部切除术式，避免十二指肠残端破裂。一旦发生残端破裂，修补难以成功，应行引流术，在十二指肠残端处放置双腔套管持续负压吸引，同时也要引流残端周围腹腔。以静脉营养法或空肠造瘘来营养支持。

　　（3）胃肠吻合口破裂或瘘：多发生在术后5~7d，如在术后1~2d内发生，则可能是吻合技术的问题。一般原因有：缝合不当、吻合口存在张力、局部组织水肿或低蛋白血症等所致组织愈合不良。胃肠吻合口破裂常引起严重的腹膜炎，需及时手术进行修补，术后要保持可靠的胃肠减压，加强营养支持。

　　（4）吻合口梗阻：发生率为1%~5%，主要表现为进食后上腹胀痛、呕吐，呕吐物为食物，多无胆汁。梗阻多因手术时吻合口过小；或缝合时胃肠壁内翻过多；吻合口黏膜炎症水肿所致。前两种原因造成的梗阻多为持续性的，不能自行好转。需再次手术扩大吻合口或重新做胃空肠吻合。黏膜炎症水肿造成的梗阻为暂时性的，经过适当的非手术治疗症状可自行消失。梗阻性质一时不易确诊，先采用非手术疗法，暂时停止进食，行胃肠减压，静脉输液，保持水电解质平衡和营养；若因黏膜炎症水肿引起的梗阻，往往数日内即可改善。经两周非手术治疗仍有进食后腹胀、呕吐现象，应考虑手术治疗。

（5）输入空肠襻梗阻：在毕罗Ⅱ式手术后，如输入空肠襻在吻合处形成锐角或输入空肠襻过长发生曲折，使输入空肠襻内的胆汁、胰液、肠液等不易排出，将在空肠内发生潴留而形成梗阻。输入空肠段内液体潴留到一定量时，强烈的肠蠕动克服了一时性的梗阻，将潴留物大量排入残胃内，引起恶心、呕吐。表现为进食后15～30min，上腹饱胀，轻者恶心，重者呕吐，呕吐物主要是胆汁，一般不含食物，呕吐后患者感觉症状减轻而舒适。多数患者术后数周症状逐渐减轻而自愈，少数症状严重持续不减轻者需手术治疗，行输入和输出空肠襻之间侧侧吻合术。

在结肠前近端空肠对胃小弯的术式，如近端空肠过短，肠系膜牵拉过紧，形成索带压迫近端空肠，使被压迫的十二指肠和空肠成两端闭合肠襻，且可影响肠壁的血运，而发生坏死。有时过长的输入空肠襻，穿过空肠系膜与横结肠之间的孔隙，形成内疝，也可发生绞窄。主要表现为上腹部疼痛、呕吐，呕吐物不含胆汁，有时偏右上腹可触及包块。这一类梗阻容易发展成绞窄，应及早手术治疗。

（6）输出空肠襻梗阻：输出空肠襻梗阻多为大网膜炎性包块压迫或肠襻粘连成锐角所致。在结肠后吻合时，横结肠系膜的孔未固定在残胃壁上，而困束着空肠造成梗阻。主要表现为呕吐，呕吐物为食物和胆汁。确诊应借助于钡餐检查，以示梗阻的部位。症状严重而持续，应手术治疗以解除梗阻。

（7）倾倒综合征：倾倒综合征是胃大部分切除术后比较常见的并发症。在毕罗Ⅱ式吻合法发生机会更多。根据症状在术后和进食后发生的迟早，临床上将倾倒综合征分为早期倾倒综合征和晚期倾倒综合征两类。一般认为这两种表现不同、性质各异的倾倒综合征，有时同时存在，致临床表现混淆不清。

1）早期倾倒综合征：表现为进食后上腹胀闷、心悸、出汗、头晕、呕吐及肠鸣、腹泻等。患者面色苍白、脉搏加速、血压稍增高。上述症状经平卧30～45min即可自行好转消失，如患者平卧位进食则往往不发生倾倒症状。症状的发生与食物的性质和量有关，进甜食及牛奶易引起症状，过量进食往往引起症状发作。原因尚不十分清楚，但根据临床表现，一般认为早期倾倒综合征的原因有两种：一是残胃缺乏固定，进食过量后，胃肠韧带或系膜受到牵拉，因而刺激腹腔神经丛引起症状，所谓机械因素；二是大量高渗食物进入空肠后，在短期内可以吸收大量的液体，致使血容量减少，即渗透压改变因素。

2）晚期倾倒综合征：性质与早期综合征不同，一般都发生在手术后半年左右，而多在食后2～3h发作，表现为无力、出汗、饥饿感、嗜睡、眩晕等。发生的原因由于食物过快地进入空肠内，葡萄糖迅速被吸收，血糖过度增高，刺激胰腺产生过多胰岛素，而继发生低血糖现象，故又称低血糖综合征。

预防倾倒综合征的发生，一般认为手术时胃切除不要过多，残胃适当固定，胃肠吻合口不要太大。术后早期应少食多餐，使胃肠逐渐适应。一旦出现症状多数经调节饮食，症状逐渐减轻或消失。极少数患者症状严重而经非手术治疗持续多年不改善者，可考虑再次手术治疗，行胃肠吻合口缩小术，或毕罗Ⅱ改为毕罗Ⅰ式，或行空肠代胃、空肠、十二指肠吻合术。

（8）吻合口溃疡：吻合口溃疡是胃大部切除术后常见的远期并发症。多数发生在十二指肠溃疡术后。吻合口溃疡的原因与原发溃疡相似，80%～90%的吻合口溃疡者存在胃酸过高现象。症状与原发溃疡病相似，但疼痛的规律性不明显，在上腹吻合口部位有压痛。吻合口溃疡一旦形成，发生并发症机会甚多，如出血、穿孔。预防措施：避免做单纯胃空肠吻合；胃大部切除时胃切除要足够，应争取做胃十二指肠吻合。吻合口溃疡一般主张采用手术治疗，手术方法是再次行胃大部切除或同时做迷走神经切断术。

（9）碱性反流性胃炎：碱性反流性胃炎常发生于毕罗Ⅱ式胃大部切除术后1～2年。由于胆汁、胰液反流，胆盐破坏了胃黏膜对氢离子的屏障作用，使胃液中的氢离子逆流弥散于胃黏膜细胞内，从而引起胃黏膜炎症、糜烂，甚至形成溃疡。表现为：上腹部持续性烧灼痛，进食后症状加重，抗酸药物服后无效；胆汁性呕吐，呕吐后症状不减轻，胃液分析胃酸缺乏；食欲差，体重减轻，因长期少量出血而导致贫血。这一并发症非手术治疗效果不佳。症状严重应考虑手术治疗。手术可改行Roux-en-Y吻合，以免胆汁反流入残胃内，同时加做迷走神经切断术以防术后吻合口溃疡发生。

（10）营养障碍：胃是容纳食物并进行机械的和化学的消化场所。食物因胃的运动而与酸性胃液混合成食糜，其蛋白质也在酸性基质中经胃蛋白酶进行消化，食物中的铁质也在胃内转变为亚铁状态以便吸收。当胃大部切除术后，少数患者可能出现消瘦、贫血等营养障碍。

四、预后

十二指肠溃疡在迷走神经切断 + 胃窦切除后的复发率为 0.8%，比其他术式显著为低，是其主要优点，特别是对有严重溃疡体质而耐受力好的患者。少效病例术后复发，主要是因迷走神经切断术做得不完全或者是促胃液素瘤所致。

十二指肠溃疡在迷走神经切断 + 胃引流术后的平均复发率为 80% 左右，最高可达 28%，是其主要缺点。用高选迷走切断治疗十二指肠溃疡的复发率为 5% ~ 10%。十二指肠溃疡行胃大部切除术而不加做迷走神经切断术者的复发率约为 5% ~ 6%，术后并发症较多。用简单的胃空肠吻合术来治疗十二指肠溃疡现已废弃，因复发率可达 40%。

胃溃疡做单纯胃窦切除的复发率约为 2%。如有复合溃疡，应做胃大部切除。

随着 PPI 的广泛应用，溃疡复发率已较 20 世纪六七十年代明显减少并可能控制。

五、最新进展

大多数消化性溃疡经非手术疗法患者可获得治愈尤其是 20 世纪 80 年代以后，随着 H_2 受体阻断剂、PPI 以及清除幽门螺杆菌药物的广泛应用，溃疡病的手术治疗在大幅减少。顽固性十二指肠溃疡的手术例数目前降低了大约 62%。溃疡病需要外科手术治疗的仅限于其并发症。因此，应当结合患者具体情况，严格、正确地掌握消化性溃疡手术治疗适应证。

随着微创技术的发展，腹腔镜下消化性溃疡的手术现已基本成熟，溃疡穿孔修补术、迷走神经切断术、胃大部切除术等均可在腹腔镜下完成。因其创伤小、恢复快、疼痛轻等优点已逐渐为广大病患者所接受。

（冯　涛）

第四节　应激性溃疡

一、概述

严重创伤、大手术、感染、休克等应激情况下可继发胃十二指肠黏膜糜烂、溃疡，乃至大出血，因其表现不同于常见的消化性胃十二指肠溃疡，故命名为应激性溃疡。由于不同应激因素引起的又有不同的命名，如继发于烧伤者称之为 Curling 溃疡，由中枢神经系统病损引起者称之为 Cushing 溃疡等。

（一）发病机制

应激性溃疡的发生涉及机体神经内分泌功能失调，胃黏膜自身保护功能削弱和胃黏膜损伤作用相对增强等因素综合作用的结果。

1. 神经内分泌功能失调　下丘脑是应激时神经内分泌的整合中枢，破坏下丘脑外侧区和海马两侧可加重实验性应激性溃疡，说明应激状态下下丘脑外侧区和海马两侧可能通过某种机制保护胃黏膜而减少应激性溃疡的发生。实验研究也证实中枢内去甲肾上腺素、乙酰胆碱和 5 - 羟色胺介导下丘脑室旁核参与实验性应激性溃疡的发生。由于中枢去甲肾上腺素的作用有赖于正常的血浆皮质激素和甲状腺素水平，切除肾上腺和甲状腺可部分抑制电刺激室旁核所加重实验性应激性溃疡的效应。切除迷走神经和交感神经后，电刺激下丘脑外侧区和室旁核加重应激性溃疡的效应受到抑制。

已证实广泛存在于下丘脑的促甲状腺素释放激素（TRH）参与应激性溃疡的发生，其机制可能通过副交感神经介导而促进胃酸与胃蛋白酶原分泌，增强胃平滑肌收缩。中枢多巴胺、5-羟色胺和肾上腺素均参与这一机制。此外，尚有多种中枢神经肽，如神经降压素、铃蟾肽、生长抑素、降钙素、β内啡肽等通过自主神经系统及垂体-肾上腺轴而作用于胃肠靶器官，引起后者的病理生理改变，最终导致应激性溃疡的发生，特别要强调的是应激状态下迷走神经高度兴奋在其中的重要意义。

2. **胃黏膜自身保护功能的削弱**　正常的胃黏膜保护功能由下列三方面组成：①胃黏液屏障：胃黏膜分泌稠厚黏液紧贴于胃黏膜表面，形成黏液屏障，由于其分子结构特殊，其内水分静止，H^+和胃蛋白酶在其中扩散速度极慢，所以该黏液屏障能在胃黏膜上皮细胞层与胃腔间维持恒定的 pH 梯度。②胃黏膜屏障：胃黏膜上皮细胞的腔面细胞膜由脂蛋白构成，胃腔内的 H^+ 不能逆行扩散至细胞内。胃黏膜上皮细胞间的连接非常紧密，H^+ 也不能由此进入细胞内，胃黏膜上皮迁移、增殖修复功能更是胃黏膜的重要保护机制。③HCO_3^- 的中和作用：胃黏膜细胞内有大量碳酸酐酶能将细胞内氧化代谢产生的以及来自血液中的 CO_2 与 H_2O 结合成 H_2CO_3，后者离解成 HCO_3^- 和 H^+，位于黏液层和上皮细胞内的 HCO_3^- 可以中和少量进入的 H^+。

应激状态下黏液屏障障碍表现为黏液分泌量降低，黏液氨基己糖及保护性疏基物质含量减少，对胃腔内各种氧化物等有害物质的缓冲能力由此降低，黏膜电位差下降，胃腔内 H^+ 反流增加，黏膜内微环境改变，促进了黏膜上皮的破坏。应激状态使黏膜上皮增殖受抑，因为肥大细胞释出的肝素和组胺可抑制上皮细胞的 DNA 聚合酶以及降低上皮细胞的有丝分裂活性。

尤其在低血压和低灌流情况下，胃缺血是应激性溃疡的主要诱因，缺血可影响胃黏膜的能量代谢，ATP 与高能磷酸值下降，削弱了胃黏膜的屏障功能，血流量不足也可导致 H^+ 在细胞中积蓄，加重了黏膜内酸中毒。胃黏膜微循环障碍使微血管通透性增加，这与肥大细胞脱颗粒释出组胺、白三烯等炎性介质的作用有关。

3. **胃黏膜损伤作用相对增强**　应激状态使胃黏膜局部许多炎性介质含量明显增加，其中脂氧化物含量随应激时间的延长而升高，具保护作用的疏基化合物含量反见降低，黄嘌呤脱氢酶大量转换为黄嘌呤氧化酶，自由基因之产生增加，这些炎性介质和自由基均可加重黏膜的损害。

应激状态使胃十二指肠本身动力障碍，表现为胃肠平滑肌收缩的幅度增加、时间延长和频率加快，加重了胃黏膜缺血。十二指肠胃反流更使胆汁中的卵磷脂物质在胃腔内积聚，黏膜屏障受到破坏。在多数应激状态下，胃酸分泌呈受抑现象，但由于黏膜屏障功能削弱和局部损害作用增强，实际反流入黏膜内的 H^+ 总量增加，使黏膜内 pH 明显降低，其降低程度与胃黏膜损害程度呈正相关。H^+ 不断逆行扩散至细胞内，结果黏膜细胞呈现酸中毒，细胞内溶酶体裂解，释出溶酶，细胞自溶、破坏而死亡，加上能量不足，DNA 合成受损，细胞无法增殖修复，形成溃疡。

（二）病理

根据诱发原因的不同，应激性溃疡可分为下述三类：①Curling 溃疡：见于大面积深度烧伤后。多发生在烧伤后数日内，溃疡多位于胃底，多发和表浅。少数可发生在烧伤康复期，溃疡多位于十二指肠；②Cushing 溃疡：常因颅脑外伤、脑血管意外时颅内压增高直接刺激迷走神经核而致胃酸分泌亢进所引起。溃疡常呈弥漫性，位于胃上部和食管，一般较深且呈穿透性，可造成穿孔；③常见型应激性溃疡：多见于严重创伤、大手术、感染和休克后，也可发生在器官衰竭、心脏病、肝硬化和癌肿等危重患者。病变可弥散于胃底、胃体含壁细胞泌酸部位，革兰阴性细菌败血症引起的常为胃黏膜广泛糜烂、出血和食管、胃、十二指肠溃疡。

病理肉眼所见胃黏膜均呈苍白，有散在的红色瘀点，严重的有糜烂，甚或溃疡形成。镜检可见多处上皮细胞破坏或整片脱落。一般在应激情况 4~48h 后整个胃黏膜有直径 1~2mm 的糜烂，伴局限性出血和凝固性坏死。如病情继续恶化，糜烂灶相互融合扩大，全层黏膜脱落，形成溃疡，有深有浅，如涉及血管，破裂后即引起大出血。

二、诊断

应激性溃疡无特异性症状，有时突发大出血，来势凶猛，有时呈间歇性发作。出血时不伴疼痛。除烧伤康复期外，应激性溃疡只有在应激和病情危重时才发生的，属急性病变，溃疡常呈多发，要排除原有慢性胃十二指肠溃疡急性发作的情况。在危重患者突发上消化道出血时首先要考虑本病的存在。胃镜检查可以确立诊断。要注意应激性溃疡患者不一定都伴有高胃酸分泌。

三、治疗

（1）胃管引流和冲洗：放置鼻胃管，抽吸胃液，清除胃内潴留的胃液和胆汁，以免加重对黏膜的侵蚀，并用 5～10L 等渗冷盐水冲洗。清除积血和胃液后，胃腔内可灌入硫糖铝 6～12g，根据病情可自每 2 小时一次至一日 4 次不等。长期应用胃黏膜缺血的药物（如去甲肾上腺素）和冰水灌注是有害的，因可加重黏膜缺血。可试用一、二次，即在 250ml 冰盐水中加入去甲肾上腺素 8mg。

（2）药物治疗：除局部使用外，还可全身给予奥美拉唑每日 40mg 或雷尼替丁每日 400mg，共 5d，生长抑素可抑制胃酸分泌，减少门静脉和胃肠血流。可肌内注射八肽生长抑素 0.1mg 每 8h 一次，也可胃管内灌入，均有止血作用。

（3）手术治疗：药物止血无效时，可经胃镜下电凝或激光凝固、选择性动脉造影和垂体后叶素（动脉内每分钟注入 0.2U）灌注有时可获得直接止血的作用，为后继的治疗赢得了时间。出血仍无法控制且量大，最后只能考虑手术治疗。手术术式以切除所有出血病灶为原则，全胃切除术效果好，但死亡率高，可选用迷走神经切断和部分胃切除术，如患者不能耐受较大手术时，可对明显出血的病变进行简单的结扎缝合术，或结扎胃周血管的断流术，即结扎胃左、右动脉和胃网膜左、右动脉，但必须保留胃短动脉的血供。

四、防治

预防重于治疗，应激性溃疡不仅是胃肠功能障碍的一种表现，同时也提示存在全身微循环灌注不良和氧供不足的现象，预防措施应从全身和局部两方面同时着手。

（1）全身性措施：积极去除应激因素，治疗原发病，纠正供氧不足，改善血流灌注，维持水、电解质和酸碱平衡，极为重要，也是首要措施。

早期进食可促进胃黏液分泌，中和腔内胃酸，促进黏膜上皮增殖和修复，对于不能进食者可予管饲。营养支持也很重要。

（2）局部措施：对胃肠功能障碍伴胃内潴留者应给予鼻胃管减压，抑酸剂或抗酸剂的应用有一定的预防作用。如给雷尼替丁 150mg 静注或奥美拉唑 40mg 口服或胃内灌入可明显减少出血的发生。现一致公认 H_2 受体拮抗剂能明显升高胃酸 pH 和降低应激性溃疡的发生率。但抑制胃酸药物的应用并非必要，因为应激时胃酸分泌并不增加，其病变主要是胃黏膜缺血、黏膜屏障障碍和 H^+ 反流所引起。推荐硫糖铝的应用，硫糖铝能与胃蛋白酶络合，抑制该酶分解蛋白质，与胃黏膜的蛋白质络合形成保护膜，阻止胃酸、胃蛋白酶和胆汁的渗透和侵蚀，它不影响胃液的 pH，不致有细菌过度繁殖和医源性肺炎发生率增加的危险，可给硫糖铝 6g，分次自胃管内灌入，其预防作用与 H_2 受体拮抗剂相当。

小剂量糖皮质激素可改善胃黏膜微循环，稳定细胞膜。还原性谷胱甘肽、别嘌呤醇、过氧化物歧化酶（SOD）、普萘洛尔、可乐定、钙通道阻滞剂等均证实有预防作用。

（冯　涛）

第五节　胃癌

一、病因

胃癌病因和发病机制尚未阐明，研究资料表明胃癌的发生是多因素综合作用的结果。目前认为下列因素与胃癌的发生有关。

1. 环境因素　不同国家与地区发病率有明显差别，胃癌高发区向低发区的第 1 代移民胃癌发生率与本土居民相似，第2代即有明显下降，第3代胃癌的发生率则与当地居民相似。提示胃癌的发病与环境因素有关，其中最主要的是饮食因素。在人类，胃液中亚硝胺前体亚硝酸盐的含量与胃癌的患病率明显相关，可通过损伤 DNA 发生致癌作用。流行病学调查证实饮水中亚硝酸盐含量高的地区胃癌发病率高；腌制蔬菜、鱼、肉含有大量硝酸盐和亚硝酸盐；萎缩性胃炎胃酸过低的情况下，硝酸盐受胃内细菌硝酸盐还原酶的作用而形成亚硝酸盐类物质。

食物中还可能含有某些致癌物质或癌前物质，在体内通过代谢或胃内菌群的作用转化为致癌物质。如油煎食物在加热过程中产生的某些多环碳氢化合物；熏制的鱼肉含有较多的 3，4 - 苯并芘（benzopy-rene）；发霉的食物含有较多的真菌毒素，可与 N - 亚硝基化合物起协同致癌作用；大米加工后外覆的滑石粉，化学性质与结构都与石棉纤维相似，上述物质均被认为有致癌作用。

饮酒在胃癌发病中的作用尚未有定论，而高盐饮食、吸烟、低蛋白饮食、较少进食新鲜的蔬菜与水果则可能增加患胃癌的危险性。一些抗氧化的维生素如维生素 A、维生素 C、维生素 E 和 β - 胡萝卜素及绿茶中的茶多酚有一定防癌作用。水土中某些元素含量和比例的异常可能亦与胃癌发生有关。

其次，研究提示，某些职业与胃癌的发病相关：开采煤炭、锡矿，木材加工，金属制造（尤其是钢铁），橡胶处理等会增加胃癌的危险性；可能与暴露在工作环境中的灰尘颗粒损伤胃黏膜，或吸收、转运致癌物质如 N - 亚硝基化合物到胃内有关。

2. 感染因素　如下所述。

（1）幽门螺杆菌（Hp）感染：与胃癌发病相关，已被 WHO 列为 I 类致癌物。流行病学调查表明胃癌发病率与 Hp 感染率正相关，胃癌高发区的 Hp 感染年龄提前。Hp 感染的致癌机制复杂：①可能通过引起炎症反应，继而产生基因毒性作用。多数学者认为，Hp 感染主要作用于慢性活动性胃炎，慢性萎缩性胃炎 - 肠组织转化的癌变起始阶段，使胃体壁细胞泌酸减少，有利于胃内细菌繁殖和亚硝基化合物形成；同时细胞毒素及炎症反应激活细胞因子、氧自由基、NO 释放，造成 DNA 损伤、基因突变也可能成为主要原因。②Hp 感染诱导胃黏膜上皮细胞凋亡和增殖失平衡，促进癌变发生。③Hp 感染导致胃内抗坏血酸明显减少，削弱其清除亚硝酸盐、氧自由基的作用。

（2）EB 病毒感染：胃癌患者的癌细胞中，大约 10% 有 EB 病毒感染，在癌旁组织中可检出 EB 病毒基因组。据报道在美国和德国发生率最高（16% ~ 18%），在中国最低（3.1%），分布无地域性；它与未分化胃癌尤其是淋巴上皮样癌关系密切，在组织学上类似于鼻咽部恶性肿瘤，病理类型多样，淋巴结转移较少；在这些患者中，Hp 感染率较低。

3. 遗传因素　胃癌发病有家族聚集倾向，患者家属胃癌发病率高于一般人 2 ~ 4 倍。不同 ABO 血型的人群胃癌的发病率可能有差异，不同种族间也有差异，均提示有遗传因素存在。较多学者认为某些遗传素质使易感者在同样的环境条件下更易致癌。

4. 基因调控　正常情况下胃黏膜细胞增殖与凋亡受到癌基因、抑癌基因、生长因子及其受体、细胞黏附因子及 DNA 修复基因等的调控。近 20 年来，随着细胞分子生物学的研究与进展，对胃癌的癌变过程进行了大量研究，现已明确的癌基因有 ras、met、c - myc、erb - B2、akt - 2 等。如 ras、met 基因过量表达发生于癌变早期；met、erb - B2 等扩增与肿瘤快速生长、淋巴结转移有关；抑癌基因在细胞增殖分化中起稳定作用，p53、p16、nm²3、APC 等抑癌基因的失活或突变可能与胃癌的发生和转移有关。同时，还发现不少调节肽如表皮生长因子、转化生长因子、胰岛素样生长因子 - Ⅱ，血小板转化生长因子等，在胃癌发生过程中起调节作用。此外，研究提示环氧化酶 - 2（COX - 2）表达出现于 70% 胃癌患者中。其高表达与淋巴结浸润及不良预后相关。DNA 甲基化是基因在转录水平的调控方式之一，胃癌患者，癌基因甲基化水平越低，其分化程度往往越差。

5. 癌前期变化　一致认为某些疾病是胃癌发生的癌前状态，如慢性萎缩性胃炎、胃溃疡、残胃、巨大黏膜皱襞症、胃息肉特别是直径超过 2cm 者。胃癌的癌前病变——肠组织转化，有小肠型和大肠型两种。小肠型（完全型）具有小肠黏膜特征，分化较好。大肠型（不完全型）与大肠黏膜相似，又分为两个亚型：Ⅱa 型能分泌非硫酸化黏蛋白；Ⅱb 型能分泌硫酸化黏蛋白，此型与胃癌发生关系密切。

指某些具有较强的恶变倾向的病变，包括癌前期状态（precancerous conditions）与癌前期病变

（precancerous lesions），前者系临床概念，后者为病理学概念。

（1）胃的癌前期状态：包括慢性萎缩性胃炎、胃溃疡、胃息肉、残胃炎、胃黏膜肥厚等。

A. 慢性萎缩性胃炎：慢性萎缩性胃炎基础上可进一步发生肠上皮组织转化、不典型增生而癌变。其病史长短和严重程度与胃癌的发生率有关，不少报道在慢性嗜酸性胃炎基础上胃癌的发生率2%～10%。

B. 胃息肉：最常见的是炎性或增生性息肉，一般很少发生癌变。腺瘤型或绒毛型息肉癌变率为15%～40%，直径大于2cm者癌变率更高。

C. 残胃：胃良性病变手术后残胃发生的胃癌称残胃癌。胃手术后尤其在术后10年开始，发生率显著上升。Billroth Ⅱ式胃空肠吻合术后发生胃癌较 Billroth Ⅰ式为多，十二指肠内容物反流至残胃，胆酸浓度增高是促使发生癌变的重要因素，有报道可达5%～10%，我国残胃癌发生率为2%～3%。

D. 良性胃溃疡：良性胃溃疡癌变的发生率各家报道不一。一般认为癌变率约为1%～5%。目前认为，胃溃疡本身并不是一个癌前期状态，而溃疡边缘的黏膜则会发生肠上皮化生与恶变。

E. 恶性贫血和巨大胃黏膜肥厚症：癌变率约为10%，但这两种疾病在我国的发病率均很低。

（2）胃的癌前期病变

A. 异形增生：亦称不典型增生，是由慢性炎症引起的病理细胞增生，包括细胞异型、结构紊乱、分化异常。国内将异型增生分为腺瘤型、隐窝型、再生型，后者癌变率较低。近年发现的球样异型增生认为与印戒细胞癌关系密切。异型增生在我国分为轻、中、重3级，内镜随访结果表明，轻度异型增生可能逆转，重度异型增生的癌变率可超过10%。

B. 肠组织转化：是指胃黏膜上出现类似肠腺上皮，具有吸收细胞、杯状细胞和潘氏细胞等，有相对不成熟性和向肠、胃双向分化的特点。根据吸收细胞形态可分为小肠型与结肠型两种，小肠型（完全型）具有小肠黏膜的特征，分化较好。结肠型（不完全型）与结肠黏膜相似，又可分为2个亚型：Ⅱa型，能分泌非硫酸化黏蛋白；Ⅱb型能分泌硫酸化黏蛋白，此型肠化分化不成熟，与胃癌发生（尤其是分化型肠型胃癌）关系密切。

近端胃肿瘤，特别是胃食管连接处的肿瘤危险因素较明确，可能与吸烟有关，与 Hp 感染无关。胃食管连接处腺癌占胃癌的25%，与远端胃肿瘤不同，近几十年来的发病率一直升高，多发生在 Barret 食管化生情况下，是食管腺癌的变型。

二、病理

胃癌可以发生在胃的任何部位，最多见于胃窦，其次为胃小弯，再次为贲门，胃大弯和前壁较少。

胃癌的大体形态，随病期而不同，宜将早期胃癌和进展期胃癌分开。

（1）早期胃癌：指所有局限于黏膜或黏膜下层的胃癌，不论其是否有淋巴转移。分为三型：Ⅰ型隆起型，癌块突出约5mm以上；Ⅱ型浅表型，癌块微隆与低陷在5mm以内，有3个亚型，Ⅱa表面隆起型，Ⅱb平坦型，Ⅱc表面凹陷型；Ⅲ型凹陷型，深度超过5mm。最近我国有人提出小胃癌（癌灶直径6～10mm）和微小胃癌（癌灶直径<5mm）的概念，把胃癌诊断水平推向早期始发阶段，使经根治后5年存活率提高到达100%。

（2）进展期胃癌：①块状型癌：小的如息肉样，大的呈蕈伞状巨块，突入胃腔内，表面常破溃出血、坏死或继发感染。此型肿瘤较局限，生长缓慢，转移较晚。②溃疡型癌：癌中心部凹陷呈溃疡，四周边缘呈不规则隆起，溃疡直径一般大于2.5cm，基底较浅，周围有不同程度的浸润，此型发生出血穿孔者较多见，转移的早晚视癌细胞的分化程度而有所不同。③弥漫浸润型癌：癌细胞弥漫浸润于胃壁各层内，遍及胃的大部或全部，胃壁僵硬，呈革袋状。此型癌的细胞分化较差，恶性程度较高，转移亦较早。

国际上多按传统的 Bomnann 分类，将胃癌分为4型：Ⅰ型即结节型；Ⅱ型指无浸润的溃疡型（井口样，边缘清楚，有时隆起呈围堤状而无周围浸润）。Ⅲ型指有浸润的溃疡型（边界不清，并向四周浸润）；Ⅳ型即弥漫型。

根据组织学结构可分为4型：①腺癌。②未分化癌。③黏液癌。④特殊类型癌，包括腺鳞癌、鳞状细胞癌、类癌等。有人根据胃癌的生物学特性，将其分为2种，即肠型癌、弥漫型癌，其中肠型癌多属分化较高的管状或乳头状腺癌，呈局限生长；弥漫型癌分化差，呈浸润生长。

三、临床表现

（一）症状

胃癌早期，临床症状多不明显，也不太典型，如捉摸不定的上腹不适、隐痛、嗳气、反酸、食欲减退、轻度贫血等，类似胃十二指肠溃疡或慢性胃炎等症状。晚期可出现以下几方面的症状。

（1）胃部疼痛为胃癌常见的症状，初期可隐痛、胀满，病情进一步发展疼痛加重、频繁、难以忍耐，肿瘤一旦穿孔，则可出现剧烈腹痛的胃穿孔症状。

（2）食欲减退、消瘦、乏力，这是一组常见而又不特异的胃癌表现。

（3）恶心、呕吐等，胃窦部癌增长到一定程度，可出现幽门部分或完全梗阻而发生呕吐，呕吐物多为宿食和胃液；贲门部癌和高位胃小弯癌可有进食梗阻感。肿瘤破溃或侵袭到血管，导致出血或突发上消化道大出血。

（4）再晚期，出现上腹肿块或其他转移引起的症状，如肝大、腹腔积液、锁骨上淋巴结肿大。此时消瘦、贫血明显，终成恶病质。

（二）体征

体检在早期多无特殊，晚期上腹肿块明显多呈结节状，质硬，略有压痛；若肿块已固定，则多表示浸润到邻近器官或癌块附近已有肿大的淋巴结块。发生直肠前凹种植转移时，直肠指诊可摸到肿块。

四、检查

（1）实验室检查

1）胃液分析：正常胃液无色或浅黄色，每100ml中游离盐酸0~10U，胃癌患者的胃酸多较低或无游离酸。当胃癌引起幽门梗阻时，可发现大量食物残渣，如伴有出血，则可出现咖啡样液体，对胃癌诊断具有一定的意义。

2）大便潜血：反应持续性大便潜血阳性，对胃癌的诊断有参考价值。

3）细胞学检查：目前临床取材方法有以下几种。

A. 一般冲洗法检查：前一天晚饭进流质，当天早晨禁食，下胃管抽空胃液，再用生理盐水反复冲洗，并让患者变换体位，最后收集冲洗液，离心后涂片、染色。

B. 直视下冲洗法：用纤维胃镜在直视下对可疑病变进行冲洗，再用导管吸出冲洗液进行检查。

C. 刷拭法：在纤维胃镜直视下，对可疑病变用尼龙细胞刷来回摩擦后取出涂片镜检。

D. 印片法：纤维胃镜直视下活检，取出胃黏膜组织在玻片上涂片镜检。

胃脱落细胞学检查是诊断胃癌的一种比较好的方法，操作简单、阳性率高、痛苦少、患者易于接受。但它不能确定病变的部位，和X射线钡餐，胃镜检查联合应用，可提高胃癌的早期诊断率到98%。胃癌细胞表现为成簇、多种形态或重叠，出现印戒细胞；细胞内核比例增大，核膜增厚、核仁增大、核染色质不规则和颗粒大等改变。

（2）X射线检查：钡餐造影主要观察胃的轮廓失常、黏膜形状的改变、蠕动以及排空时间等做出诊断。X射线诊断胃癌的正确率为70%~90%。不同类型的胃癌，其X射线表现亦各不同，蕈伞型癌主要表现为突入胃腔内的不规则充盈缺损，黏膜破坏或中断。溃疡型癌表现为位于胃轮廓以内的溃疡龛影，溃疡边缘不整齐附近胃壁僵直。浸润型癌表现胃壁僵硬，蠕动和黏膜皱襞消失，胃腔缩窄而不光滑，钡剂排出较快。如整个胃受侵则呈革袋样胃。

X射线钡餐检查对早期胃癌的确诊率可达89%，但需要应用各种不同的检查法，包括不同充盈度的投照、黏膜纹显示、控制压力量的加压投照和双重对比等方法。早期胃癌隆起型，在适量钡剂充盈下加压或在中等量充气的双重对比下，能显示出小的充盈缺损。表浅型因有轻度的低洼，可见一小片钡剂积聚或在充盈相呈微小的突出。凹陷型的在加压投照或双重对比时有钡剂积聚，其形态多不规则，邻近黏膜呈杆状中断。

（3）内窥镜检查：由于纤维内窥镜技术的发展和普遍应用，早期胃癌的诊断率和术后5年生存率明显提高。现今应用的电子内窥镜，其特点是直径较细，广角前视、高分辨率、高清晰度，包括内窥镜、电视显示和录像，还可摄像。最近又有超声内镜，胃癌可按5层回声带的改变来辨别胃癌的浸润深度，甚至发现胃外淋巴结转移。

胃癌的确诊有待于胃镜进行活组织检查。每次要多挟几处，在四周分点取材，不要集中于一点，以避免漏诊。

（4）血管造影检查（DSA）：胃癌的术前诊断，主要依靠X射线双重对比造影及胃镜检查。两者都是从胃的黏膜而来观察、发现病灶，就其定性诊断有较高的敏感性，但做定量诊断则是粗略的，可靠性不大。利用DSA进行胃癌的定量诊断技术可清楚地显示肿瘤浸润范围、深度、病灶数量、周围有无侵犯、病灶周围淋巴结及远隔脏器有无转移等情况，可为能否手术切除和切除范围提供影像学依据。陈晓林等报道11例手术切除标本的病理改变与DSA所见相对照，其符合率为86.6%。其方法为：①患者仰卧位，常规消毒。②在局部麻醉下采用Seldinger法，经右侧股动脉穿刺插管。③分别行腹腔动脉、选择性胃左动脉及脾动脉（DSA）。④使用45%泛影葡胺3～6ml/s，总量12～13ml。

胃癌DSA所见：①肿瘤供血动脉二级分支以下血管增多、紊乱、迂曲、边缘不整、细不均。②二分支血管呈网状，边缘不整、毛糙。③不规则的肿瘤染色。④造影时见胃腔内有斑点状造影剂外渗，呈雪花状改变。⑤供血动脉主干血管增粗、僵硬、边缘不整呈锯齿状改变。⑥附近淋巴结染色（血管化）增大，肝内有转移灶。

（5）放射免疫导向检查：胃癌根治术成败的关键在于能否在术时确定胃癌在胃壁内的浸润及淋巴结转移的范围，发现可能存在的临床转移灶从而彻底合理地切除，放射免疫导向检查使之成为可能。方法：选用高阳性反应率、高选择性及高亲和力的抗胃癌McAb3H$_{11}$，将纯化后的McAb以Iodogen法标记^{131}I。将此^{131}I－3H以250～800uc及墨汁于术前经胃镜作胃局部多点注射。手术时应用手提式探测器作贴近组织的探测，该探测器的大小为12.7～25.4cm，准直孔径4cm，探测的最小分辨距离为1.8cm，可探及4×10^{5}癌细胞，且有较好的屏蔽性。因此可探及小于1mm的亚临床转移灶如淋巴结和可疑组织。

（6）四环素荧光试验：四环素试验的方法很多，但基本原理都是根据四环素能与癌组织结合这一特点。如四环素进入体内后被胃癌组织所摄取，因而可以在洗胃液的沉淀中找到荧光物质。方法是口服四环素250mg，每日3次，共5d，末次服药后36h洗胃，收集胃冲洗液，离心后的沉渣摊于滤纸上，温室干燥，暗室中用荧光灯观察，有黄色荧光者为阳性。阳性诊断率为79.5%。

（7）胃液锌离子测定：胃癌患者胃液中锌离子含量较高，胃癌组织内含锌量平均为健康组织含锌量的2.1倍。因在胃癌患者胃液内混有脱落的癌细胞，癌细胞锌经过胃酸和酶的作用，使其从蛋白结合状态中游离出来，呈离子状态而混入胃液中，所以胃癌患者的胃液中锌离子含量高。

（8）腹部CT检查：CT检查可显示胃癌累及胃壁向腔内和腔外生长的范围，邻近的解剖关系和有无转移等。胃癌的CT表现大多为局限性胃壁增厚（＞1cm）。各型胃癌的CT上均可见胃内外缘轮廓不规则，胃和邻近器官之间脂肪层面消失。当观察到小网膜、大网膜、脾门、幽门下区淋巴结肿大时，多提示淋巴道转移。如有肝、肾上腺、肾、卵巢、肺等转移，均可在CT上清楚显示。

五、并发症

（1）出血约5%的患者可发生大出血，表现为呕血和（或）黑便，偶为首发症状。
（2）幽门或贲门梗阻取决于胃癌的部位。
（3）穿孔比良性溃疡少见，多发生于幽门前区的溃疡型癌。

六、分期

1. 临床病理分期是选择胃癌合理治疗方案的基本　　国际上有关分期甚多，几经修改现今通用的是

1988 年由国际抗癌联盟（IUCC）公布的新 PTNM 分期。P 代表术后病理组织学证实，T 指肿瘤本身，N 指淋巴结转移，M 指远处转移。然后按照肿瘤浸润深度将 T 分为：T_1 不管肿瘤大小，癌灶局限于黏膜或黏膜下层的早期胃癌；T_2 癌灶侵及肌层，病灶不超过 1 个分区的 $1/2$；T_3 肿瘤侵及浆膜或虽未侵及浆膜，但病灶已经超过一个分区的 $1/2$，但未超过 1 个分区；T_4 肿瘤已穿透浆膜或大小已超过 1 个分区。根据淋巴结转移至原发癌边缘的距离，将 N 分为：N_0 无淋巴结转移；N_1 指 <3cm 内的淋巴结转移；N_2 指 >3cm 的淋巴结转移，包括胃左动脉、肝总动脉、脾动脉和腹腔动脉周围的淋巴结。M 则分为：M_0，即无远处转移；M_1 有远处转移，包括 12～16 组淋巴结转移。

2. 美国肿瘤联合委员会 AJCC 的 TNM 分类如下　如下所述。

胃癌 TNM 分期

原发肿瘤（T）

Tx　原发肿瘤无法评估

T_0　无原发肿瘤的证据

Tis　原位癌：上皮内肿瘤，未侵及固有层

T_1　肿瘤侵犯固有层或黏膜下层

T_2　肿瘤侵犯固有肌层或浆膜下层

T_{2a}　肿瘤侵犯固有肌层

T_{2b}　肿瘤侵犯浆膜下层

T_3　肿瘤穿透浆膜（脏层腹膜）而尚未侵及邻近结构

T_4　肿瘤侵犯邻近结构

区域淋巴结（N）

Nx　区域淋巴结无法评估

N_0　区域淋巴结无转移

N_1　1～6 个区域淋巴结有转移

N_2　7～15 个区域淋巴结有转移

N_3　15 个以上区域淋巴结有转移

远处转移（M）

Mx　远处转移情况无法评估

M_0　无远处转移

M_1　有远处转移

组织学分级（G）

Gx　分级无法评估

G_1　高分化

G_2　中分化

G_3　低分化

G_4　未分化

0 期	Tis	N_0	M_0
Ⅰ A 期	T_1	N_0	M_0
Ⅰ B 期	T_1	N_1	M_0
	$T_{2a/b}$	N_0	M_0
Ⅱ 期	T_1	N_2	M_0
	$T_{2a/b}$	N_1	M_0
	T_3	N_0	M_0
Ⅲ A 期	$T_{2a/b}$	N_2	M_0
	T_3	N_1	M_0

	T_4	N_0	M_0
ⅢB 期	T_3	N_2	M_0
Ⅳ期	T_4	$N_{1 \sim 3}$	M_0
	$T_{1 \sim 3}$	N_3	M_0
	任何 T	任何 N	M_1

七、诊断

　　胃癌到了晚期，根据胃痛、上腹肿块、进行性贫血、消瘦等典型症状，诊断并不困难，但治愈可能性已经很小。胃癌的早期诊断是提高治愈率的关键。问题是胃癌的早期症状并不明显，也没有特殊性，容易被患者和医务人员所忽略。为了早期发现胃癌，做到下列两点是重要的：①对于胃癌癌前病变者，如胃酸减少或胃酸缺乏、萎缩性胃炎、胃溃疡、胃息肉等，应定期系统随诊检查，早期积极治疗。②对40 岁以上，如以往无胃病史而出现早期消化道症状或已有长期溃疡病史而近来症状明显或有疼痛规律性改变者，切不可轻易视为一般病情，必须进行详细的检查，以做到早期发现。

八、鉴别诊断

　　（1）胃溃疡：胃溃疡与溃疡型胃癌常易混淆，应精心鉴别，以免延误治疗（表 7 – 1）。

表 7 – 1　胃溃疡与胃癌鉴别

项目	胃溃疡	胃癌
年龄	好发于 40 岁左右	40 ~ 60 岁最常见
病史和症状	病程缓慢，有反复发作史；痛有规律性，抗酸剂可缓解，一般无食欲减退	病程短，发展快，疼痛不规律，持续性加重，食欲减退，乏力，消瘦
体征	无并发症时一般情况良好，上腹部可有轻压痛，无肿块，左锁骨上无肿大淋巴结	短期内出现消瘦、贫血，晚期可表现恶病质，上腹部可扪及包块或腹腔积液及左锁骨上淋巴结肿大
实验室检查	胃酸正常或偏低，查不到癌细胞，大便潜血并发出血时为阳性，治疗后可能转阴性	胃酸减低或缺乏，并可能查到癌细胞，大便潜血常持续阳性
X 射线钡餐检查	胃壁不僵硬，蠕动波可以通过溃疡一般小于 2.5cm，为圆形或椭圆形龛影，边缘平滑也无充盈缺损	肿瘤处胃壁僵硬、蠕动波中断消失，溃疡面大于 2.5cm，龛影不规则、边缘不整齐；突出胃腔内肿块可呈充盈缺损
胃镜检查	溃疡呈圆形或椭圆形，边缘光滑、溃疡基底平坦	溃疡多不规则，边缘呈肿块状隆起，有时伴出血糜烂，溃疡底凹凸不平

　　（2）胃结核：多见于年轻人，病程较长，常伴有肺结核和颈淋巴结核。胃幽门部结核多继发于幽门周围淋巴结核，X 射线钡餐检查显示幽门部不规则充盈缺损。胃镜检查时可见多发性匐行性溃疡，底部色暗、溃疡周围有灰色结节，应当取活检检查确诊。

　　（3）胃恶性淋巴瘤：胃癌与胃恶性淋巴瘤鉴别很困难，但其鉴别诊断有其一定的重要性。因胃恶性淋巴瘤的预后较胃癌好，所以更应积极争取手术切除。胃恶性淋巴瘤发病的平均年龄较胃癌早，病程较长而全身情况较好，肿瘤的平均体积一般比胃癌大，幽门梗阻和贫血现象都比较少见，结合 X 射线、胃镜及脱落细胞检查可以帮助区别。但有时最后常需要病理检查才能确诊。

　　（4）胰腺癌：胰腺癌早期症状为持续性上腹部隐痛或不适，病程进展较快，晚期腹痛较剧。自症状发生至就诊时间一般平均 3 ~ 4 个月。食欲减低和消瘦明显，全身情况短期内即可恶化。而胃肠道出血的症状则较少见。

九、治疗

　　目前综合治疗是提高胃癌生存率和生活质量的保证。综合治疗的目的有以下几点：去除或杀灭肿瘤，提高患者的生存率；使原来不能手术切除的病例得以接受手术治疗；减少局部复发和远处转移播散的机会，提高患者的治愈率；改善患者的一般状况及免疫功能，提高生活质量和延长生存期。

胃癌综合治疗的基本原则：胃癌根治术是目前唯一有可能将胃癌治愈的方法。胃癌诊断一旦确立，应力争早日手术切除；胃癌因局部或全身的原因，不能行根治术也应争取做原发病灶的姑息性切除；进展期胃癌根治术后应辅以放疗、化疗等综合治疗；各种综合治疗方法应根据胃癌的病期、全身状况选择应用，而不是治疗手段越多越好；对不能手术者，应积极地开展以中西药为主的综合治疗，大部分患者仍能取得改善症状、延长寿命之效。

（张　健）

第六节　胃十二指肠良性肿瘤

胃良性肿瘤少见，占胃肿瘤的 1%~5%，而十二指肠良性肿瘤更为少见，占所有小肠肿瘤的 9.9%~29.8%。胃十二指肠良性肿瘤按其发生组织的不同可分为二类：来自黏膜的上皮组织，包括息肉或腺瘤；来自胃、十二指肠壁的间叶组织，包括平滑肌瘤、脂肪瘤、纤维瘤以及神经、血管源性肿瘤等，以息肉和平滑肌瘤比较多见，约占全部胃十二指肠肿瘤的 40%。

一、息肉

（一）概述

胃十二指肠息肉是一种来源于胃十二指肠黏膜上皮组织的良性肿瘤，发病率占所有良性病变的 5% 以上。

根据息肉的组织发生、病理组织形态、恶性趋势可分为腺瘤性息肉、增生型息肉和炎性纤维样息肉等。

1. 腺瘤性息肉　为真性肿瘤，发病率占息肉的 3%~13%，多见于 40 岁以上男性，60% 为单发性，外形常呈球形，部分有蒂或亚蒂，广基无蒂者可占 63%，胃腺瘤直径通常在 1.0~1.5cm，部分可增大到 4cm 以上，胃窦部多见，腺瘤表面光滑或呈颗粒状，甚至分叶状、桑葚状，色泽可充血变红，位于贲门、幽门区者经常形成糜烂或浅溃疡，息肉之间的黏膜呈现正常。若整个黏膜的腺体普遍肥大，使黏膜皱襞消失而呈现一片肥厚粗糙状，并伴多发性息肉者，称为胃息肉病。

腺瘤虽属良性，但腺上皮有不同程度的异常增生，重度者和早期癌不易鉴别，故称其为交界性病变。依据病理形态可分为管状腺瘤和乳头状腺瘤（或绒毛状腺瘤），前者是由被固有层包绕分支的腺管形成，腺管排列一般较规则，偶见腺体扩张成囊状，腺体被覆单层柱状上皮，细胞排列紧密；后者是由带刷状缘的高柱状上皮细胞被覆分支状含血管的结缔组织索芯组成，构成手指样突起的绒毛，有根与固有层相连。该两型结构可存在于同一息肉内（绒毛管状或乳头管状腺瘤），伴有不同程度异形增生是癌变的先兆。同一腺瘤内亦可发生原位癌乃至浸润癌的变化。息肉性腺瘤的癌变率不一，管状腺瘤的癌变率约为 10%，乳头状腺瘤癌变率则可高达 50%~70%。息肉直径大于 2cm，息肉表面出现结节、溃疡甚或呈菜花状，息肉较周围黏膜苍白，息肉蒂部宽广，周围黏膜增厚，则常是恶性的征象。

2. 增生性息肉　较常见，约占胃良性息肉的 90%。多为单发，无蒂或有蒂，表面光滑，色泽正常或稍红，突出黏膜表面，其表面是分泌黏液的柱状细胞，基质丰富。息肉直径通常 <1cm。常见于胃窦部，是慢性炎症引起黏膜过度增生的结果，该息肉是由增生的胃小凹上皮及固有腺组成，偶可观察到有丝分裂象和细胞的异形增生。间质以慢性炎症性改变为其特点，并含有起源于黏膜肌层的纤维肌肉组织条带，常见于萎缩性胃炎、恶性贫血以及胃黏膜上皮化生患者，其中 90% 患者胃酸缺乏。增生性息肉的癌变率很低（<5%），极少部分癌变系通过腺瘤样增生或继发性肠化生、异形增生发展而来。随访发现部分增生性息肉患者胃内除息肉外同时存在浸润癌，发生率约为 2.3%，值得注意。

3. 炎性纤维样息肉　可能是一种局限形式的嗜酸性胃炎，可为单发或多发，无蒂或蒂很短，也好发于胃窦部。病变突向胃腔，组织学所见为纤维组织、薄壁的血管以及嗜酸细胞、淋巴细胞、组织细胞和浆细胞的黏膜下浸润。其发病机制仍不清楚，可能是一炎性病变的过程。

（二）诊断

大多数胃十二指肠息肉患者无明显临床症状，往往是在 X 线钡餐检查、胃镜检查或手术尸检标本中偶然发现。息肉生长较大时可出现上腹不适、疼痛、恶心、呕吐，若息肉表面糜烂、出血，可引起呕血和黑便。疼痛多发生于上腹部，为钝痛，无规律性与特征性。位于贲门附近的胃息肉偶可出现咽下困难症状，位于幽门区或十二指肠的较大腺瘤性息肉可有较长的蒂，可滑入幽门口，表现为发作性幽门痉挛或幽门梗阻现象。如滑入后发生充血、水肿、不能自行复位，甚至出现套叠时，部分胃壁可发生绞窄、坏死、甚或穿孔，发生继发性腹膜炎。位于 Vater 壶腹部肿瘤，可压迫胆管，出现梗阻性黄疸。部分腺瘤性息肉患者往往有慢性胃炎或恶性贫血的表现。大多数患者体格检查无阳性体征。

胃息肉因症状隐匿，临床诊断较为困难。约25%的患者大便潜血试验阳性。大多数息肉可由 X 线诊断，显示为圆形半透明的充盈缺损，如息肉有蒂时，此充盈缺损的阴影可以移动。无论是腺瘤性息肉还是增生性息肉，胃镜下的活组织检查是判定息肉性质和类型的最常用诊断方法。如息肉表面粗糙，有黏液、渗血或溃疡，提示有继发性炎症或恶变。对于小的息肉，内镜下息肉切除并回收全部息肉送检病理诊断最可靠；对较大的息肉，细胞刷检对判断其良恶性可能亦会有些帮助。较大的胃息肉多是肿瘤样病变，钳夹活检可作为最基本的诊断方法，依据组织学结果决定进一步诊疗方法。有些腺瘤性息肉恶变早期病灶小、浅，很少浸润，而胃镜下取材有局限性，不能反映全部息肉状态而易漏诊。所以对胃息肉患者，即使病理活检是增生性息肉或腺瘤性息肉，均需要在内镜下切除治疗。对于大息肉，镜下切除有困难者需手术治疗。胃息肉患者应行全消化道检查，以排除其他部位息肉的存在，因此类息肉患者更常见结直肠腺瘤。

（三）治疗

内镜下切除息肉是治疗胃息肉的首选方法。随着内镜技术的发展和广泛应用，镜下处理胃十二指肠息肉已普遍开展，且方法较多。开腹手术的适应证：未能明确为良性病变的直径大于2cm的有蒂息肉；直径大于2cm的粗蒂或无蒂息肉；息肉伴周围胃壁增厚；不能用内镜圈套器或烧灼法全部安全切除的息肉；内镜切除的组织学检查持续为侵袭性恶性肿瘤。手术切除包括息肉周围一些正常组织。如果发现浸润癌或息肉数量较多时，可行胃大部切除。

二、平滑肌瘤

（一）概述

胃十二指肠平滑肌瘤是最常见的起源于中胚层组织的良性肿瘤。胃平滑肌瘤占有临床症状的胃部病变的0.3%，占全部胃肿瘤的3%，占全部胃良性肿瘤的23.6%。本病多见于中年人，男女发病率之比为1.3 : 1。

对胃平滑肌瘤的组织来源目前仍有争议，最近随着电镜和免疫组化技术的应用，有些作者提出部分平滑肌瘤来自胃肠道肌间神经丛神经膜细胞或来自未分化的间叶细胞的观点。平滑肌瘤早期位于胃十二指肠壁内，随着不断的扩展，肿瘤可突入腔内成为黏膜下肿块（内生型），或向壁外发展成为浆膜下肿块（外生型），前者为常见的形式。偶有呈哑铃状肿瘤而累及黏膜下和浆膜下者。胃平滑肌瘤可发生于胃的任何部位，但以胃体部（40%）常见，其次为胃底、胃窦、贲门。有2.1%胃平滑肌瘤可发生恶变，十二指肠平滑肌瘤5%~20%可发生恶变。平滑肌瘤表面光滑，或呈分叶状，没有包膜，在其边缘的肿瘤细胞与周围的胃壁细胞互相混合，易与恶性平滑肌瘤混淆。多形性细胞和有丝分裂象的存在提示为恶性病变，但决定恶性的唯一结论性证据是肿瘤的转移和胃内浸润性生长。所有胃平滑肌瘤应该怀疑恶性可能，直到随时间和行为表现提供了相反的证据。

（二）诊断

胃平滑肌瘤的临床表现差异较大，决定于肿瘤的大小、部位、发展形势。肿瘤小者可无症状，较大的向胃腔内生长的肿瘤可引起上腹部压迫感、饱胀和牵拉性疼痛。肿块伴有黏膜糜烂、溃疡者可导致反复上消化道出血，并可致缺铁性贫血。有的患者以呕血为首发症状，且呕血量较大，也有以消化不良或单纯黑便为症状者。20%的胃平滑肌瘤位于幽门附近，但位于幽门部巨大平滑肌瘤，偶可引起梗阻症状。发生于胃大弯向胃外生长的肿瘤，有时可以在上腹部触及肿块。

当胃平滑肌瘤肿块较小时缺乏临床症状，晚期并发溃疡时又易误诊为消化性溃疡或胃癌。文献报道其诊断符合率仅为21.1%～42.9%。目前主要借助于X线和胃镜检查进行诊断。胃平滑肌瘤X线表现为突入胃腔内的球形或半球形肿物，边线光滑规整，界限清楚，多形成一个孤立的充盈缺损，胃壁柔软，周围正常黏膜可直接延伸到肿物表面，形成所谓的"桥形皱襞"。并发溃疡者肿物表面可形成典型的龛影，常较深，周围无黏膜聚集现象。腔外型平滑肌瘤由于肿瘤的牵拉和压迫，胃壁可有局限性凹陷，黏膜皱襞展开，或呈外在压迫样缺损。哑铃型平滑肌瘤，肿块向腔内外生长，既可见到胃内光滑块影，胃又有不同程度的受压及黏膜展平。但X线检查不能确定肿瘤的性质。通常胃镜由于取材表浅，对黏膜下肿瘤的确诊率不足50%。超声内镜检查有助于胃平滑肌瘤的诊断，CT及MRI亦有帮助。

（三）治疗

胃平滑肌瘤的治疗以手术为主，切除范围应包括肿瘤周围2～3cm的胃壁，肿瘤摘除手术是不恰当的治疗方法。切除标本必须送冰冻切片检查，如诊断为恶性，宜扩大切除范围或做胃大部切除术。

三、其他较少见的良性肿瘤

（一）神经纤维瘤及纤维瘤

多位于胃幽门侧近小弯部分，为多发性，一般比平滑肌瘤小，可带蒂而突入至胃腔内，也可以无蒂而位于胃壁黏膜下或浆膜下。生长缓慢，也可发生浅在的黏膜溃疡而有慢性小量出血。神经纤维瘤可恶化为肉瘤，也可并有全身性的神经纤维瘤病。

（二）脂肪瘤

多为单发，带蒂或无蒂，多数位于黏膜下，好发于胃幽门侧。肿瘤一般呈分叶状，大小不等。可发生黏膜溃疡，但多数无症状。

（三）血管瘤

可分为毛细血管瘤和海绵状血管瘤两种，前者色红，后者色青。一旦伴发黏膜溃疡，则引起出血和慢性贫血。

（四）畸胎瘤

胃畸胎瘤是一种少见的多发生于男性婴幼儿的一种良性肿瘤，由多种组织组成，为囊性或实质性，既可向胃内生长，也可向胃外生长，其发病率占畸胎瘤的1%以下。

（张　健）

第七节　十二指肠憩室

一、概述

（一）病因

憩室形成的基本原因是十二指肠肠壁的局限性薄弱和肠腔内压力升高。肠壁薄弱的原因可能为先天性肌层发育不全或缺乏内在的肌肉紧张力或随年龄增加，肠壁肌层发生退行性变。憩室也与十二指肠的特殊性有关。特别在乏特（vater）壶腹周围，如胆管、胰管、血管穿过处，肠壁较易有缺陷，憩室也多发生在这些部位。憩室形成与肠腔内压长期增高有关。至于肠内压增高的机制尚不完全清楚。另外，憩室形成还可能与肠外病变所形成粘连牵扯、肠脂垂的脂肪积聚过多、局部神经学营养障碍等因素有关。

（二）病理

十二指肠憩室可分为原发性和继发性两种。原发性憩室又称先天性或真性憩室，憩室壁的结构与肠壁完全相同，含有黏膜、黏膜下层和浆肌层等肠壁的全层结构。憩室在出生时即存在，显然是一种先天性发育异常。

继发性憩室又称后天性或假性憩室，憩室形成初期，憩室可能含有肌层，随着憩室增大，肌层逐渐消失，使憩室壁仅有黏膜、黏膜下肌层和浆膜层。憩室大多为单个，约占90%，但10%患者同时有两个以上憩室或胃肠道其他部分（如胃、空肠、结肠）也有憩室存在。

十二指肠憩室的发病分布60%~70%憩室发生在十二指肠降部，其中多半集中在乳头附近2.5cm以内，称为乳头旁憩室；其次为第3及第4段（水平部及上升部），占20%~30%；十二指肠第一段真性憩室很少见。

另有一类所谓十二指肠腔内憩室，是向肠腔内突出的、内外两面均有黏膜覆盖、并开口与十二指肠腔相通。此类憩室少见，实际上是肠管畸形，与前述的憩室性质不同，但也可以引起类似前述憩室的症状和并发症，在外科处理上，原则相同。

二、诊断

（一）并发症

1. 憩室炎　肠内容物潴留在憩室内，可能因排空不畅，经常刺激其内壁而发生急性或慢性炎症，或者引起憩室周围炎、十二指肠炎或胆管炎等。患者常有饱胀感或不适感，或有右上腹疼痛，并向背部放射，可伴有恶心，呕吐甚至呕血，若壶腹区憩室炎亦可引起黄疸。查体在右上腹有压痛，其压痛点可低于胆囊压痛点。症状常在饱食后出现或加剧，呕吐后能缓解。

严重的憩室炎可引起坏疽、穿孔或腹膜炎，也可因黏膜溃疡侵蚀小动脉而引起大出血。

2. 梗阻　十二指肠肠腔外或肠腔内憩室膨胀时均可压迫十二指肠，引起部分梗阻。位于十二指肠乳头附近的憩室也可压迫胆总管或胰管，引起继发性的胆管或胰腺的病变。有报告憩室可压迫胰腺导管引起阻塞，导致胰腺坏死；还有报道81例胆总管梗阻而施行胆总管十二指肠吻合术中，29例由十二指肠憩室所致，其中壶腹乳头开口于憩室中有10例，憩室口在壶腹乳头开口周围1cm以内者17例。

3. 结石　憩室内形成胆石和粪石较为多见，由于十二指肠憩室反复引起逆行性胆总管感染，造成胆总管下段结石。

4. 肿瘤并存　少数憩室壁内可生长腺癌、肌瘤、肉瘤或憩室壁癌变应引起重视。

（二）临床表现与诊断

85%~90%的十二指肠憩室通常无任何症状，所以常在X线钡餐检查时或手术探查中偶尔发现。十二指肠憩室没有典型的临床表现，所发生的症状多是因并发症而引起，其诊断只有依靠胃肠钡餐检查。一些较小而隐蔽的憩室，尚需在低张十二指肠造影时始能发现。

上腹部饱胀是较常见的症状，系憩室炎所致。伴有暖气和隐痛。疼痛无规律性，制酸药物也不能使之缓解。恶心和呕吐也常见。当憩室内充满食物而呈膨胀时，可压迫十二指肠而出现部分梗阻症状。呕吐物初为胃内容物，其后为胆汁，甚至可混有血液，呕吐后症状可缓解。憩室内潴留的食物腐败或感染后可引起腹泻。

憩室并发溃疡或出血时，则分别出现类似溃疡病的症状或便血。憩室压迫胆总管或胰腺管开口时，更可引起胆管炎、胰腺炎或梗阻性黄疸。憩室穿孔后，呈现腹膜炎症状或腹膜后严重感染。

（三）鉴别诊断

由于本病常无临床表现，即使出现症状，也缺乏特异性。确诊有赖于胃肠钡餐和内镜检查中发现憩室。常规上消化道钡餐X线发现率仅2.4%~3.8%，而低张造影可提高13倍，十二指肠内镜加胰胆管造影憩室的发现率达11.6%（60/516），乳头旁憩室大部分是在ERCP时发现。发现十二指肠憩室存在，是否是患者症状的原因，仍需全面分析，警惕把检查中无意发现的十二指肠憩室作为"替罪羊"

而遗漏引起症状的真正病因，并需与溃疡病、慢性胃炎、慢性胆囊炎和慢性胰腺炎相鉴别。

三、治疗

1. 治疗原则　没有症状的十二指肠憩室无须治疗，更禁忌外科手术。有一定的临床症状而无其他的病变存在时，应先采用内科治疗，包括饮食的调节、制酸剂、解痉药、应用抗生素等，并可采取侧卧位或更换各种不同的姿势，以帮助憩室内积食的排空。由于憩室多位于十二指肠第二部内侧壁，甚或埋藏在胰腺组织内，手术切除比较困难，故仅在内科治疗无效并屡发憩室炎、出血或压迫邻近脏器时才考虑手术治疗。

2. 手术治疗　如下所述。

（1）手术指征：①十二指肠憩室有潴留症状，钡餐进入憩室 6h 后仍不能排空，且伴有疼痛者或出现十二指肠压迫梗阻症状者。②憩室坏疽或穿孔，出现腹膜炎或腹腔后蜂窝织炎及脓肿形成者。③憩室出现危及生命的大出血者。④经内科系统治疗无效或效果不稳定，仍有疼痛或反复出血或影响工作和生活者。⑤憩室直径 >2cm，有压迫附近器官（如胆管、胰管等）的症状者。⑥憩室伴有肿瘤，性质不能确定者。

（2）手术方法：原则上以单纯憩室切除术最为理想，并治疗憩室的并发症，同时要求十分注意保护和避免误伤胆总管和胰管，以及预防发生术后十二指肠瘘和胰腺炎。

手术时寻找憩室十分重要，憩室多位于胰腺后方或包围在胰腺组织内，术中可能不易发现憩室。手术前服少量钡剂，手术时注射空气至十二指肠内或切开肠壁用手指探查寻找憩室开口，可帮助确定憩室的部位。

十二指肠降部外侧和横部、升部的憩室，手术较为简单。憩室较小者可单作内翻术，颈部缝合结扎，既可避免肠瘘的并发症，也不致造成肠腔梗阻。有炎症、溃疡、结石的憩室以及大的憩室，以切除为宜，憩室切除后，应与肠曲的长轴相垂直的方向内翻缝合肠壁切口，以免发生肠腔狭窄。手术的主要并发症为十二指肠瘘。因此，术中可将鼻胃管放置于十二指肠内，术后持续减压数日；必要时，憩室切除部位可放置引流物。憩室的另一种切除方法是在切开十二指肠后，用纱布填塞憩室腔内，然后将憩室内黏膜层完全剔除，再将肠壁黏膜缝合，此法如能成功可以避免缝合部位肠瘘的形成。

1）在十二指肠降部外侧切开腹膜，游离十二指肠并向内侧牵开，暴露憩室。

2）憩室切除后，横形（即与肠曲长轴相垂直的方向）内翻缝合肠壁切口十二指肠乳头旁憩室的切除难度较大，有损伤胆总管和胰管的可能，损伤后并发胆瘘、胰瘘，较为严重。但如有胆管、胰腺疾病并发存在，又必须切除憩室，比较安全的方法是经十二指肠作胆总管括约肌切开成形术，胆总管和胰管内放置支架，再切除憩室，术后保持胆管和胰管的引流通畅。但有时胆管胰管开口于憩室腔内，切除憩室需要切断和移植胆管和胰管，操作技术上很困难，术后发生胆瘘胰瘘的可能性较大。若同时存在多个憩室并遇有显露、切除憩室困难时，可采用改道手术，即行 Billroth Ⅱ式胃部分切除术。

憩室穿孔必须及早进行手术，术中如发现十二指肠旁腹膜后有炎性水肿、胆汁黄染或积气，即应考虑憩室穿孔的可能。此时须切开十二指肠侧腹膜，将肠管向左侧翻转，可发现穿孔的憩室和脓性渗液，如全身或局部条件许可，可做憩室切除，腹膜后放置引流物，否则可将导管插入十二指肠内做减压性的造口，并做空肠造口以供给营养，或缝合幽门做胃空肠吻合术。憩室溃疡出血，可按单纯性憩室予以切除。

（张　健）

第八节　胃癌常用手术

长期以来，根治性切除手术是唯一有可能治愈胃癌的方法。对于早期胃癌施行规范的根治性切除术后，远期生存率已达 90% 以上。因而对于可行根治性切除的病例应积极行根治性切除术。同时目前对外科治疗提出了更高的要求：强调手术根治性的同时，应更加注重保留胃的生理功能，即在巩固、提高生存率和外科治愈率的前提下，应普及微创根治性手术，将进一步改善患者术后生活质量。同时，不可盲目地行根治性手术或扩大性的根治手术。

一、根治性手术的手术范围和合理的淋巴结清扫范围

根治性切除手术是唯一有可能治愈胃癌的方法，所以对上、下切缘无显微镜下癌残留（R_0）的胃切除术患者，通过必要的淋巴结切除术，以期使无腹膜和远处脏器转移的进展期胃癌有可能经手术治疗获得治愈。自20世纪80年代以来，D_2淋巴结清除术作为早期胃癌的标准术式在世界范围内推广应用。然而，统计发现：在早期胃癌淋巴结转移率中，癌肿局限于黏膜层内淋巴结的转移率为0~3%，而癌肿局限于黏膜下层时淋巴结的转移率为20%左右，因此，一律施行D_2及以上手术时，将有70%~80%患者进行了不必要的淋巴结清除，而且预后分析发现这些患者的获益率并未明显提高。大多数早期胃癌患者术后长期存活，因此术后生活质量（quality of life，QOL）至关重要。扩大手术术中失血较多、手术时间长、术后并发症相对增多、住院时间延长；这些都会增加患者的经济负担，并在一定程度上影响术后生活质量。因此，明确胃癌合理的手术指征及手术范围至关重要。

早期胃上部癌是否应行全胃切除术关键在于第5、6组淋巴结是否有转移，大宗资料显示，胃上部癌行全胃切除术的病例在术后病理学检测中发现第5、6组淋巴结均未见转移，且手术中的输血量均高于未行淋巴结清扫的病例，同时，手术时间、术后患者的恢复时间均明显延长，可见手术创伤之大。因此我们认为，早期胃上部癌不应行全胃切除术，应行近端胃大部切除，残胃食管吻合术或行近端胃超大部切除、保留幽门（或幽门窦）的空肠间置术，这样可明显减少全胃切除术后的并发症，提高患者术后生活质量。

而对于早期胃下部癌是否有必要施行规范的D_2根治性手术呢？答案同样也是否定的。目前文献报道：原先认为标准的D_2淋巴结清扫或加第7、8a或D_1淋巴结清扫，经过研究分析发现，对于早期胃下部癌仅需清扫第3、4、5、6、7、8a、9组淋巴结即可。因为第1、2组淋巴结出现转移率很低，同时在第1组淋巴结廓清时往往切断迷走神经，且在缝闭胃小弯时有术后食管狭窄的可能，这些均影响患者术后的生活质量。因此，我们认为第1、2组淋巴结不应作为早期胃下部癌的常规清除范围，只有在怀疑为淋巴结转移高危病例时才予以清除。

但是由于绝大多数胃癌确诊时已经是中晚期，因此，为有效提高患者术后生存率，除应尽可能提高胃癌早期诊断率、合理应用综合治疗外，胃癌根治手术方式的标准化、规范化，对提高胃癌治疗效果至关重要。不可否认，我国胃癌外科治疗效果与日本比较，尚有一定的差距。主要原因有二：其一是早期胃癌占治疗病例的比率较低，日本占30%以上，有些医院甚至高达50%~60%，而我国一般在10%以下；其二是标准的胃癌根治术虽然在我国部分医院已经开展，但推广很不平衡。目前有许多医院仍沿用20世纪60—70年代的手术方式，即把病变的胃、大网膜和肿大的淋巴结切除当作胃癌根治术，有些颇具规模的医院的胃癌根治术特别是淋巴结清扫不甚规范，手术记录写着D_2根治术，实际上第2站的淋巴结并没有全部清扫，致使疗效无法明显提高，数据统计和分析不够严谨和科学。要提高我国胃癌的诊疗水平，必须针对上述原因加以改进。日本的早期胃癌高比率是通过内镜广泛筛选获得的，我国胃癌高发区主要分布于经济欠发达的地区和农村，通过内镜广泛筛选来提高早期癌的比率显然是不现实的。因此，改进手术方法，推广D_2标准术式，规范我国胃癌根治术特别是淋巴结清扫术具有重要和现实的意义。

胃癌外科根治术包括充分切除原发癌肿及受侵器官，彻底清除区域淋巴结，完全杀灭腹腔脱落癌细胞。胃是淋巴组织最丰富的器官之一，有16组淋巴结，这16组淋巴结又分为4站。标准根治术包括远端/近端或全胃切除并清扫相应的第1、2站淋巴结。扩大根治术是在上述基础上淋巴结清扫范围扩大到第3、4站。国际抗癌联盟最新规定：至少检出15个淋巴结才能称之为根治术。由于每位患者的淋巴结数目个体差异较大，因此，判断是否是根治术的方法还要看清扫淋巴结的组数和站数。最近美国国立癌症研究院一项包括15 738例胃癌的调查显示：淋巴结的清扫范围越大，越有利于改善患者预后。手术切除及病理检查中检出的淋巴结数目能够明显影响术后分期及生存风险的合理评估，它还会对医生选择辅助治疗方案产生影响。不论肿瘤部位如何，7、8、9三组淋巴结永远属于第2站，所以，凡D_2手术必须对肝总动脉和腹腔动脉干周围的淋巴结进行认真的清扫。为此，剥离应该在血管外膜和血管鞘之间

进行。剥离后，起自腹主动脉的腹腔动脉血管簇包括腹腔动脉干、胃左动脉、肝总动脉、脾动脉起始段应全部裸露，达到既解剖清楚又彻底清除血管周围的淋巴结和其他疏松组织的目的。第 12 组淋巴结与第 5 组淋巴结关系密切，胃远侧部癌的第 12 组淋巴结转移率较高，因此，对这一部位的癌肿，应将肝十二指肠韧带的清扫纳入标准 D_2 的手术常规。要彻底清除肝十二指肠韧带上的淋巴结及脂肪组织，应在十二指肠外侧做 Kocher 切口，充分游离十二指肠（顺便探查第 13 组淋巴结，如为 D_4 手术，则 Kocher 切口为清扫 $16A_2$ 区域的必要步骤），将其向左翻转，易于清除肝十二指肠韧带后的淋巴结和脂肪组织。韧带前的清除则从肝下缘开始切开后腹膜，用钝利相结合的方法，将韧带上的淋巴脂肪组织向下剥离，剥离的组织与切除标本连成整块加以切除。此时，肝十二指肠韧带上只剩下 3 种脉管组织，右前为胆总管及其分支；左前为肝固有动脉和胃十二指肠动脉及其分支；中后方则为门静脉，真正做到韧带的脉络化。强调剥离肝十二指肠韧带的目的有三：①清扫韧带中的第 12 组淋巴结；②由于韧带上的血管裸露，易于在根部结扎胃右动脉；③由于肝十二指肠韧带上重要解剖结构清晰，可以尽量在远端切断十二指肠壶腹，以满足切除 3 ~ 4cm 以上的十二指肠的要求。手术结束后，手术医生要亲自解剖手术切除标本，用钢尺测量各种参数，记录癌肿的病理形态。然后，按正常解剖方位摆好标本，对各组淋巴结进行仔细寻找和解剖并送做病理检查，务求术后分期尽量准确。当然，推广规范化的淋巴结清扫术必须掌握适应证及其范围，Ⅰb 期胃癌以行 D_2 清扫术为宜；Ⅱ、Ⅲ期胃癌应行 D_2 或 D_3 清扫术；Ⅳ期局限型胃癌，仍应争取行扩大淋巴结清扫术。

D_4 手术不是进展期胃癌的常规标准手术，应根据肿瘤的局部情况和患者的全身情况进行个体化选择，避免滥用。其适应证为：癌浸润深度≥S_1；第 2 站有较多淋巴结转移，或第 3 站淋巴结有转移，或第 4 站淋巴结少数转移。D_4 手术要求对后腹膜进行广泛清扫，将腹腔干及其属支、肠系膜根部血管、腹主动脉和腔静脉全部裸露，手术创面大、难度较高，可发生血管损伤、术后腹腔出血和乳糜腹腔积液等并发症。目前不宜普遍开展。

二、联合脏器切除术

联合脏器切除治疗伴有邻近脏器侵犯或已有远处转移的胃癌病例始于 20 世纪 40 年代。1944 年 Longmire 指出，一个包括全胃和区域性淋巴结在内的整块切除术，显然比局部切除原发病灶或胃部分切除在内的整块切除更能达到清除全部恶性组织的目的，同时为了达到根治性的目的，相应淋巴结引流区域的脏器可一并切除。由于当时全胃切除术治疗胃癌的并发症与病死率相当高，联合脏器切除的胃癌扩大根治术没有得到发展。Appleby 于 1948 年提出在腹腔动脉根部离断血管，以清除腹腔动脉周围全部受累的淋巴结（Appleby 手术），这种手术方式现今仍在应用。在 60—70 年代初期，胃癌扩大切除术曾盛行一时，但由于进一步研究发现，行联合脏器切除的病例并没有得出单纯扩大手术给患者带来好处的结论。1969 年，Gilbertsen 总结了 1 983 例胃癌手术患者发现，联合脏器切除术后病死率高达 25%，而 5 年生存率反而从 12.2% 降至 8.8%。Mayo Clinic 等许多医疗中心也都因手术病死率高而放弃此种术式。有人甚至提出，广泛清除没有受累的淋巴结会使局部免疫功能下降，影响生存率。

在临床工作中，对于晚期胃癌的手术治疗是力争根治抑或尽量保守，是否应行联合脏器切除，长期以来存在两种意见。持保守意见者认为既然病程已步入晚期，即使行联合脏器切除，不但于改善预后无补，反而可能因手术过大而增加病死率；而持积极态度者则从根治角度出发，肯定联合脏器切除的实际意义。近年来，多数学者均主张根据胃癌自身的生物学行为、肿瘤分期、肿瘤生长的部位等来决定胃癌切除的范围。

近年来的临床和研究发现，虽然随着围手术期处理的进步、外科手术技术的熟练，联合脏器切除手术并发症发生率和围手术期的病死率已经明显下降，但毕竟这类手术创伤和风险较大，应严格选择患者，切勿盲目扩大清扫。对早期胃癌病例施行联合脾、脾动脉切除术者术后病理检查发现，第 10、11p、11d 淋巴结均未见转移，且术中出血较多；联合横结肠系膜切除术者也同样发现未见转移。由此可见，早期胃癌不需行联合脏器切除术，而且随着对胃癌的发生和发展以及生物学特性的了解，认识到单纯扩大手术对某些类型的胃癌并不能明显提高治愈率。日本最新版胃癌诊治规范中明确对Ⅲ$_A$ 期中的 N_0 和

Ⅲ~B~期肿瘤可采用扩大的胃癌根治切除术。大多数的Ⅳ期肿瘤病例不能单独依靠手术获得根治性治疗，应行以外科手术为主的综合治疗。

而在欧洲和美国，许多医疗中心都反对联合脏器切除治疗胃癌，并认为扩大根治切除并未提高生存率，反而增加了手术并发症的发生率与病死率。1998 年，英国医学研究会（MRC）的外科协作组进行了 400 例患者的研究，发现联合脏器切除术后的术后并发症发生率高达 46%，大大高于常规手术的术后并发症。同时，随访 6.5 年后，联合脏器切除术后的 5 年生存率为 35%，而常规术后患者的生存率为 33%；因此，认为扩大根治手术除了增加并发症外，对患者的预后无明显的改善作用。深入研究发现，对于第 3 站以上淋巴结有转移的病例，即使再扩大切除范围亦不能提高疗效。

因此，对每例胃癌患者都应根据不同的临床分期、不同的组织学类型、不同的生物学特性、不同的年龄与不同的个体，选择不同的手术方式，开展合理的联合脏器切除术来治疗胃癌。对老年及术前有重要器官并存病的患者，尤其不能贸然进行联合脏器切除；而对于年龄较轻、体质较好、没有术前严重并存病以及肿瘤浸润程度和分化程度较好的患者，如果能够达到根治，应力争根治性切除，包括联合脏器切除。总之，一定要选择个体化的治疗方案。

三、微创根治性手术

经腹腔镜辅助做胃大部分切除术的主要优点是对于合适的病例，既能达到治愈的目的，又大大减轻了手术创伤引起的疼痛感。术后恢复快，住院天数明显缩短。适用该手术的患者病变应位于胃幽门窦区或胃体区，而必须施行胃大部分切除，以求根治肿瘤的患者。该手术的过程主要有两部分：首先，通过腹腔镜手术，分离大、小网膜，结扎、切断胃网膜左、右血管和胃左、右血管，横断十二指肠第一段，切除远端胃体；然后再做上腹部正中切口，借此完成胃十二指肠吻合术。该手术的特点是腹部切口小，并能顺利完成胃大部分切除及吻合术。较做常规胃大部分切除术好，切口越小对患者术后恢复越有利；另外，手术创伤小，对患者的免疫力影响也较小。该手术的另一重要优点是能进行胃周围淋巴结的清扫，保证了手术根治的彻底性。

四、保留胃功能的根治性手术

对于不适于施行内镜或腹腔镜手术者，传统上主要施行胃大部分切除，并并发胃周围淋巴结清扫术。但是，为改善患者术后生活质量，尚有几种能替代保留胃功能的根治手术可供临床借鉴。近 20 余年来，"功能保全性手术"的新概念已经形成，其主要的基础有：①临床实践证明，相当一部分肿瘤患者中，可以在保留器官的同时达到根治性切除；②提高患者的生存质量，减少病发率，成为社会的呼声和广大患者的迫切愿望；③手术技巧的长足进步和对肿瘤的发展规律的深入认识；④多学科的综合治疗，保证了在合理缩小手术范围的同时，生存率不低于广泛切除性手术。近年来，不少学者相继开展了保留幽门的胃部分切除术。由于该手术保留了胃幽门括约肌功能，故与传统远端胃大部分切除术相比，具有预防术后碱性反流性残胃炎或食管炎与倾倒综合征、延长残胃食物排空时间、改善消化吸收功能等优点，对改善患者的术后生活质量有重要的临床意义，故对合适的病例，应予积极推广使用。

标准的胃癌根治术一般包括迷走神经切除，以达到彻底清除胃周围淋巴结的目的。胃癌手术切断迷走神经后，胆石症、腹泻等并发症发生率均较高，日本报道高达 22.4%。日本学者三翰晃一等于 20 世纪 90 年代初开始探索在胃癌根治术中保留迷走神经，并开展了该项手术，国内王舒宝等已经进行了解剖学研究。保留迷走神经的胃癌根治术既保留了原有胃癌根治术的根治性，又注重保留功能，有助于提高患者术后生存质量。但在当前早期胃癌发现率仍较低的情况下，有学者认为还应慎重开展，并需要进行长期随访，应在改善预后的同时，提高患者的生活质量。保留迷走神经的胃癌根治术国外也有报道。但总体上看研究数量较少，可能的原因是：进展期胃癌患者主要考虑了 5 年生存率，以达到根治术为首要目的，未将提高生活质量放到重要位置；保留迷走神经实际操作起来较麻烦，延长了手术时间，有些术者不愿意实施。

（陈　茜）

第八章

小肠疾病

第一节　先天性肠旋转不良

先天性肠旋转不良（congenital malrotation of intestine）是胚胎发育过程中由于中肠旋转发生障碍或停滞，造成肠道解剖位置的异常，从而导致各种不同肠梗阻或肠扭转等外科疾病的发生。该病是小儿外科常见疾病之一，常并发肠闭锁、肠重复畸形、内疝等其他畸形。

一、病因病理

1. 病因　正常胚胎在 6~12 周发育过程中，中肠会发生一系列复杂变化：胚胎第 6 周时，由于中肠迅速生长，以至于腹腔不能容纳，被迫自脐部向外突出。脐带内的肠管以肠系膜上动脉为轴心，按逆时针方向旋转。随着腹腔的发育，突出的肠管回纳入腹腔，并继续以肠系膜上动脉为中心逆时针旋转，并逐渐固定于后腹壁。全部肠旋转完成后，小肠起于 Treitz 韧带，从左上斜向右下，止于回盲部。盲肠也随之降至右髂窝。在此过程中，如果中肠未旋转、不完全旋转或反方向旋转等情况均可造成肠旋转不良。

2. 病理　如下所述。

（1）小肠扭转及坏死：中肠旋转不全，小肠系膜不是从左上斜向右下附着于后腹壁，而是悬吊在狭窄的肠系膜上动脉根部，因此小肠活动度很大，在肠蠕动或体位变化较大时，小肠易受重力影响，使肠管以肠系膜上动脉为轴心，发生扭转。轻度肠扭转可自行复位，严重的扭转会造成肠系膜血循障碍，引起广泛性的小肠绞窄性坏死。

（2）十二指肠梗阻：肠旋转异常时，盲肠未降至右髂窝而位于上腹或左腹，附着于盲肠和右后壁之间的 Ladd 纤维索带可直接压迫十二指肠第 2 部分的上方，引起部分或完全的肠梗阻；盲肠也可直接压迫后方的十二指肠引起梗阻。

二、临床表现

各年龄段都有可能发病，但约有 1/2 的肠旋转不良发生在新生儿期，绝大多数的病例发生在 1 岁以内。

1. 呕吐　新生儿最初往往表现为高位肠梗阻，突然出现剧烈呕吐，呈间歇性，呕吐物含有胆汁或小肠液，但出生后 1~2 天仍有正常胎粪排出，此可与小肠闭锁相鉴别。

2. 腹痛　患儿因腹部不适或痉挛性疼痛，有烦躁不安，阵发性哭闹，拒按腹部。较大儿童能说出疼痛的部位和性质，局部有明显的压痛，常会取自动屈曲位以缓解疼痛。

3. 腹胀　腹胀一般出现较晚，腹胀程度与肠梗阻部位有关。十二指肠梗阻常为不完全性，上腹可见膨隆或胃蠕动波，呕吐后腹胀不明显，但随梗阻会反复出现，患儿有消瘦、脱水、体重下降等；低位小肠扭转或结肠扭转，扭转肠袢明显隆起，腹胀较严重。

4. 晚期全身症状　肠扭转若为轻度，症状可随体位变化或自身肠蠕动而缓解，若扭转不能复位，晚期会出现剧烈腹痛，绞窄性肠坏死，全腹膜炎，血便及严重的中毒性休克等症状。

三、临床检查

1. 腹部立位平片　新生儿立位平片腹部可有较典型的双气泡征。年长儿多为不完全肠梗阻，可见胃、十二指肠扩张，很少出现气液平面和双泡征，即使十二指肠完全梗阻，由于患儿剧烈呕吐，典型 X 线征象阳性率也不高。晚期可见明显扩张的"假肿瘤影"孤立肠袢，形态不随体位改变。

2. 上消化道造影　钡剂造影检查诊断价值较大，可以直接了解梗阻部位，明确显示十二指肠空肠袢位置及梗阻近端扩张情况。肠旋转不良时，十二指肠空肠袢与右侧腹部垂直下行，盲肠及升结肠位于腹中上部。

3. 钡剂灌肠　可以直接显示盲肠和结肠的位置。盲肠高位提示肠旋转不良，但盲肠位置正常不能排除肠扭转。

四、诊断与鉴别诊断

1. 诊断　新生儿有哭闹不宁，反复间歇性呕吐胆汁样物，立位平片显示腹部双泡征或三泡征，即可确诊。非新生儿临床表现常不典型，上消化道造影发现胃及十二指肠上部扩张，或钡剂灌肠显示盲肠、结肠位置异常时，应首先考虑本病。对于盲肠位置正常，而临床仍怀疑该病的患儿，两种检查方法联合使用可提高诊断率。

2. 鉴别诊断　本病与十二指肠闭锁、狭窄或环状胰腺疾病鉴别较困难。十二指肠闭锁或狭窄钡餐显示有扩大的"盲端"或十二指肠呈鸟嘴状，环状胰腺为十二指肠降段中部或半环行缩窄状，钡灌肠显示盲肠位置正常。本病钡剂造影示梗阻部位不规则的外压性征象，且盲肠位置多异常。

五、治疗

除部分肠梗阻症状不明显或症状较轻者暂不处理外，有明显肠扭转或肠梗阻表现时，应在胃肠减压，纠正水、电解质及酸碱紊乱，改善全身情况的基础上积极准备手术治疗。对于已发生肠坏死和中毒性休克的严重病例，可不必等待休克完全纠正后再手术，应在积极抗休克的同时施行手术。手术以尽快解除梗阻，恢复肠道通畅为目的。术中根据不同的探查结果决定相应的处理方法。

选右上腹脐上横切口逐层进入腹腔，保护好切口后，将全部肠管轻轻托出至腹腔外，判断肠管扭转异位情况。中肠扭转时肠管一般围绕肠系膜根顺时针旋转 45°~72°，所以需做相应的逆时针方向小肠复位，肠管正确放置位置应是十二指肠空肠袢在腹右侧，盲肠和结肠置于腹左侧，同时切除阑尾，以免日后发生阑尾炎时误诊。

对于 Ladd 束带压迫十二指肠引起梗阻者，分离切断全部 Ladd 束带后有满意的治疗效果。充分游离十二指肠至 Trietz 韧带，将十二指肠空肠向下悬挂于右侧腹部。松解粘连的盲肠及结肠，以及肠袢间粘连，完全松解后一般不需要固定结肠系膜。

肠管松解复位后对其活力的判断尤为重要。肠管色泽正常或由紫红色转为鲜红，证明肠管具有活力，不需特殊处理。如肠管呈紫黑色，刺激后无蠕动以及相应肠系膜动脉未扪及搏动，即可判断肠坏死。如不能肯定是否坏死，可在系膜根部注射普鲁卡因及温热盐水热敷该肠段，10~20min 后观察血循情况。如果肠壁色泽转为红色，蠕动和肠系膜动脉搏动恢复，可回纳腹腔。如果经上述处理仍未见好转，则证明肠管确已坏死，如患儿全身情况允许，可切除坏死肠段，并行一期吻合，如条件不允许，可将坏死或活力可疑段暂时外置，并在肠袢近端造口，待全身情况好转后再行二期处理。尽量保留有生机肠管，避免发生短肠综合征。

术中注意探查其他并发畸形，如十二指肠隔膜闭锁或狭窄，Meckel 憩室，肠重复畸形等病变，发现后予以相应处理。

六、预后

大部分患儿经手术治疗后，能逐渐恢复正常的生长发育。严重的肠扭转致肠坏死，患儿死亡率高。

广泛小肠切除术后会发生短肠综合征，需要长期经中心静脉胃肠外营养，预后不佳。

（陈　茜）

第二节　小肠憩室病

小肠憩室是一种较常见的消化道疾病，是指由于肠腔内压力影响或先天性肠壁发育缺陷，薄弱肠壁向外膨出所形成的袋状突起，或者因胚胎期卵黄管回肠端未闭而形成的 Meckel 憩室。前者憩室壁因不含肌层，称为假性憩室，后者则为真性憩室。

小肠憩室按发生部位可分为十二指肠憩室，空肠、回肠憩室，以及 Meckel 憩室，其中以十二指肠憩室最多见，钡餐检查发现率为 3% ~7%，空肠、回肠憩室发现率次之，Meckel 憩室最少见，发现率仅为 1% ~2%。本节主要讨论空回肠憩室和 Meckel 憩室。

一、空肠、回肠憩室

空肠、回肠憩室中以空肠憩室为多，且 2/3 为多发性憩室。回肠憩室则少见，同时累及空肠、回肠者更为罕见。男性发病率是女性的 2 倍，最常见于 70 岁以上的老年人。

1. 病因病理　发病原因尚不清楚。憩室壁主要由黏膜、黏膜下层和浆膜层组成，肌层极少或缺如。憩室一般位于小肠系膜缘，但亦可位于对系膜缘侧。肠系膜两叶附着处之间和穿入肠壁肌层的两支纵行血管之间的局部肠壁常较薄弱。进入肠壁的动脉在空肠上段较粗，往下逐渐变细，到回肠末端又变粗。进入肠壁的血管越粗，该处的肠壁也越薄弱，所以小肠憩室多位于空肠上段和回肠下段。由于黏膜通过肠壁薄弱部分向肠腔外突出，可发生不协调的肠蠕动亢进，即所谓的"空肠运动障碍"。

2. 临床表现　空肠、回肠憩室一般无任何自觉症状，少数患者有模糊的消化不良、餐后不适、腹鸣音等症状，但这些症状均缺乏特异性。患者有明显腹部症状而就诊时，往往提示伴有并发症出现：①憩室炎和憩室穿孔：憩室内异物容易积聚或肠石留存，反复刺激黏膜，可引起炎症。如果异物堵住狭窄的憩室口，细菌在内滋生感染，憩室内压力增高，最终可导致憩室穿孔，出现弥漫性腹膜炎、局限性脓肿，或形成肠内、外瘘。患者感觉明显腹痛，疼痛可扩散至全腹，并伴有明显的腹部压痛，肠鸣音消失等腹膜炎征象，以及体温升高，脉搏增快等全身反应。②出血：肠黏膜溃疡可导致大量和反复出血，与胃十二指肠溃疡出血相似，所以在为消化道大出血的患者施行手术时，如果未发现有消化性溃疡，应注意检查有无憩室。③梗阻：炎症引起的粘连，憩室所在部位肠袢扭转或巨大憩室压迫周围肠管可引起肠梗阻。④代谢方面紊乱：空回肠在正常空腹时是无菌的，发生憩室后可继发混合性大肠杆菌生长，导致消化紊乱和维生素 B_{12} 吸收障碍，患者出现脂肪痢和巨幼红细胞贫血。

3. 诊断　凡有消化不良和餐后不适等症状而常规检查不能确诊的患者，均应怀疑消化道憩室。腹部隐痛或反复发作的腹部绞痛，常提示有亚急性肠梗阻。腹部平片显示散在性含气囊袋阴影时提示憩室的存在。钡餐 X 线检查可以进一步帮助确诊，可见造影剂进入憩室内，肠道黏膜延续完整，表现为肠道一侧囊袋状龛影。也有人认为螺旋 CT 对小肠憩室诊断更有效。

4. 治疗　空肠、回肠憩室大部分可内科保守治疗，通过适当增加粗纤维饮食，解痉、抗生素抗炎以及补充维生素 B_{12} 等处理，症状一般会缓解。在内科治疗无效或有严重并发症时，考虑手术治疗。

手术采用右侧脐旁或经腹直肌切口。术中仔细寻找憩室，特别注意憩室多发情况。单个憩室只需行单纯憩室切除术，对于较集中的多发憩室，可切除该段肠袢并行端端吻合术。如多发憩室散在整个小肠，应限于切除最大憩室所在肠段。在大出血、憩室穿孔等紧急情况下只应切除有并发症的憩室所在肠段。

对于腹部其他手术时发现的无症状憩室，如憩室较大，可手术切除，对小的多发憩室一般不作处理。

二、Meckel 憩室

Meckel 憩室在小肠憩室中最为少见，为胚胎期卵黄管退化不全所致。男性发病多于女性，比例为

2 : 1。大多数人终生无症状，出现症状时多为发生了各种并发症。任何年龄可出现临床症状，但大多数见于2~3岁以内的婴幼儿期，成人后很少再出现症状。

1. 病因病理　如下所述。

（1）病因：胚胎在正常发育早期，卵黄囊与中肠通过卵黄管相通。胚胎第7周时卵黄管逐渐萎缩，管腔闭锁形成纤维索带，出生后很快从肠壁脱落消失。发育异常时，由于退化不完全，卵黄管可全部或部分残留形成各种类型的畸形：①脐肠瘘或脐窦：即卵黄管未闭，肠与脐相通，或肠端已闭合而脐端开放。②卵黄管囊肿：即卵黄管两端均已闭合，未闭合的中间部分由于分泌液的积聚而形成囊肿。③Meckel憩室：为卵黄管靠近回肠侧未闭合而形成的指状或囊状结构，最多见。

（2）病理：Meckel憩室多数位于距回盲瓣约100cm的回肠末段，一般长约4~5cm，偶可达20cm。憩室腔较回肠腔窄，一般直径为1~2cm。与空肠憩室开口肠系膜缘不同，95% Meckel憩室开口于肠系膜对侧缘，仅5%开口靠近回肠系膜，盲端常游离于腹腔，顶部偶有纤维索条与脐部或腹壁相连。Meckel憩室有自身的血供，组织结构与回肠基本相同，但憩室内常伴有异位组织，如胃黏膜（80%）、胰腺组织（5%）、十二指肠黏膜、结肠黏膜组织等。异位组织黏膜能分泌消化液，可引起溃疡、出血或穿孔。

2. 临床表现　临床症状与发生以下并发症有关。

（1）下消化道出血：出血多见于婴幼儿，约占Meckel憩室并发症一半以上，为异位胃黏膜分泌胃酸导致回肠溃疡所致。急性出血时便血鲜红，短期内可发生失血性休克。慢性长期出血可引起严重贫血。出血常反复出现，检查腹部无阳性体征。

（2）肠梗阻：张于憩室顶端和腹壁的纤维索带可压迫肠管，或以索带为轴心发生的肠扭转，以及憩室带动回肠形成的回结型肠套叠，均可导致急性肠梗阻，常为绞窄性，起病比较急骤，病情严重，很快发生肠坏死及全腹膜炎。

（3）憩室炎及穿孔：憩室有异物存留或引流不畅时可发生炎性病变。慢性憩室炎患者可有反复右下腹隐痛，急性憩室炎除腹痛加重外，还可引起憩室坏疽性穿孔，此时腹痛突然加剧，呕吐和发热，腹部检查右下腹或脐下明显的腹膜炎体征。急、慢性憩室炎注意与急、慢性阑尾炎鉴别。

（4）憩室肿瘤：憩室偶然会发生良性肿瘤（平滑肌瘤、脂肪瘤、神经纤维瘤、腺瘤）、恶性肿瘤（平滑肌肉瘤、腺癌、类癌）以及囊肿。

（5）其他：憩室自身扭转也可发生坏死；憩室滑入腹股沟管疝囊内形成Littre疝，嵌顿后会引起不完全性肠梗阻症状。

3. 诊断　Meckel憩室并发症与急慢阑尾炎、阑尾坏疽穿孔、其他原因引起的肠梗阻以及下消化道出血等疾病的临床表现相似，诊断比较困难，多数患者需要手术探查才能明确诊断，但在儿童期出现上述临床表现，尤其是5岁以下小儿有反复便血者，均应考虑本病的可能。腹部体检时发现有脐瘘或脐窦，有助于确诊。

钡餐X线检查偶可发现Meckel憩室，诊断率较低。由于异位胃黏膜对锝元素有摄取浓聚的特性，故利用^{99m}Tc同位素扫描检查具有诊断意义，准确率可达70%~80%。

4. 治疗　对于已出现并发症的Meckel憩室，均应行手术切除。较小憩室可楔行或V形切除Meckel憩室所在部分回肠壁，烧灼残端，横行缝合缺口两端肠壁，防止肠腔狭窄。对于巨大憩室或有溃疡出血、憩室穿孔、恶性肿瘤等严重并发症患者，主张将憩室及其所在一段回肠一并切除，行端端吻合术。术中发现有纤维索带压迫肠管、肠扭转、肠套叠等情况，解除梗阻后应仔细检查肠管活力，切勿将活力可疑肠段未经处理就送回腹腔。

对于其他疾病腹部手术时意外发现的无症状憩室，切除与否仍有争议。有学者认为，如果患者情况允许，尽量切除憩室以免后患。也有人认为Meckel憩室出现并发症的比例很低，成年后几乎很少发生症状，切除憩室不仅没有必要，还会增加术后并发症。一项研究显示，40岁以下男性，憩室长于2cm者有较高危险性，应考虑行憩室切除。

（陈　茜）

第三节　肠气囊肿症

肠气囊肿症（pneumatosis cystoides intestinalis，PCI）又称为肠积气症（pneumatosis intestinalis）、囊性淋巴积气症（cystic lymphopneumatosis）、腹膜淋巴积气症（peritoneal lymphopneumatosis）、腹气囊肿（abdominal gas cysts）等。PCI 不是一个疾病诊断，而是一种病理现象。临床较少见，其主要特点是肠壁黏膜下或（和）浆膜下有多个含气囊肿。最常见于小肠，多发生于 30～50 岁，男、女性发病无明显差别。

一、病因病理

1. 病因　关于 PCI 的发病机制已争论了数十年，目前存在多种理论，但无一能全部解释各种病理生理改变。根据囊内气体来源不同，大概分为以下几种学说。

（1）机械学说：气体来源于肠道，借助物理压力差进入肠壁内。该学说认为胃肠道压力升高，迫使气体通过黏膜进入肠壁，在黏膜下或浆膜下形成气囊肿。若并发黏膜有破损，更能加快气体在黏膜下弥散，此类情况多见于消化性溃疡伴幽门梗阻、Crohn 病和坏死性肠炎患者。实验方法证实，结扎动脉和淋巴管后的坏死性肠炎可诱发 PCI。但此学说不能解释气囊肿中氢气浓度远远高于肠道的现象。

（2）肺源学说：气体来源于肺部。认为肺泡内压增高致肺泡破裂，气体弥散至组织间隙，其后进入纵隔、腹膜后间隙，再经肠系膜到达肠壁。此情况的发生与慢性阻塞性肺病（COPD）有关，但部分临床 COPD 患者并无纵隔气肿和 PCI 发生。

（3）细菌学说：气体来源于产气荚膜梭菌（Clostridium perfringens）。有学者认为产气杆菌可沿气体进入肠壁径路侵入肠壁，并在黏膜下淋巴管内产生大量气体，淋巴管不同程度的膨胀而形成气囊肿。小鼠体内实验证实，向肠壁黏膜下注入艰难梭菌（Clostridium difficile）可诱发 PCI。抗菌治疗 PCI 后囊内气体消散也支持这一学说。但在临床 PCI 患者尚缺乏黏膜下和气囊肿内细菌生长的证据。

（4）营养失调学说：气体来源于血液中氮气。一般认为由于食物中缺乏某些物质或碳水化合物代谢障碍，导致肠腔内酸性产物增多，肠黏膜通透性增加，酸性物质能与肠壁淋巴管内碱性磷酸盐结合产生 CO_2，与血中的氮气交换而形成气性囊肿。但在临床病例中未得到证实。

（5）其他学说：有人认为肠气囊肿的形成，是由于肠道内缺乏利用 H_2 的细菌，而在正常人体内，H_2 常为产烷细菌和分解硫酸盐类细菌所代谢。也有人认为免疫病理炎性反应参与了肠气囊肿形成，在受累肠壁内发现有单核细胞和异物巨细胞浸润。

2. 病理　气囊肿可发生于胃肠道任何部位，但多见于回肠（76.4%），其次为空肠和结肠，也可在肠系膜、肝胃韧带、镰状韧带、大网膜等处发生。浆膜下气囊肿比黏膜下多见。肉眼观察见肠浆膜面或黏膜面多发丛状的圆形隆起，有如肥皂泡，直径在 0.1～2cm 之间，触之如海绵。有的囊肿带蒂，呈节段状分布，囊肿间气体互不交通。切面见大小不等囊腔，壁薄，镜下见囊壁内衬单层扁平上皮，有淋巴细胞、浆细胞等炎性细胞浸润，周围肠壁组织中可见单核细胞和异物巨细胞。

二、分类

（1）按发病原因可分为原发性和继发性：原发性约占 15%，不伴发胃肠道疾病。继发性常与消化道溃疡（伴幽门梗阻）、肠道炎性疾病、阻塞性疾病、缺血性肠炎等疾患并存。

（2）按发病性质可分为良性和爆发性：爆发性常见于小儿，特别是并发缺血性肠损害的婴儿，可能为产气杆菌侵入肠壁并过度生长导致气囊肿形成。成人多表现为良性 PCI，暴发性发作常与药物、化疗、缺血或伪膜性小肠结肠炎有关。

三、临床表现

大多数 PCI 没有任何临床症状，症状的出现取决于气囊肿的位置以及伴发的基础疾病。PCI 非特异症状有腹部隐痛、腹胀、腹泻、黏液便或便血、便秘以及体重下降等。小肠 PCI 主要症状为腹痛、呕吐、腹胀以及消化吸收不良等，而结肠 PCI 主要表现为腹泻、血便、便秘、里急后重等症状。PCI 特异性症状包括气性囊肿所诱发的肠套叠、肠扭转症状，以及囊肿突入肠腔所导致的机械性肠梗阻和肠蠕动功能障碍。有时气囊肿可自行破裂，出现气腹但并无腹膜激惹征象，此为 PCI 特征性表现。腹膜后位肠气囊肿破裂可发展为腹膜后积气，患者常有腹部不适、腹胀、消化不良等症状。腹部体检很难有阳性发现，偶尔会触到腹腔或直肠包块。但肠气囊肿的大小和肠道受累范围往往并不与 PCI 症状和疾病严重程度成正比。

四、诊断

PCI 一般无症状，即使出现症状也缺乏特异性，常需借助各项临床检查明确诊断。

（1）腹部立位平片：对怀疑有 PCI 的患者应首先进行该项检查。可见沿受累肠管周围分布有大小不等、圆形或类圆形透光区，散在或聚集呈串珠状、链条状或葡萄状。如果气囊肿破裂，膈下还可看到游离气体。临床约 2/3 患者可有上述 X 线征象。

（2）钡剂造影检查：肠气囊肿常在 X 线钡剂检查其他胃肠道疾病时无意中发现。钡餐或钡剂灌肠造影显示，肠壁黏膜下多发的圆形或类圆形光滑的充盈缺损，基底较宽，密度低，可变形，局部肠壁柔软。上述表现，尤其是充盈缺损呈低密度的特征，易与多发性息肉和肿瘤相鉴别。

（3）超声检查：有助于诊断 PCI 和发现门静脉内气体。超声下肠气囊肿表现为肠壁较亮回声波。门静脉气体常会导致坏死性肠炎，B 超能帮助该并发症的早期诊断。

（4）CT 检查：诊断率比腹部平片和超声检查高。CT 扫描显示沿肠壁分布的低密度黏膜下气体，能与肠腔内气体，黏膜下脂肪和息肉鉴别。若发现肠气囊肿有困难，结肠充气下 CT 扫描有助于诊断。

（5）MRI：诊断价值同 CT 检查。一般不作为常规检查。

（6）内镜检查：内镜下肠黏膜面可见大小不一的半球形隆起，透明或半透明状，表面光滑，布有血管网。活检钳触之有弹性，压迫后形状可改变，戳破后囊肿可塌陷或消失。镜下注意与息肉相鉴别，误以为息肉而钳夹切除有可能导致肠穿孔。

五、治疗

对于无症状的 PCI 患者，无需特殊治疗。如果伴有基础疾病，积极治疗后继发性气囊肿可能会消散。大部分 PCI 患者经保守治疗能好转或痊愈，只有出现严重并发症时才需要手术治疗。

1. 保守治疗　如下所述。

（1）对症处理：通过止痛、止泻、通便等对症处理，能缓解症状，控制病情。联用甲硝唑、万古霉素等抗菌治疗 PCI 可能有效。

（2）禁食、胃肠减压：可以减少胃肠道气体及其他内容物，减轻肠腔内压力，改善肠壁血液循环，增强黏膜自我修复能力。禁食期间需维持水、电解质和酸碱平衡，必要时行全胃肠外营养。

（3）高压氧治疗：目的是提高血中氧浓度，使高分压的氧沿压力梯度弥散入囊肿内置换出氮、氢气等气体，而囊内氧气可以迅速为周围组织吸收，囊肿最终消失。通过面罩、机械通气等途径，以 8L/min 的速率给予 70%~75% 的氧气，使动脉血氧分压超过 300mmHg，就可达到治疗要求。也有低浓度氧治疗有效的报道。对于氧疗后复发病例，再次氧疗仍有效。

（4）内镜治疗：内镜下用热活检钳夹破囊肿使之塌陷，术后禁食 3 天，口服甲硝唑 1 周。也可通过纤维内镜囊内注射硬化剂，但临床效果有待进一步观察。

2. 外科治疗　肠气囊肿伴发有肠梗阻、扭转、套叠、穿孔、肠道肿瘤或门静脉发现有气体者，均应行相应的手术治疗。手术方式常为切除严重病变部位肠段，有恶性肿瘤者，须行根治性切除。

六、预后

本病为一种良性病变，预后良好。但如门静脉有气体，常会引起严重的坏死性肠炎，预后险恶。一项前瞻性研究显示，伴发有门静脉气体的患者，死亡率高达 37%。

（陈　茜）

第九章

血管损伤

第一节 概论

血管损伤不仅战时常见，在和平时期由于工农业和交通事业迅速发展以及医源性血管插管、造影等检查的增多，它的发生并不少见。在身体各部位血管损伤中，以四肢血管损伤较多，其次为颈部、骨盆部、胸部和腹部。动脉损伤多于静脉。对血管损伤的处理优劣直接影响患者是否致残以及影响患者未来生活质量，因此熟练掌握血管损伤的病因、病理及诊疗原则，具有特别重要的意义。

一、病因及分类

任何外来直接或间接暴力侵袭血管，均可能发生开放性或闭合性血管损伤。血管损伤的病因复杂，因而分类也不一致。按作用力情况而言，可分为直接损伤和间接损伤；按致伤因素可分为锐性损伤和钝性损伤；按损伤血管的连续性可分为完全断裂、部分断裂和血管挫伤；按血管损伤的程度可分为轻、中、重型损伤。

综合起来，可概括为表9-1。

表9-1 动脉损伤的原因和分类

一、直接损伤	二、间接损伤
1. 锐性损伤（开放性损伤）	1. 动脉痉挛（节段性、弥漫性）
（1）切伤、刺伤、子弹伤	2. 过度伸展性撕裂伤
（2）医源性：注射、插管造影、介入治疗、手术	3. 疾驰减速伤（降主动脉）
2. 钝性损伤（闭合性损伤）	三、损伤后遗病变
（1）挫伤（血栓）	1. 动脉血栓形成
（2）挤压伤（骨折、关节脱位）	2. 损伤性动脉瘤
（3）缩窄伤（绷带、止血带、石膏）	3. 损伤性动静脉瘘

二、病理类型及病理生理

在血管损伤中，作用力不同，其血管损伤情况各异。血管损伤不同程度的病理改变致使其临床表现和预后也不尽相同。一般说来，锐性损伤可造成血管的完全断裂或部分断裂，以出血为主。钝性损伤可造成血管内膜、中膜不同程度的损伤，形成血栓，以阻塞性改变为主。

1. 血管痉挛 多数由钝性暴力或高速子弹（600m/s）冲击引起，导致交感神经网受到刺激，造成血管平滑肌收缩，发生节段、长时间的动脉痉挛，如果侧支循环不充分，亦可造成肢体的缺血坏死。

2. 血管内膜挫伤或断裂 根据钝性暴力大小程度，可出现不同程度的血管壁层挫伤。轻度者可出现局限性内膜挫伤，逐步伴发血栓形成；中度或重度者可出现内膜撕裂、壁层血肿以及中层弹力层断裂，以致发生内膜翻转及血栓形成，使远端组织严重缺血。

3. 血管部分断裂　多为锐器由血管外壁刺入或医源性插管造成血管部分断裂。其病理改变与完全断裂不同，部分断裂的动脉不能完全回缩入周围组织，且动脉的回缩，扩大了裂口，其主要特征是血管伤口发生持续性或反复性出血（图9-1）。如果有通向体外或体腔的直接通路，可发生严重大出血，可在短时可危及生命。出血自动停止的可能性小或短时间停止后发生再出血。有时卷曲的内膜片可导致局部血栓形成，覆盖裂口处；又由于其他动脉壁保持完整性，故有20%左右远端脉搏可持续存在。因此，可掩盖动脉损伤的本质。

4. 血管完全断裂　因完全断裂的血管自身回缩或回缩入周围组织，且断裂的内膜向内卷致血栓形成（图9-1），通常出血量较少，但可因血运中断发生四肢、内脏缺血，引起四肢和脏器坏死。

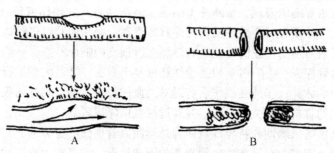

图9-1　动脉部分或完全断裂
A. 动脉部分断裂；B. 动脉完全断裂

5. 外伤性假性动脉瘤形成　动脉部分断裂后，裂口周围形成血肿，血肿机化后通过中央裂孔，血管腔仍与血肿腔相沟通，血液反复冲击导致血肿腔瘤样扩张。动脉瘤的外层为机化的纤维组织，内层为机化血栓，瘤壁不含正常三层结构，既可造成随时破裂，血栓又可不断脱落，造成远端栓塞、缺血性改变。

6. 动静脉瘘形成　静脉和动脉同时伴有损伤，通过血肿腔，动脉血流即向低压的静脉流去，形成外伤性动静脉瘘。如不及时处理可造成远端组织缺血或肿胀，严重者由于回心血量过大，可导致心力衰竭。

三、临床表现

出血、休克、伤口血肿或远端肢体缺血为血管损伤的早期临床表现，病情危重。病变后期主要为外伤性动脉瘤和动静脉瘘。如并发其他脏器或组织损伤，还将出现相应的症状。

1. 出血　锐性血管损伤一般在受伤当时均有明显的伤口出血。急速的搏动性鲜红色出血是动脉出血，而持续的暗红色出血是静脉出血。应该注意，血栓阻塞断裂的血管可暂时停止出血，但血栓被动脉压力冲掉或被外界力量擦掉便可再次大出血。另外，胸腹部血管损伤出血是游离性的，出血量大，且体表看不到出血，易致急性血容量锐减。

2. 休克　由于出血、创伤及疼痛，一般患者均可发生不同程度的创伤性或出血性休克。开放性损伤可粗略估计出血量，闭合性损伤则很难估计其出血量。大血管的完全断裂或部分断裂常死于现场，少数因凝血块的堵塞才有机会到医院救治。

3. 血肿　血管损伤出血的途径除流向体表或体腔外，还可以流向组织间隙形成血肿。血肿的特点为张力高、坚实而边缘不清。血肿和血管裂孔相沟通形成交通性血肿，该血肿具有膨胀性和波动性，这是诊断钝性血管损伤的局部重要体征。如误诊为脓肿而贸然切开，可引起灾难性的后果。

4. 组织缺血表现　肢体动脉断裂或内膜损伤所致的血栓可使肢体远端发生明显的缺血现象，即所谓的"5P"表现：①动脉搏动减弱或消失；②远端肢体缺血疼痛；③皮肤血流减少发生苍白，皮温降低；④肢体感觉神经缺血而出现感觉麻木；⑤肢体运动神经失去功能出现肌肉麻痹。应该注意，约有20%的动脉损伤的患者仍可以摸到脉搏，这是因为损伤血块堵塞裂口可保持血流的连续性，再者是因为脉搏波是一种压力波，其波速可达10m/s，故可越过血管内膜、局限的新鲜血块或经侧支循环传向远端。

5. 震颤和杂音　当受伤部位出现交通性血肿以及动脉损伤部位有狭窄者，听诊可闻及收缩期杂音，触诊时感到震颤。在外伤性动静脉瘘时可闻及血流来回性连续性杂音。

6. 并发脏器或神经组织损伤的症状　当血管损伤并发其他脏器（如肺、肝、脑、肾等）或神经组织损伤，出现的症状是多种多样的。应该指出，肢体神经的损伤和缺血所引起的感觉障碍有所不同，前者是按神经所支配的区域分布，后者神经麻木感觉范围则成袜套式分布。

四、诊断

单纯性急性血管损伤根据致伤暴力、伤及部位、伤口急性出血及肢体远端缺血性改变、远端动脉搏动消失或肢体肿胀、发绀等临床表现，诊断并不困难。但在伴有并发伤或钝性伤造成动脉内膜挫伤，肢体缺血症状不明显时，诊断有时会被并发伤的症状所遮盖，而未能及时进行血管探查。所以，在处理复杂性损伤时，要警惕血管损伤存在的可能性和熟悉血管损伤的临床特点，一般在出现下列情况时，应疑有血管损伤并应做血管探查：①喷射状或搏动性和反复出血者；②巨大或进行性增大的血肿，如搏动性血肿等；③不明原因的休克；④钝性损伤后有远端的血供障碍，疑有动脉内膜挫伤继发血栓者；⑤沿血管行径及其邻近部位的骨折和大关节损伤，并有远端血供障碍者。

血管造影由于其高度的敏感性和特异性被认为是诊断血管损伤的金标准。它不仅能对血管损伤做出定性和定位的诊断，而且能作为有潜在性血管损伤的筛选检查，尤其对于胸主动脉减速伤的病例，一旦误诊，将导致灾难性的后果。术前动脉造影对诊断动脉损伤固然有重要意义，但对于急性血管损伤的患者，大多伴有休克，需紧急手术，不应过于强调术前动脉造影而延误诊治时机。近年来，对于创伤部位靠近四肢主要血管为适应证常规使用动脉造影术的做法提出了疑问，因为这类患者中血管损伤的发生率低（4.4%），动脉造影术阴性率高（89.4%），这样做无疑对患者造成不必要的损伤和经济负担。因此必须建立选择性动脉造影术的概念，选择的依据主要是体格检查和超声、X线等简便易行的辅助检查结果。

多普勒超声检查用于血管损伤，显示了无创、安全、价廉、可反复进行的优越性，除了可检出动脉损伤外，还可检出静脉损伤。在必要时，超声检查仪还可推至急诊室、重症监护病房、手术室去检查患者，这是其他影像学诊断仪器难以做到的。超声诊断血管损伤的敏感性、特异性和准确性分别为83%～95%、99%～100%、96%～99%。与动脉造影术相比，超声可能漏诊动脉内膜微小损伤、小动脉阻塞和直径较小（<1mm）的假性动脉瘤。尽管如此，超声多普勒技术实时地显示受检部位的血流速度和特征性波形，帮助血管外科医师判断损伤部位血流动力学的改变，从而决定是否需行其他检查和手术治疗。目前多普勒超声检查在血管损伤方面主要用于四肢血管损伤和颈部血管损伤的筛选以及骨筋膜室间综合征的诊断。进一步提高多普勒超声检查的诊断价值有待于技术人员或外科医生诊断技术的提高和经验的积累。

五、治疗

急性血管损伤的治疗原则首先是止血、补充血容量、抗休克以挽救生命，然后是正确修复血管损伤，以保证组织恢复正常的灌注来挽救肢体。总的来说，与血管损伤有关的治疗因素包括：①伤后距手术时间：急性血管损伤应尽量在6h内进行血管修复重建术，超过2h后修复者，截肢率达80%；②血管修复方法的选择：根据损伤情况、损伤部位以及患者的全身情况选择合适的血管修复方法是手术成功的关键；③受损血管及软组织的彻底清创：血管重建成功的另一关键在于彻底清创，一般血管断裂的两端各切除0.5～1cm，才能达到血管的彻底清创，否则术后易形成血栓，在血管修复之后应将健康的肌肉组织或腹膜及大网膜覆盖于修复的血管上予以保护；④并发伤的合理处理：对于并发伤与血管损伤的先后处理的问题，以首先处理危及生命或影响重要器官功能的损伤为原则，争取早期修复神经损伤。总体而言，在血管损伤的治疗上应把握急救措施、手术方法和术后处理等三方面环节。

1. 急救措施　如下所述。

（1）首先应保证气道的通畅，为了保证有足够的气体交换，应采用机械通气。

（2）迅速建立安全可靠的输液通路，当胸廓入口受到锐性损伤，应避免同侧的输液通路；而并发腹部损伤、髂血管或腔静脉损伤的情况下，应建立上肢的输液通路。

（3）伤口止血应根据外伤情况而定，首先应考虑血管裂口直接压迫，其次为间接近端动脉压迫止血。如能暴露损伤血管采用无损伤血管钳钳夹血管止血最为理想。用气囊导管充气扩张，血管腔内近心端阻断止血的办法较先进，应争取逐渐推广。

（4）近年来对术前积极输液抗休克的做法提出了疑问，有研究表明，对开放性损伤患者术前大量输液并没有使其生存率提高，反而可导致稀释性凝血功能障碍、ARDS 等并发症的发生，而且积极抗休克的治疗延误了手术时机，使出血和死亡率增高。因此强调手术是抗休克的重要组成部分；低血压只是一种保护性机制，血压指标并不是复苏过程中监测的理想指标，尿量和脑部活动状态可能更为重要。

2. 手术处理　如下所述。

（1）血管结扎术：主要用于静脉或非主要动脉，结扎后不产生远端组织坏死者；当患者情况不稳定无法行血管重建术时，也可用血管结扎术。

（2）血管修复重建术：一般常用的方法有 6 种，需根据损伤情况、血管口径大小、损伤部位而定（图 9 – 2）。

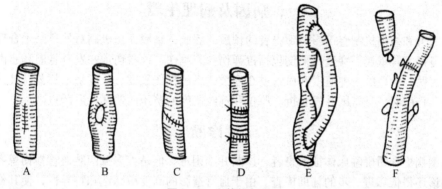

图 9 – 2　血管修复方法

A. 侧壁缝合；B. 补片修补；C. 端－端吻合；D. 人造血管间置移植；E. 旁路移植；F. 移动移植

（3）球囊导管暂时阻断动脉腔内血流与血管重建相结合的方法邻近躯干部位（锁骨下、颈、腋、骨盆与股部近端）大血管损伤，尤其是假性动脉瘤破裂大出血的患者，因局部组织水肿、质脆，直接解剖病变近、远端动、静脉控制血流。施行血管重建难度较大。对于此类患者，可运用球囊导管暂时阻断动脉腔内血流，然后再行手术切除与血管重建术。其中球囊导管阻断动脉腔内血流时间 30 ~ 90min，平均 45min，球囊内压力为 0.6 ~ 1 个大气压。此方法既控制了大出血，又为后续治疗争取了时间。实践证明，该方法使复杂的手术简单化，大大提高了大血管损伤救治的成功率，同时还减少了术中失血量。

（4）腔内血管技术：随着腔内技术的发展，血管外科进入了一个飞跃发展的阶段，标准的开放修复手术已逐渐被腔内介入手术等微创手段所取代。在某些情况下，血管损伤部位不便于手术直接暴露，或巨大的血肿和假性动脉瘤使解剖结构不清，以及动静脉瘘产生静脉高压时，血管修补术变得十分困难。而腔内技术可从远端部位进入损伤处进行治疗，无需对损伤部位直接暴露，从而可降低死亡率，这些优点使腔内技术越来越为人们所关注。目前腔内技术对血管损伤的治疗包括栓塞性螺旋线圈的应用、腔内支架和腔内血管支架复合物的应用，其中腔内血管支架复合物几乎可用于身体各部位各种类型的损伤，具有广阔的前景。

3. 术后处理　如下所述。

（1）首先应注意患者全身情况，重危患者应在监护病房进行监护、治疗，严密监测患者的呼吸、循环系统、肝、肾和胃肠道功能，特别应该注意防治 ARDS、MODS、应激性溃疡等并发症。

（2）术后应用抗生素，如果创口污染严重，应使用足量有效抗生素。

（3）术后每天用低分子右旋糖酐 500ml，连续 7d 左右，以减低血液黏滞性，改善微循环。抗凝和溶栓药物应用与否应根据术中情况而定。

（4）肢体动脉外伤，无论做任何手术都应十分注意肢体的血运、皮温、色泽、感觉运动恢复情况，必要时监测踝肱指数和超声显像监测血栓形成或栓塞。必要时可再行手术，或用气囊取栓。

（5）如肢体发生严重肿胀，原因是肢体软组织广泛的挫伤及静脉、淋巴回流不畅，应及时做肢体两侧深筋膜纵行切开减压术，以保证患肢血液循环。

（时明涛）

第二节　四肢血管损伤

四肢血管损伤是常见的严重创伤之一，约占整个血管损伤的 70%，下肢损伤多于上肢。四肢血管损伤如不及时处理，致残率极高，尤其是腘动脉的损伤。近年来对血管修复重建术的改良和提高，可使致残率降低 10%~15%，但是对于并发骨损伤和神经损伤的患者，有 20%~50% 的病例仍无法恢复其长期功能。

一、病因及病理生理

由于损伤因素和损伤机制直接影响到患者的预后，因此，掌握损伤机制对外科医生合理诊断和治疗血管损伤疾病显得尤其重要。穿透性损伤包括枪弹伤和刀刺伤，火器伤常并发有骨骼和肌肉组织的广泛损伤，有研究表明，枪口的子弹速度和血管壁在显微镜下的损伤程度、长度呈正相关。钝性损伤主要由交通事故和坠落伤引起，且常因并发骨折、脱位和神经肌肉的挤压而使其预后严重。

二、诊断

对于有典型病史和明确临床体征的患者，诊断并不困难，但是大多数四肢血管损伤患者的临床体征不明确，需确诊还得依靠进一步的辅助检查。由于血管造影的高度敏感性和特异性，使其作为四肢血管损伤的常规筛选检查和确诊的必备手段被广泛使用。随着人们微创、无创观念的进一步加深以及无创性检查技术日益受到重视，人们对四肢血管损伤的诊断观点正处在转变之中。目前大多数观点认为其诊断程序基本如下。

1. 少数有明确临床表现者　如搏动性外出血、进行性扩大性血肿、远端肢体搏动消失以及肢体存在缺血表现，诊断明确，可直接手术探查，必要时行术中造影以明确损伤部位及程度。这种情况下行诊断性造影检查可能会因延时治疗而造成不可逆的组织缺血坏死。

2. 大多数无阳性体征而存在潜在性四肢血管损伤可能的患者　可进一步行下列辅助检查以明确诊断。

（1）动脉血管造影：大量临床资料表明，对锐器伤和钝性伤的患者，如果其肢体搏动正常且踝肱指数（ABI）≥1.00，则无需行动脉血管造影；对于远端搏动减弱或消失或 ABI 小于 1.00 的患者，诊断性血管造影检查则有重要价值。在一项对 373 名锐器伤患者进行的研究中，有脉搏缺如、神经损害及枪弹伤中一项或多项的高危者有 104 人，动脉造影证实有血管损伤的患者有 40 人（占 38%），其中 15 人需动脉修补；中度危险组有 165 人，包括 ABI 小于 1.00 或表现为骨折、血肿、擦伤、毛细血管充盈迟缓、有出血、低血压和软组织损伤病史的患者，其中 20% 血管造影证实有血管损伤，5 人需修补；其余 104 人为低危险组，其中 9% 被证实有血管损伤，无一人需手术治疗。其余的临床研究也证实这种选择性的血管造影检查可检出大于 95% 以上的血管损伤患者，其余漏诊的患者包括小分支血管的阻塞或大血管的微小非阻塞性损伤，通常临床意义不大，无需外科治疗。

（2）彩色血流多普勒超声（CFD）：CFD 用于四肢血管损伤的诊断日益受到人们的重视，Bynoe 等报道其敏感性为95%，特异性为99%，具有98%的准确性，可作为血管造影的替代或辅助检查。Gayne 在对43例病例的研究中报道，动脉造影诊断出3例股浅动脉、股深动脉和胫后动脉损伤而CFD未能诊断的病例，CFD则诊断出1例股浅动脉内膜扑动而造影漏诊的病例。虽然CFD不能检出所有病例，但可发现所有需要外科治疗的大损伤，且节省了患者的费用。

综上所述，四肢血管损伤的诊断基本程序可概括如图9-3。

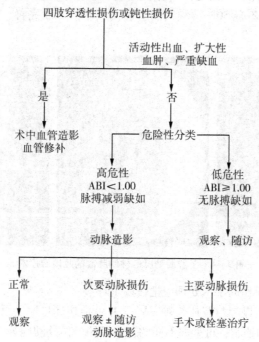

图9-3　四肢血管损伤的诊断程序

三、治疗

1. 非手术处理　对于一些次要的非阻塞性的动脉损伤是否需要手术治疗，还存在一些争议，一般认为以下情况可采取非手术疗法：①低速性损伤；②动脉壁的小破口（<5mm）；③黏附性或顺流性内膜片的存在；④远端循环保持完整；⑤非活动性出血。对于这些损伤，可进行观察和随访，Knudson则主张用CFD取代动脉造影进行随访。

2. 彩超定位下经皮穿刺注射凝血酶　随着血管腔内介入技术的不断发展，与之相关的医源性血管损伤的发生率也在逐年提高。国外报道在所有导管穿刺操作中，医源性股动脉假性动脉瘤的发生率为1%~7%。对于这些浅表的假性动脉瘤或者动静脉瘘，传统的治疗方法是彩超定位下压迫或外科手术修复。与之相比，经皮穿刺，局部注射凝血酶不失为一种简单、安全、有效并且廉价的新方法。具体实施步骤是：①彩色Doppler超声精确定位瘤腔位置；②将凝血酶制剂配比成1 000U/ml浓度常温保存，经皮穿刺针选21~22号；③实践证明，首次注射剂量0.8ml，其成功率83.8%。24h后复查彩超如仍有血流，可再次重复同样操作。

3. 血管腔内治疗　具有创伤小，操作简便、并发症较少的优点，主要包括以下方法：

（1）栓塞性螺旋钢圈：主要用于低血流性动静脉瘘、假性动脉瘤、非主要动脉或是肢体远端解剖部位的活动性出血。螺旋钢圈由不锈钢外被绒毛制成，通过5~7F的导管导入到损伤血管，经气囊扩张后固定于需栓塞部位，绒毛促使血管内血栓形成，如果5min后仍有持续血流，可再次放置第二个螺旋钢圈。对于动静脉瘘，钢圈应通过瘘管固定于静脉端，促使瘘管闭塞而动脉保持开放，如不成功可再次阻塞动脉端。需注意钢圈管径应与需栓塞部位动脉管径保持一致。

（2）腔内人工血管支架复合物（FVGF）：EVGF用于血管损伤的治疗有着巨大的潜力，它可用在血管腔内治疗较小穿通伤、部分断裂、巨大的动静脉瘘、假性动脉瘤（图9-4）以及栓塞钢圈所不能治疗的血管损伤。但值得一提的是，由于解剖位置特殊，目前，EVGF 在腋－锁骨下段动脉损伤中的运用仍受到一定制约。根据我们的实践，对于此类患者，EVGF 的治疗指征是：解剖位置理想的假性动脉瘤、动静脉瘘；第一段分支血管损伤和动脉内膜瓣片翻转等。相对禁忌证是：腋动脉第三段；完全性的静脉横断伤；并发严重的休克和有神经症状的上肢压迫综合征。绝对禁忌证是：长段损伤；损伤部位近远端没有足够长的锚定区以及次全/完全性动脉横断伤。就国外报道的资料而言，能运用此法治疗的腋－锁骨下段动脉损伤的病例不足 50%。相信随着腔内技术的不断完善，这种方法用于治疗周围性血管损伤将有突破性的进展。

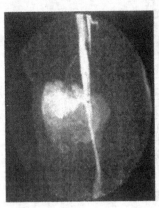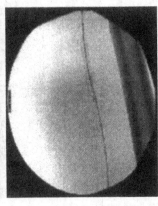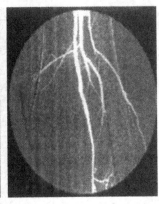

图 9－4　下肢股动脉假性动脉瘤的腔内治疗术

4. 手术处理　四肢血管损伤的手术处理应把握以下环节：

（1）切口选择与显露：切口应与肢体长轴平行，并由损伤部位向远近端延伸。根据损伤部位不同和便于远、近端血管的暴露和控制，可采取不同的手术径路。髂外动脉近端的暴露，采取腹膜外径路较为理想，术者可延伸腹部切口经过腹股沟韧带或另做一腹股沟韧带以上 2cm 且平行于腹直肌鞘外侧缘的切口。膝上动脉的损伤可采取大腿中部切口，膝下部切口则可取小腿部切口，而直接位于膝后的穿透伤可采取膝后切口。

（2）远、近端动脉控制：应先于损伤部位动脉血管的暴露。当近端血管由于损伤暴露有困难时，可从远端动脉腔内放置扩张球囊以阻塞近端动脉。

（3）损伤血管及其远、近端血管的处理：为了便于血管修复，应尽量清除坏死组织，并保证远、近端血流的通畅。当用 Forgaty 导管取除远、近端血栓时，注意防止气囊过度扩张致使血管内膜损害或诱发痉挛。对于并发骨折、复合性软组织损伤或并发有生命威胁的损伤而使肢体严重缺血或血管重建延迟时，应采用暂时的腔内转流术。

（4）手术方法

1）血管结扎术：前臂单一的血管损伤可采用血管结扎术，但当桡动脉或尺动脉中的一支曾经受损或已被结扎致使掌部血管弓血流不完全时，应采用血管修补术。对于腘动脉以下血管的单一阻塞性损伤不会导致肢体缺血，也可采用血管结扎术。

2）血管修补术：其方法包括侧壁修补、补片缝合、端端缝合、血管间置术以及血管旁路术。其中血管间置术可采用自体静脉或 ePTFE，对膝上部血管吻合，采用自体静脉或 ePTFE 区别不大，其远期通常率均较满意；而膝部以下的血管吻合，采用 ePTFE 则常导致失败。钝性损伤的移植失败率较锐性损伤高，前者为 35%，后者为 1.2%。因此一般情况下应采用自体静脉，当患者情况不稳定需加快完成对血管的修补或自体静脉与受损动脉的管径相差较大时，可采用 ePTFE 人造血管。

（5）当完成对血管的重建后，应于术中完成动脉造影或多普勒扫描以检查血流通畅程度。术后适当的抗凝或祛聚治疗是必需的，同时可采用血管扩张剂如妥拉唑啉将有助于解除血管痉挛。

（6）缺血再灌注损伤是决定术后预后的重要因素，应引起重视。有研究表明，在缺血再灌注前用肝素预处理有较好的效果，其作用机制包括防止同侧血管血栓形成。此外，应用甘露醇及糖皮质激素对改善缺血再灌注损伤症状也有帮助。

四、肢体静脉损伤

最常见的肢体静脉损伤是股浅静脉（42%），其次为腘静脉（23%）和股总静脉（14%）。对肢体静脉损伤的治疗，一般认为，对全身情况稳定的患者的大静脉损伤，采用血管修补术是合理的选择，术后可采用多普勒扫描监测血管的通畅性；如果静脉修补较困难或患者的血流动力学不稳定，则采用简单结扎术较为合适，术后水肿的处理包括肢体抬高、穿弹力袜以及应用减轻肢体水肿的药物如强力脉痔灵等。

五、骨、软组织和神经损伤

1. 骨损伤 并发血管和骨损伤的患者的治疗是处理损伤的难题之一。由于缺血的持续时间是决定预后的关键，因此通常情况下认为应该先行血管重建术使肢体循环恢复，其次再处理骨骼的稳定性。但在某些情况下，由于广泛的骨和肌肉损伤使肢体极不稳定，使得外固定必须在血管重建之前进行。在这种情况下，可行腔内转流术和迅速的外固定减少肢体的缺血。

2. 软组织损伤 当患者并发较严重的软组织损伤，清除所有不存活的组织是必需的。术后出现不明原因的发热和白细胞升高提示有深部组织的感染存在，这时对伤口的重新探查以及清除坏死组织和血肿显得极其重要，可减少败血症的发生。

3. 神经损伤 约50%的上肢损伤和25%的下肢血管损伤的患者并发有神经的损伤。神经损伤治疗的好坏直接决定了患肢的长期功能状态。如果主要神经被锐器横断，可在血管修补的同时行一期吻合；但大多数的锐器伤和所有的钝器伤，一期修复的可能性不大，通常可在神经两断端系上非吸收性缝线以便于再次手术的辨认。

六、骨筋膜室间综合征

骨筋膜室间综合征是指骨筋膜室间容积骤减或室内容物体积骤增所引起的病理性组织压增高所表现出的一系列病征。骨筋膜室间综合征基本的病理生理改变是软组织尤其是室间骨骼肌肿胀所引起。最近研究认为，骨筋膜室间综合征的发生和发展的病理生理基础是缺血再灌注损伤所导致的细胞损害。由于缺血导致了细胞内能量贮存的消耗，再灌注后产生的氧自由基的作用可导致一系列病理生理改变，包括：①白细胞和血小板的激活和黏附；②细胞钙内流；③细胞膜离子泵的失活；④细胞内液的渗漏。以上改变结果导致了细胞的肿胀以及组织水肿的形成。这种损害可致室间隔内压力的持续增高和静脉回流受阻，进一步使静脉压和毛细血管压持续增高。毛细血管压的增高又可使液体渗漏及细胞肿胀，反过来又进一步加重了室间隔的压力，形成恶性循环。最终室间隔内压等于毛细血管压，使组织营养灌注血流减为零。

骨筋膜室间综合征的主要临床特征为：①室间隔高度张力感；②室间隔内高压所致的剧烈持续性疼痛；③被动牵拉受累肌肉造成剧烈疼痛；④在罹患间隔内经过的神经所支配的区域的运动和感觉障碍。创伤或血管修复术后患者如有上述症状，临床诊断即可确立。客观性的辅助检查有助于骨筋膜室间综合征的诊断和进一步治疗，主要针对三个方面进行评估：①组织压的增高：用简单的穿刺导管即可测出筋膜间隔的压力，通常认为压力超过 $40 \sim 50 mmHg$ 或超过 $30 mmHg$ 持续时间大于 3h，即应立即行手术减压。但最近研究表明，这种绝对阈值实际上不够敏感和特异，因为与临床最密切的指标为动脉灌注压，它取决于平均动脉压和组织间隙压，即随着系统动脉压力的变化而变化，因此建议室间隔内压的阈值应为低于系统收缩压 $20 mmHg$ 或低于平均动脉压 $30 mmHg$。②筋膜间隔内神经和组织的坏死：Present 等曾报道用躯体感觉促发电位监测器监测上下肢神经的坏死来诊断急性或潜在性的骨筋膜室间综合征，准确性较高。③室间隔区内静脉回流的阻塞：Jones 等指出胫静脉的多普勒扫描可以间接地诊断有无室间隔综合征；Ombrelaro 等进一步研究认为静脉回流动力学的异常尤其是正常静脉呼吸相位的消失与组织压的增高密切相关。虽然静脉多普勒扫描不能直接确定病理性组织压的增高，但如果发现胫静脉回流正常波形，则可排除室间隔组织压的增高。

当出现明显的骨筋膜室间综合征时，应立即行深筋膜切开减压术。深筋膜切开减压术应达到以下技术要求：①筋膜间隔区域上皮肤的完全切开；②包绕每个室间隔区域的整块筋膜纵轴的切开；③及时完全的伤口闭合及积极的局部伤口护理。

七、预后

各部位的血管损伤中，以腘动脉损伤的预后较差，近年来，血管外科技术的发展使得其钝性损伤截肢率从23%下降到6%，锐性损伤则从21%下降到0%。能提高患肢存活率的有利因素包括：①系统（肝素化）抗凝；②及时的动脉的侧壁修补或端-端吻合术；③术后第一个24h明显的足背动脉搏动。相反，严重的软组织损伤、深部组织感染、术前缺血则是影响患肢存活的不利因素。Melton 等曾报道用肢体挤压严重度评分（MESS）作为判断预后的指标，认为 MESS 大于 8 分则须行截肢术，但其可靠性不高。目前认为，对并发广泛骨、软组织和神经损伤的患者，主张早期行截肢术。另外，对血流动力学不稳定的患者，复杂的血管修补术将影响患者的生存率，也主张行早期截肢术。

（时明涛）

第三节　颈部血管损伤

颈部血管损伤占主干血管损伤的 5%～10%，病死率为 11%～21%，90% 为穿透伤所致。颈部血管损伤不但引起休克，更重要的是损伤直接影响到脑的血供，因而受到外科医生的重视。

一、颈部血管损伤区域的划分

1969 年，Monson 将颈部的血管损伤划分为三个区域：颈一区为胸骨切迹到锁骨头上 1cm，主要血管有无名动脉、左右锁骨下动脉及伴随静脉，此区血管手术显露较困难，血管损伤修复也较复杂，常因大出血未能有效控制，危及患者生命；颈二区为锁骨头上 1cm 到下颌角，主要血管有颈总动脉及伴随静脉，颈部的血管损伤多发生在此区内，其诊断和治疗相对较容易；颈三区为下颌角到颅底，主要有颈外动脉和颅外动脉及伴随静脉，此区血管损伤常伴颅脑外伤，特别是颈内动脉的暴露和修复，均很困难。这些分区沿用至今，对临床诊断和治疗仍有价值。

二、病因及病理生理

颈部血管损伤主要由开放性损伤、钝性损伤及医源性损伤引起。其中开放性损伤占 90%，主要由枪弹伤和刀刺伤引起，多见于颈二区的颈总动脉、颈内动脉；钝性损伤则常由交通事故引起，多累及颈内静脉、椎动脉和颈外动脉。医源性损伤较少见，可由中心静脉导管穿刺等引起。

穿透伤因管壁撕裂、横断造成广泛的组织破坏和管壁缺损。钝性损伤使局部管壁受到不同方向影响，常造成明显的管壁破裂。有时血管表面并无明显损伤，但管腔则可因牵引力作用而引起内部损伤，进而发生内膜瓣状脱落使管腔阻塞，管壁内膜损伤导致血小板聚集形成血栓。颈总、颈内动脉损伤可致脑部缺血，出现神经系统症状，提示预后不良。大的开放性损伤有气体栓塞、血栓形成的危险，钝性损伤起病隐匿，数小时后可因血栓形成而出现脑卒中和梗死的神经系统表现。未经治疗的大血管损伤或只做填塞止血者，后期可发生创伤性动脉瘤或动静脉瘘，创伤性动脉瘤可逐渐增大，压迫邻近器官如食管、气道、甲状腺和神经，若突然破裂，导致严重后果。

三、诊断

（1）对于有颈部损伤病史，有明确相关体征的患者，应立即行手术探查，无需行诊断性辅助检查。这些体征包括：①损伤部位搏动性出血；②进行性扩大性血肿致气管压迫及移位；③颈动脉搏动消失伴神经系统症状；④休克。

（2）对临床体征无特异性或怀疑颈部血管损伤者，包括：①搏动性伤口出血病史；②稳定性血肿；③脑神经损伤；④颈动脉鞘附近开放性损伤；⑤颈前三角非搏动性小血肿等，应行动脉造影或彩色多普勒扫描进一步确诊。

（3）颈动脉造影是诊断颈部血管损伤的重要方法，可提示血管破裂、管腔狭窄，以及血管完全中断的征象。对于颈一区和颈三区患者，如病情稳定，大多数应行动脉造影，根据造影结果决定处理方法。而对颈二区损伤患者，有的认为应强制行手术探查，无需造影，有的则认为应根据常规动脉造影结果有选择性行手术治疗。

（4）近年来，有研究认为，多普勒超声扫描（DUS）对于不需立即手术探查的颈动脉开放性损伤病例，可取代动脉造影作为常规筛选检查。但 DUS 对颈一区和颈三区血管损伤的诊断价值不大，且存在技术上的问题。

（5）头颅 CT 对于颈部动脉血管损伤患者，特别是有脑神经功能障碍患者尤其重要，它可证实有无血-脑屏障不稳定情况的存在如脑梗死伴周围出血等，如无血脑-屏障不稳定因素存在，则可行颈部血管重建术，否则将导致严重中枢并发症，增加死亡率。

（6）颈部血管钝性损伤的患者大多并发颅内损伤或表现为酒精、药物中毒症状，因此增加了诊断的困难。有的患者当时神经系统检查完全正常，但表现为延迟性的（几小时或几年）局部神经功能缺失。很少有患者开始即表现为明显的症状和体征，而早期的诊断和治疗对损伤预后又及其重要，一旦患者症状和体征明显时，脑梗死已经发生。因此，医生应熟悉颈部动脉钝性损伤的病因、发病机制及疾病发展过程，做到心中有数，争取在脑梗死症状和体征发生之前做出诊断以进行早期治疗。在出现颈动脉搏动改变、血管杂音、颈部存在挫伤或出现汽车安全带接触处的外伤，而头颅 CT 扫描结果正常时，更应怀疑钝性动脉损伤的可能。进而可做动脉血管多普勒超声扫描检查，以及动脉血管造影检查。凡是在查体中发现有一侧颈部外伤的征象，伴有意识障碍及相应周围神经功能障碍时，都应做动脉血管造影检查。

（7）椎动脉损伤情况比较复杂，患者有颈部外伤史，如穿通性外伤的枪击伤、非穿通性的钝性打击伤、头急速转向、头颈猛力过伸或过屈等，常伴有颈椎的脱位或骨折。其临床表现和最终预后通常与并发性损伤的关系更为密切。其症状的发生主要是由于椎动脉支配的椎基底部神经系统缺血所致。非穿通性外伤所致椎动脉损伤的症状可从急慢性意识丧失到局灶性脑干神经障碍，也有些病例症状迟发于几小时至几周内。锐性损伤可出现出血、血肿、休克，伴或不伴椎基底神经功能障碍，体检时可发现伤侧肿胀及扩张性血肿，如果出现颈部血管杂音，压迫颈总动脉杂音并不消失，应考虑到有椎动脉损伤的可能。颈部正侧位片将提示颈椎脱位或骨折及残留弹片、子弹的位置和方向。椎动脉血管造影对椎动脉损伤的诊断有决定意义，造影范围应包括颈动脉、脑血管及对侧椎动脉，以判断对侧椎动脉能否代偿已受损的患侧椎动脉。

四、治疗

（一）急救措施

颈部血管损伤的急救措施中，对气道的处理尤为重要。对于急性大出血，血流流入气道的患者，应立即用手指压迫颈总动脉近端或损伤部位控制出血，然后行气管插管或环甲膜切开术。另一种情况是搏动性血肿的压迫使气管明显移位和口腔底部明显抬高以致突然窒息，这种患者应迅速运往手术室行气管插管或急行环甲膜切开术，如情况允许，可行纤支镜控制下经鼻插管。

（二）控制出血

1. 开放手术　对于单侧颈部动脉损伤的显露，以平行于胸锁乳突肌前份的颈部斜切口较为理想。颈一区的血管损伤，可行胸骨正中切口控制近端血管，颈胸联合切口为胸锁乳突肌前缘至胸骨上中点下缘劈开胸骨，必要时向左第 3 或第 4 肋间延续暴露左锁骨下血管，用于探查主动脉弓区域内的大血管损伤；对无名动脉损伤还可选择"反书本型"切口（图 9-5）；锁骨下动脉损伤切口可选择在锁骨上 1cm

平行于锁骨，如需要可向下沿中线劈开胸骨至第4肋间。对颈三区血管损伤的出血控制较为困难，以下途径可供选用：①颊肌腹前侧的切口；②颞下颌关节的半脱位；③下颌支切除术。有时颈三区靠近颅底部的颈内动脉远端出血，通过人工外部压迫或颈部近端颈总动脉压迫仍无法控制，此时，可用3～8F Forgarty球囊导管或Foley导尿管经颈总动脉切口插入，置于颅底开放性损伤部位，然后扩张气囊控制出血。对于颈部损伤而无神经系统症状的患者，可持续压迫48h，48h后须松弛并撤离气囊。

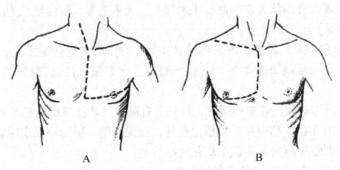

A   B

图9-5　颈胸部血管损伤手术切口

2. 介入手术　经股动脉穿刺置鞘，经鞘送入导丝和球囊导管，于颈动脉损伤处扩张球囊阻断出血；如无法直接阻断血管损伤部位，可于病灶近端同法阻断。

（三）颈内动脉转流术

颈内动脉损伤严重者需根据颈动脉远端的压力值决定是否行转流术，一般认为小于9.33kPa（70mmHg）则须行转流术（图9-6）。单纯的颈总动脉损伤无需转流术，因为颈动脉分叉处保持开放，同侧颈内动脉可从并行的颈外动脉获得血流供应。

（四）治疗方法

1. 开放性颈部血管损伤　对于无中枢神经系统表现者，普遍认为应行动脉修补术，包括基本修补法、补片血管成形术、颈内外动脉交叉吻合术以及自体静脉或人工血管间置术。如为无名动脉分叉处的损伤，可采用分叉处人工血管移植术（图9-7）；而无名动脉起始部损伤，可采用人工血管与心包内升主动脉移植术；"Y"形人工血管吻合术适用于无名动脉起始部和左颈总动脉起始部同时损伤。

颈动脉阻塞而并发神经系统症状和体征者，其处理仍存在争议。原因在于，有研究表明，血管重建术后可使脑部缺血性梗死转变为出血性梗死而导致严重神经功能的障碍（包括昏迷）。最近研究认为，当修补术在技术上可行并且使用各种方法能恢复颈内动脉供血时，可采用动脉修补术，否则应行血管结扎术，并可酌情用抗凝药防止血栓蔓延。

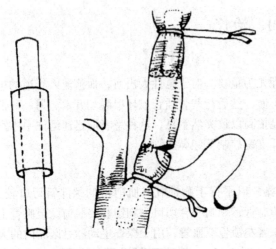

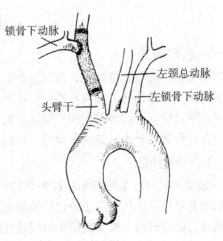

锁骨下动脉

左颈总动脉

左锁骨下动脉

头臂干

图9-6　颈总动脉内转流术　　　　　　图9-7　头臂于分叉处人造血管移植术

对颈动脉微小损伤如内膜小缺损或微小假性动脉瘤，则可采用非手术处理，至少在神经系统功能完整情况下是可行的。有条件应对这些患者进行长期随访。

2. 颈部血管钝性损伤　对大多数表现为颈动脉夹层、血栓形成患者，其神经系统后遗症与急性血栓形成、栓子蔓延或远端栓塞密切相关，手术血管重建常不能解决问题，因此，最近大多主张采用系统肝素化抗凝治疗，可取得良好的效果。抗凝疗法的并发症为13%～33%，某些患者应列为相对禁忌证。有条件应对这些患者行 DUS 或血管造影进行随访。

假性动脉瘤的处理，如果技术上可行，应行手术修补；对小病变或修补困难者，可单用抗凝疗法，为防止其并发症发生可进行随访。

3. 椎动脉损伤　对血流动力学不稳定急需行出血控制者，应行远、近端结扎术。情况稳定患者，如果存在假性动脉瘤或动静脉瘘，可行血管栓塞术；而对椎动脉阻塞的病例，进行动脉造影随访可能较为合适。少数情况下，当术前造影提示对侧循环不充分时，应行动脉修补术。

4. 腔内治疗　近年来，随着血管腔内技术的发展，腔内治疗作为一种创伤小、操作较为简便、并发症较少的治疗手段，也开始在颈部血管损伤中得以应用。①弹簧圈或钨丝螺旋圈腔内栓塞：是利用弹簧圈或钨丝螺旋圈及其所带呢绒纤维的堵塞，从而引起血栓的形成及纤维组织增生，阻断病变及供血动脉，达到治疗目的。弹簧圈大小与数量的选择，应根据病变供血动脉直径、病变性质、弹簧圈能嵌于血管壁、不发生脱落等来决定。②可脱性球囊栓塞：可脱性球囊栓塞技术是通过导管把特制的球囊送入假性动脉瘤腔内/载瘤动脉破裂口或动静脉瘘口等处，再注入适量的充填剂，使球囊充盈，闭塞假性动脉瘤或动静脉瘘，而后解脱球囊以达到治疗目的。对颈内动脉假性动脉瘤，如能将球囊送至瘤腔内，栓塞瘤体，保持颈内动脉畅通是最佳的治疗方法。若球囊不能送至瘤腔内，Matas 试验正常，侧支循环代偿良好，可将动脉瘤与颈内动脉一同栓塞。对于颈外动脉分支假性动脉瘤，可直接栓塞载瘤动脉，不会引起神经功能障碍与缺血症状。③人工血管内支架修复：对于较小的动脉穿通伤，部分断裂及假性动脉瘤、动静脉瘘形成，特别是瘤体较大或瘤颈短的病例，可予以人工血管内支架进行腔内治疗（图9-8）；人工血管支架大小选择较病变段动脉直径大15%～20%。④自膨式内支架固定：对于动脉钝伤、挫裂伤，壁内夹层形成及内膜损伤脱落可植入自膨式支架固定。自膨式支架目前有 Precise Z - stent（强生 Cordis）、Wall - stent（Boston Science）等。该类支架的优点是具有良好的纵向柔韧性，缺点是对血管壁的持续压力及扩张后与管壁间存在相对位移，这可能导致再狭窄的发生。支架大小的选择，普通血管支架较病变两端动脉直径大5%～10%，这有利于支架与血管壁的紧密贴附，防止内漏的形成。内支架的长度一般较病变段长1～2cm 为宜。⑤自膨式内支架固定结合弹簧圈或吸收性明胶海绵瘤腔内栓塞。目前颈部血管损伤的腔内治疗尚处于起步阶段，其中，远期疗效和相关的中枢神经系统并发症有待进一步的研究。

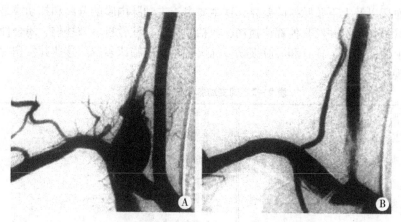

图9-8　锁骨下动脉瘤的腔内人造血管支架置入

五、预后

锐性损伤的死亡率为5%～20%，有昏迷和休克表现患者其死亡率明显增高，表明休克的严重性和持续时间以及神经系统症状是决定预后的重要因素。钝性损伤的预后较差，其死亡率为5%～43%，且存活的患者仅20%～30%神经系统保持完整。虽然抗凝疗法能提高患者的预后，但延迟诊断与预后关系更为密切，因此，如何提高早期诊断率和合理评价损伤患者是提高患者预后的关键。

（王玖言）

第四节　胸部大血管损伤

胸部大血管损伤主要是指胸部主动脉的损伤，其发生率占全身血管损伤的4%。无论是主动脉弓或降主动脉及其他部位主动脉的损伤，均有一个共同特点：即产生严重的大出血或隐性血肿，且无明显的阳性体征，威胁着患者的生命。约有80%死于现场，极少数患者外伤性假性动脉瘤幸存下来，因而获得救治机会。

一、病因及病理生理

胸部大血管损伤的病因可分为开放性损伤和闭合性损伤，锐性损伤多由枪弹伤、刀刺伤等因素引起，可伤及胸主动脉任何部位；而钝性损伤最典型的病例是胸部降主动脉疾驰减速伤，部位多集中在胸主动脉峡部，多发生在高处坠落伤及交通事故中汽车迎面碰撞等情况。其中后者在现代社会中占有越来越多的比例，当疾驰的汽车遇到某种紧急事故突然减速或刹车时，驾驶者由于惯性作用，上胸部立即冲击于方向盘已急速的暴力通过胸骨扩散到胸内主动脉，由于左侧锁，目下动脉根部有动脉韧带固定，而其下方较为游离，结果发生了降主动脉起始部的撕裂。

二、临床表现

胸部大血管损伤的患者常见的临床表现有休克、血胸、呼吸困难和胸痛。休克为失血性休克，大出血如不及时救治，则迅速进入休克抑制期导致死亡。胸主动脉损伤后大量血液流入胸腔产生血胸，开放性损伤可出现血气胸表现，患者出现呼吸困难。大出血致心脏压塞及心搏骤停亦是患者死亡的主要原因。

体格检查可概括如表9-2。应注意只有1/3的钝性胸主动脉损伤患者可发现明确的体征，且这些单一体征或联合体征并不能作为急性主动脉破裂的诊断依据。Symbas等报道"急性主动脉缩窄综合征"表现为上肢的高血压以及上下肢脉搏的差异，这主要由于主动脉内膜的分离和扑动或是血肿压迫主动脉腔引起。胸部血管损伤常可并发其他部位损伤，包括肋骨及脊柱骨折、肺挫伤、闭合性头颅伤、腹内实质性脏器损伤、上颌面损伤、食管和心脏损伤，并出现相应的临床表现。这些并发伤常可掩盖潜在性胸主动脉损伤的表现。

表9-2　胸主动脉损伤的临床体征

高速减速伤病史	上肢高血压
多发性肋骨骨折或连胸	肩胛间收缩期杂音
第1肋或第2肋骨折	颈动脉或锁骨下动脉鞘血
胸骨骨折	非喉损伤性声音嘶哑或声
脉搏减弱或丧失	音改变
	上腔静脉综合征

三、诊断

外伤病史是对疑有胸主动脉损伤的病员做出初步诊断的重要线索。典型的病史如车速超过40km/h的交通事故以及三楼以上的坠落伤，其主动脉损伤的发生率及病死率均明显增高，这种情况下即使体检无阳性发现，也应怀疑有主动脉损伤。如患者情况允许，可行以下辅助检查。

1. X线检查 包括正、侧位片，提示主动脉破裂的阳性发现可概括如表9-3。

表9-3 损伤性胸主动脉破裂的X线表现

T_4段食管向右偏移（大于1.0cm）	左主支气管压低（大于41°）
上纵隔增宽	主动脉肺窗消失
主动脉结节模糊	左上肺段中部模糊
降主动脉轮廓消失	气管旁带增厚或偏移
气管向右移位	第1肋间或第2肋骨骨折
左胸顶胸膜外血肿影	胸骨骨折

2. 胸主动脉CTA 目前胸主动脉CTA作为首选可以发现明确的动脉损伤部位和程度，以及病灶与周围组织脏器的关系。

3. 动脉血管造影 主动脉血管造影检查是诊断胸主动脉损伤的主要手段。是否行主动脉血管造影主要取决于患者损伤机制以及胸部平片的结果，对疑有主动脉损伤的患者，如果患者情况允许，均可行主动脉造影。主动脉血管造影最常见的阳性表现为在相对于动脉韧带的主动脉前壁上提示有动脉破裂以及近端的扩张（图9-9）。

四、治疗

患者一经诊断均应手术治疗，高度怀疑有胸主动脉损伤，如伤情危急不允许进一步检查，应及早开胸探查。

（一）术前准备

术前应做好抗休克和复苏的工作，在复苏过程中，应注意：①当减速伤并发颈髓损伤时，为了避免颈部的高张力，最好采用纤支镜插管；②当患者并发肋骨骨折且行正压通气过程中，应注意有无张力性气胸的发生，必要时双侧接胸腔引流管，放置引流管时应避免伤及主动脉周围血肿。

（二）手术处理

1. 切口选择 切口的选择因损伤部位的不同而各异。胸骨正中切口适用于升主动脉、无名动脉或颈动脉近端的损伤，需暴露右锁骨下和颈总动脉起始部时可沿右胸锁乳突肌前部延长切口至颈部。经左胸第4肋间后外侧切口也较为常用，适用于胸主动脉、奇静脉和肋间动脉损伤。此外，可根据情况选择左右胸"书本型"切口或经第4肋间前外侧切口。

2. 控制出血 只有在伤口远、近端动脉都被控制住后再对损伤动脉施行手术才是最安全的。对于主动脉峡部的钝性损伤，覆盖于主动脉上的壁层胸膜未破裂，其壁层胸膜下的血肿可延伸至远处，不可将血肿盲目切开。应用无损伤血管钳阻断左颈总动脉和左锁骨下动脉间的主动脉弓部、远端胸主动脉以及左锁骨下动脉后，方可沿胸主动脉纵行切开被血肿充满的壁层胸膜（图9-10）。

3. 体外循环的应用 为防止胸主动脉阻断后内脏及下肢缺血，可行左心房和股动脉间的体外转流，转流后上半身血压超过阻断前2.7kPa，下半身的血压应维持在8kPa以上。

4. 血管修补与重建 术中根据探查情况行侧壁连续缝合、补片缝合损伤处切断直接吻合，若张力较大，可行人造血管间置术。应保证使血管缝合后有足够移动度，因为当血流恢复后吻合口张力将增加。

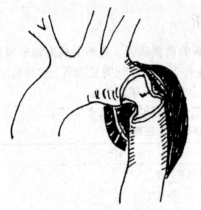

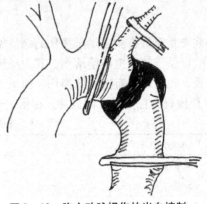

图9-9　主动脉血管造影示动脉韧带处胸主动脉损伤　　　图9-10　胸主动脉损伤的出血控制

（三）腔内治疗

近年来，随着血管腔内技术的发展，腔内治疗作为一种创伤小、操作较简便、并发症较少的治疗手段，也开始在胸部血管损伤中得以应用。但由于胸部大血管损伤均病情危急，且并发有其他严重的外伤，一般无条件开展腔内手术，但令人兴奋的是，最近国外已有人开展血管急性损伤期的腔内修复手术。他们采用Captiva（Medtronic）、TAG（Gore）和Zenith（Kook）等自膨式人工血管支架，治疗成功率达92%（12/13），近期并发症发生率为0%（图9-11）。

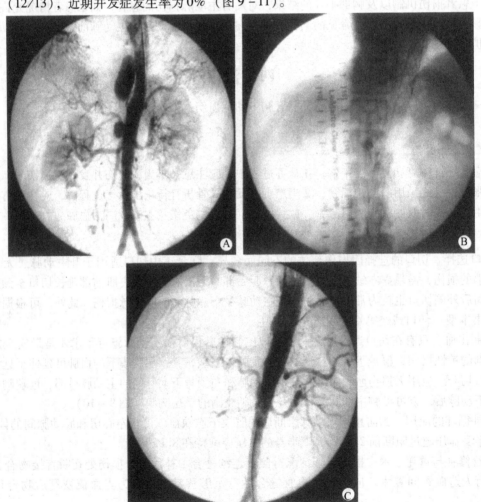

图9-11　降主动脉假性动脉瘤的腔内治疗

（王玖言）

第五节　腹部大血管损伤

腹部大血管损伤主要是指腹主动脉和下腔静脉的损伤。患者多因出血性休克死于现场。

一、病因及病理生理

腹主动脉损伤90%以上由腹部穿透伤引起。大部分下腔静脉损伤和一部分腹主动脉损伤则由腹部钝性外伤引起，特别是高空坠落伤、交通肇事等，常并发肝外伤，尤其是肝脏一分两半的矢状外伤最易并发下腔静脉损伤。一部分下腔静脉损伤由锐性穿通伤或医源性损伤引起。

腹主动脉穿通伤由于大出血形成血肿，其中肾动脉以上腹主动脉损伤血肿一般较局限，而肾动脉以下腹主动脉损伤不易局限，血液涌入后腹膜形成巨大血肿，或直接进入游离腹腔。钝性损伤常可导致血管的撕裂和血栓形成，前方的减速力和后方腰椎的挤压共同产生的切应力作用常使肠系膜上动脉和门静脉上活动度小的血管分支从根部撕脱；另一方面，减速过程中牵引力常可使血管内膜脱落、阻塞，而造成血管内血栓形成。

二、诊断

1. 病史　外伤史是诊断血管损伤的重要线索。患者在来救治前有无低血压史以及输液后札压仍不能维持的病史常是诊断的关键。部位在乳头至腹股沟之间的所有穿透伤患者均应怀疑由腹部大血管损伤的可能。对闭合性损伤，则应结合外伤原因、外力作用部位、是否并发腹内脏器的损伤等一并加以分析。

2. 症状与体征　腹部大血管损伤患者常有严重失血性休克、腹腔积血、腹膜刺激征以及并发其他脏器损伤相应的临床表现。值得注意的是，有些情况下，腹腔大血管损伤致腹膜后出血可以是隐性的，腹腔内很少积血，典型的例子是腰背部的刀刺伤，刀刃从下两肋部刺入，此类患者由于后腹膜血肿的存在可表现为腰背痛及肠麻痹。另外，体格检查发现双下肢股动脉搏动不对称常提示髂总或髂外动脉损伤。

3. 辅助检查　其中腹腔穿刺术以及X线、CT、血管造影等影像学检查对诊断有较大帮助，但由于伤情危急，多数患者来不及做进一步的影像学检查，因而最后确诊多数是在手术探查中实现的。如果疑有肾血管的损伤，特别是腹部钝性外伤时，可行尿常规、X线、IVP、CT及肾血管造影检查。当有肾实质损伤及出现血尿时，应行静脉肾盂造影和CT肾脏扫描；如有肾功能损害或肾脏不显影，应做肾动脉造影。

三、治疗

凡出现腹腔内大出血、休克，疑有腹部大血管损伤或发现腹膜后血肿、假性动静脉瘤或主动脉腔静脉瘘时，均需手术治疗。术前应做好紧急复苏和抗休克的准备。

（一）腹主动脉损伤

1. 手术区域的划分　腹主动脉可分为三个手术区域：①膈肌区：腹腔干或以上主动脉；②肾上区即从腹腔干至肾动脉水平；③肾下区：肾动脉以下至腹主动脉分叉处。其中肾上区损伤的手术死亡率最高，而肾下区的预后最好。

2. 手术方法　切口根据伤情可选择腹部正中切口、胸腹联合切口和经腹直肌外缘切口等，主动脉膈肌裂孔处的显露，一般采用胸腹联合切口，而腹腔干处腹主动脉和肾动脉水平以下的腹主动脉显露，一般采用腹部正中切口。开腹后在没有找到损伤血管远、近端之前，一般可采用纱布压迫、手指压迫、主动脉钳膈下阻断和气囊导管腔内阻断等方法止血。对于较少的侧壁损伤或交通性损伤，可行侧面修补或人工补片缝合，损伤范围较大时，可切除损伤部分行人造血管置换术。

3. 注意事项　①对于并发胃肠道损伤、腹腔严重感染者，因人工血管易感染，甚至引起吻合口破裂出血，宜避免原位人工血管移植，必要时行双侧腋股动脉旁路转流术。②对于腹腔后血肿，在未阻断腹主动脉远近端之前，不要贸然切开，防止发生难以控制的大出血。③腹主动脉并发腹腔干损伤，宜修复腹主动脉，可结扎腹腔干，因有丰富的侧支循环，不会发生胃、脾缺血坏死和肝功能障碍；腹主动脉并发肠系膜动脉或肾动脉损伤，则二者均需修复。④肾动脉以上腹主动脉损伤可造成肾缺血，产生急性肾小管坏死，加之低血压已造成肾供血不足，因此术后可出现急性肾功能衰竭，术中用冰袋使肾局部降温，并使用甘露醇等渗透性利尿剂，能延长肾耐受缺血时限，减少急性肾衰竭的发生。

（二）静脉损伤

1. **手术方法** 切口先采用腹正中切口，开腹后全面探查肝、脾、肠等重要脏器有无并发损伤。如发现右侧腹膜后大血肿或涌出大量暗红色血液，应怀疑腔静脉及其属支损伤。此时应注意，若贸然直接钳夹、探查损伤部位有可能致血管壁（尤其是菲薄的大静脉壁）撕破，造成更大损伤和汹涌出血、气栓，甚至心搏骤停。应立即控制主动脉裂孔处大动静脉干将其压向脊柱椎体。术中如伤情允许，应采用下腔静脉内转流术（图9-12）。内转流时应预防空气栓塞，插管前应用生理盐水或血液将导管充满排出气体。情况紧急可直接阻断第一肝门，肝上、肝下静脉，甚至腹主动脉，注意此时应每隔10min松开第一肝门和腹主动脉钳子，保持肝脏供血。对肝后下腔静脉应采用修补术，一般需将右半肝切除后显露下腔静脉方能修补。如损伤位于肝下肾上下腔静脉，可采用人工血管间置术。如损伤位于肾静脉下方，可行下腔静脉结扎、修补或下腔静脉右心房转流术。值得注意的是，下腔静脉如为贯穿伤，应注意后壁损伤修复，切勿遗漏。

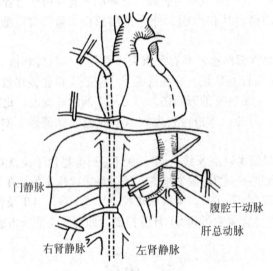

门静脉

腹腔干动脉

肝总动脉

右肾静脉　左肾静脉

图9-12　下腔静脉内转流术

2. **近肝静脉损伤（JHVI）** 下腔静脉肾上段与肝后下腔静脉损伤死亡率可高达48%~61%，尤其是肝后下腔静脉损伤，常伴有主肝静脉撕裂伤，二者并存，称为"近肝静脉损伤"。此时，手术显露损伤部位行修补术为最确切有效方式，而显露损伤所需时间为决定死亡率高低的主要因素。如肝破裂，可用细胶管或无损伤血管钳阻断肝门处血流，如仍从肝破裂深部或肝后面流出大量暗红色血液，则可确认有肝后下腔静脉或肝静脉损伤，可将盐水纱布填塞于肝后区暂时止血，并迅速采用下面两种方式扩大切口：①胸腹联合切口，即将腹正中切口向右上方延长经第5或第6肋间切开胸腔，于肝顶部切开膈肌至下腔静脉裂孔，显露肝上和肝后下腔静脉；②劈开胸骨切口：将腹正中切口上端向上延长于中纵隔，劈开胸骨，暴露前纵隔，可不切断膈肌。显露后，应根据具体情况修补肝后下腔静脉，必要时可切除右半肝。

3. **腔内治疗** 近年来，随着血管腔内技术的发展，腔内治疗作为一种创伤小、操作较简便、并发症较少的治疗手段，开始在患者情况稳定的外伤性假性动脉瘤或腹主动脉腔静脉瘘形成时应用（图9-13），但大部分急性腹部大血管损伤病情危急，往往没有条件进行腔内手术。

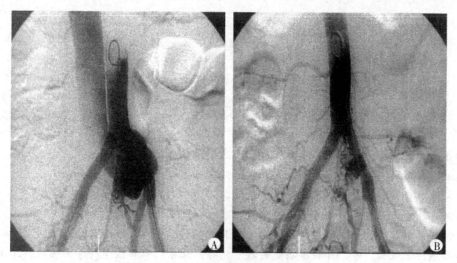

图 9 - 13　腹主动脉腔静脉瘘的腔内治疗术

（黄必润）

参考文献

［1］杨春明．实用普通外科学．北京：人民卫生出版社，2014.

［2］杨玻，宋飞．实用外科诊疗新进展．北京：金盾出版社，2015.

［3］汤文浩．普外科精要．北京：科学出版社，2010.

［4］姜洪池．普通外科疾病临床诊疗思维．北京：人民卫生出版社，2012.

［5］倪世宇，苏晋捷，等．实用临床外科学．北京：科学技术文献出版社，2014.

［6］李海燕，王淑云，等．外科疾病健康教育指导．北京：军事医学科学出版社，2010.

［7］雷鸣，周然．外科疾病．北京：科学出版社，2011.

［8］周奇，匡铭，等．肝胆胰脾外科并发症学．广州：广东科技出版社，2012.

［9］陈孝平，汪建平．外科学．第8版．北京：人民卫生出版社，2013.

［10］郑树森．外科学．北京：高等教育出版社，2012.

［11］詹文华．胃癌外科学．北京：人民卫生出版社，2014.

［12］戴显伟．肝胆胰肿瘤外科．北京：人民卫生出版社，2013.

［13］邹声泉．胆道病学．北京：人民卫生出版社，2010.

［14］翟瑜，苏力，等．外科微创学．北京：科学技术文献出版社，2010.

［15］唐中华，李允山．现代乳腺甲状腺外科学．长沙：湖南科学技术出版社，2011.

［16］田兴松，刘奇．实用甲状腺外科学．北京：人民军医出版社，2009.

［17］吴详德，童守义．乳腺疾病诊治．北京：人民卫生出版社，2009.

［18］罗杰，何国厚．实用外科诊疗常规．武汉：湖北科学技术出版社，2011.

［19］巩涛．现代乳腺外科学．石家庄：河北科学技术出版社，2010.

［20］吴在德，吴肇汉．外科学．北京：人民卫生出版社，2013.

［21］张书信，张燕生，等．肛肠外科并发症防范与处理．北京：人民卫生出版社，2012.

［22］吴金术．肝胆胰外科急症病案精选．湖南：湖南科学技术出版社，2011.

［23］黄志强．实用临床普通外科学．北京：科学技术文献出版社，2009.